A 族链球菌基础与临床

Basic Biology and Clinical Diseases of Group A Streptococci

主编 杨永弘 郑跃杰 禹定乐

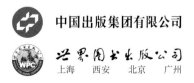

中国出版集团有限公司

世界图书出版公司

上海 西安 北京 广州

图书在版编目(CIP)数据

A族链球菌基础与临床 / 杨永弘,郑跃杰,禹定乐主
编.—上海：上海世界图书出版公司,2024.4
ISBN 978-7-5232-0863-2

Ⅰ.①A… Ⅱ.①杨… ②郑… ③禹… Ⅲ.①链球菌
病-研究 Ⅳ.①R515.9

中国国家版本馆CIP数据核字(2023)第203639号

书　　名	A族链球菌基础与临床
	Azu Lianqiujun Jichu yu Linchuang
责任编辑	芮晴舟
出版发行	上海世界图书出版公司
地　　址	上海市广中路88号9-10楼
邮　　编	200083
网　　址	http://www.wpcsh.com
经　　销	新华书店
印　　刷	杭州锦鸿数码印刷有限公司
开　　本	787mm×1092mm　1/16
印　　张	15
字　　数	300千字
版　　次	2024年4月第1版　2024年4月第1次印刷
书　　号	ISBN 978-7-5232-0863-2/ R·693
定　　价	200.00元

编委会

主　编　杨永弘　郑跃杰　禹定乐
副主编　马　琳　俞桑洁　尤元海
编　者（以姓氏笔画为序）
马　琳(首都医科大学附属北京儿童医院)
马耀玲(华中科技大学同济医学院附属武汉儿童医院)
王文建(深圳市儿童医院)
王传清(复旦大学附属儿科医院)
尤元海(中国疾病预防控制中心)
卢　根(广州市妇女儿童医疗中心)
卢清华(深圳市儿童医院)
史　伟(首都医科大学附属北京儿童医院)
刘小荣(首都医科大学附属北京儿童医院)
刘　钢(首都医科大学附属北京儿童医院)
刘　盈(首都医科大学附属北京儿童医院)
刘　琮(深圳市儿童医院)
杨永弘(首都医科大学附属北京儿童医院)
李　莉(深圳市儿童医院)
何颜霞(深圳市儿童医院)
张海邻(温州医科大学附属育英儿童医院)
郑跃杰(深圳市儿童医院)
段路华(深圳市儿童医院)
禹定乐(深圳市儿童医院)
俞桑洁(首都医科大学附属北京儿童医院)
姚开虎(首都医科大学附属北京儿童医院)
徐雪花(广州市妇女儿童医疗中心)
高外外(深圳市儿童医院)
符　州(重庆医科大学附属儿童医院)
梁云梅(首都医科大学附属北京朝阳医院)
樊剑锋(首都医科大学附属北京儿童医院)

序

A 族链球菌(group A *Streptococcus*，GAS)是最常见的病原体之一，尤其对于儿童。在全球范围内，GAS 感染是儿童致病和死亡的重要原因，但 GAS 造成的疾病负担在我国尚未明确，也未得到足够的重视。据报道，自 2022 年 9 月开始，短短 3 个月内英国报告的儿童感染 GAS 后的死亡人数已超过 19 例，猩红热的上报数高于以往同期水平，侵袭性 GAS 疾病数也高于预期。因此，关注 GAS 及其相关疾病极为重要。国内对 GAS 的关注不够，对其危害性等问题甚至存在认识误区。为提高我国儿科医师对 GAS 感染相关疾病的诊断、治疗和防治的认识，杨永弘教授牵头组织国内相关领域专家，先后两次在《临床儿科杂志》(2006 年)和《中华实用儿科临床杂志》(2022 年)撰写相关文章、制定专家共识和发表研究成果，形成了两期 GAS 专刊，在国内儿科界影响很大，并引起国际学界高度关注。

杨永弘教授是国际知名链球菌专家，其团队在北京和深圳开展 GAS 研究已经 30 余年，承担与 GAS 有关的多个国家自然科学基金项目和国家 863 重点项目，并承担相关国际合作项目，与美国、俄罗斯、德国等著名研究单位和顶尖学者开展实质性合作。我与杨永弘教授团队的合作最早可追溯至 2005 年，当时我国某地发生猪链球菌感染人引发的中毒性休克综合征，出于需求导向，我的团队参与相关调查研究，因此与链球菌研究结缘，亦因此与杨永弘教授相识相知。当年，国际著名的印度裔学者、德国亥姆霍兹联合会感染研究中心的优秀科学家辛·查特瓦(G. Singh Chhatwal)教授第一次访问中国之后，在德国亥姆霍兹联合会中国首席代表何宏博士的帮助下，建立了对北京首都儿童医院杨永弘/沈叙庄团队以及本人所在中国科学院微生物研究所以及朱宝利团队的合作关系。2008 年，我任中国科学院微生物研究所所长，作为中方协调员，查特瓦教授作为德方协调员,共同成功申请到了中德科学中心的会议资助,中德双方代表在美丽的德国中部文化小镇 Goslar 举办了"中德链球菌及链球菌感染性疾病研讨会"。2009 年 12 月 2～3 日,第二届中德链球菌研讨会(中德链球菌及相关传染病国际研讨会)在广州召开。会议由中国科学院北京生命科学研究院携手华南理工大学生物科学与工程学院和德国亥姆霍兹感染研究中心主办,来自中德两国的 40 余位代表出席了会议。第二次会议包括 5 项议题:一是中国和德国的链球菌感染的分子流行病学;二是链球菌的毒力因子及致病机制;三是细菌性感染及其他(检测方法、耐药等);四是宿主与病原之间的相互作用;五是动物源性链球菌感染。两次学术会议的召开,极大地推动了中德双方科学家的合作和我国链球菌研究。在这些学术交流的基础上,查特瓦教授团队与北京儿童医院申请到德国学术交流中心与中国国家留学基金委的国际合作项目,与本人团队申请到亥姆霍兹-中国科学院联合科研团队项目。两项合作都非常成功,共同发表了多篇有影响的学术论文,推动了相关学科的发展。在此基础上,最近我们还在《柳叶刀》子刊 Lancet Microbe 上发表了对 GAS 研究中存在的问题和展望,引起国际社会关注。

今日有幸读到杨永弘教授携团队即将出版的《A 族链球菌基础与临床》一书。该书非常全面地介绍了 A 族链球菌的基础知识、致病机制、实验室诊断、耐药机制、疫苗研究进展,以及 A 族链球菌感染相关疾病及其后遗并发症,这无疑是填补了国内一项空白,有着非常大的学术价值。本书将为国内临床医师、链球菌研究爱好者工作和学习提供很好的参考。受杨永弘教授之托,我非常愿意向国内读者推荐此书。

中国科学院院士　高福

前　言

A 族链球菌（group A *Streptococcus*，GAS）又称为化脓性链球菌（*Streptococcus pyogenes*），因其大多数菌株都是 β 溶血（完全溶血），故有时又称其为 A 族 β 溶血性链球菌（group A beta-hemolytic *Streptococcus*，GABHS）。GAS 是一种非常重要的致病菌，其致病谱广泛，从无症状携带者、浅表部位感染（如急性咽/扁桃体炎、脓疱疮、丹毒、阴道炎、产后感染等）、深部感染（如蜂窝组织炎、急性坏死性筋膜炎、急性肌炎、菌血症、败血症、心包炎、脑膜炎、肺炎、化脓性关节炎、骨髓炎等），到毒素介导性疾病（如猩红热、链球菌中毒性休克综合征、暴发性紫癜等）、感染后免疫性疾病（如风湿热、急性链球菌感染后肾小球肾炎、链球菌感染相关的儿童自身免疫性神经精神疾病）等，涉及儿科、皮肤、呼吸、感染、心血管、神经、重症监护、妇产科和外科等多个学科。

自从 20 世纪 40 年代青霉素发现并被广泛应用，GAS 等细菌感染性疾病发病率呈直线下降，但耐药现象不久便出现，并不断加重，某些细菌感染性疾病又有抬头趋势。因为 GAS 迄今为止仍然对 β 内酰胺类抗菌药物敏感，GAS 感染更是逐年降低。GAS 引起的丹毒和产褥热已经罕见，GAS 由小儿脓疱病的主要病原变成极少一部分，仅占 1%～3%。因为抗菌药物的广泛应用和 GAS 感染减少，20 世纪中叶常见的急性链球菌感染后肾小球肾炎和急性风湿热发病也持续减少。猩红热曾经是儿童严重的传染病之一。1950—2016 年报道的猩红热发病率数据显示 1950—1979 年间，大约每 6 年出现一次高峰，随着抗菌药物使用的增多，病例数减少，高峰随即消失，但是自 2011 年以来，中国、韩国和越南都报告了猩红热的死灰复燃，其中 2011 年中国香港地区出现猩红热流行并有 2 例儿童死亡。环境因素、气候、生活水平、人口流动、宿主群体遗传和群体免疫等多种因素可能在这些暴发中相互作用。在英国,从 20 世纪 40 年代到 2010 年,猩红热例数一直在下降,但在 2014 年突然大幅增加,猩红热的报告达到 50 年来最高,共计 15 637 例,接下来的几年里猩红热病例持续增加,特别是 2017—2018 年,报告病例数达到 30 768 例。英国卫生安全局(UK Health Security Agency,UKHSA)于 2022 年 12 月 15 日发布的数据显示,从 2022 年 9 月开始,猩红热和 GAS 感染(脓胸、肺炎和其他侵袭性 A 族链球菌疾病)都出现了反季节增长。2022 年 9 月 12 日至 12 月 11 日,英国有 7 750 例猩红热病例上报,2022 年四季度 1~4 岁儿童中有 111 例侵袭性 A 族链球菌疾病病例,2022 年此季度英格兰已有 74 人死于侵袭性 A 族链球菌疾病,其中包括 16 名儿童(未满 18 岁)。侵袭性 A 族链球菌疾病可发生于任何年龄,发病率一般随年龄增长而增加,值得注意的是,围产期妇女也受到了不同程度的影响。欧洲其他国家也报告了 10 岁以下儿童猩红热和侵袭性 A 族链球菌疾病的患者有所增加,引起国际社会关注。关于 GAS 目前仍然有很多疑问迄今没有答案,如同为 GAS 感染(如猩红热或脓疱病),为何有的引起急性风湿热,而有的却引起急性链球菌感染后肾小球肾炎;为何在当前革兰阳性菌耐药如此严重的今天,GAS 迄今对 β 内酰胺类抗菌药物仍很敏感;为何 GAS 疫苗研究困难重重,至今没有实质性进展。在疾病管理方面也存在一些令人困惑之处,同样是鼻咽部感染,为何猩红热列为"传染病",按传染病进行管理,而急性咽扁桃体炎却不是等。

GAS 感染在我国仍然没有得到应有的重视,对 GAS 存在一些认识误区:一是忽略了 GAS 感染的重要性,尽管上呼吸道感染大多数是由病毒引起的,不需要使用抗菌药物,但 GAS 是引起急性咽/扁桃体炎的主要病原体之一,是门诊医师抗菌药物处方中最常见的疾病类型。因此对急性咽/扁桃体炎应该积极检测是否为 GAS 感染,包括培养、抗原快速检测和核酸检测。二是过度解读抗链球菌溶血素 O(ASO)等抗体检测结果,ASO 是 GAS 感染以后机体产生的特异性抗体之一,感染后 1 周出现升高,可持续数月至 1 年,主要用于 GAS 感染后急性风湿热和急性链球菌感染后肾小球肾炎的辅助诊断以及 GAS 感染流行病学调查,根据 ASO 等确定或排除急性咽/扁桃体炎的病原为 GAS 感染不可靠,过度解读可能造成过度使用抗菌药物。三是误判 GAS 分离株的青霉素耐药性。对抗菌药物耐药是目前全世界面临的严重问题,但迄今为止 GAS 一直对青霉素保持敏感,尽管如此我们仍发现国内有近百篇文章判断 GAS 对 β 内酰胺类抗菌药物"耐药",且大多来自主要耐药监测网,这种误判会导致临床医师过度更换成高级别抗菌药物。此外对青霉素过敏者,国外指南推荐克林霉素或大环内酯类等治疗 GAS 感染,而我国 GAS 对这些药物的耐药率超过 90%,我们应推荐其他种类的药物。

为了提高临床医生对 GAS 感染及其相关疾病的认识,我们组织国内相关领域的专家,结合自己的研究成果及国内外最新文献,特别是参照 2022 年出版的 *Streptococcus pyogenes: Basic Biology to Clinical Manifestations*,撰写本专著,从基础到临床、从临床到预防，系统地来叙述这个细菌和这个细菌引起的疾病。期待此书对临床医师尤其是儿科医生较全面认识 GAS、提高 GAS 的诊断和治疗水平有所帮助，也请读者提出批评指正。

杨永弘　郑跃杰　禹定乐

2023 年 3 月

目 录

■
■
■
■

第一章

概　述

一、A 族链球菌感染的历史记载

关于 A 族链球菌(group A Streptococcus，GAS)感染的历史记载,可以追溯到公元前 4 世纪,在希波克拉底的著作中就描述了丹毒和产褥热的症状,我国中医也早有相同描述,"丹毒"一词就是借用中医古籍名词。中国最早的典籍之一《黄帝内经・素问》(至真要大论)云:"少阳司天,客胜则丹疹外发,及为丹㿗疮疡……"《诸病源候论・丹毒病诸候》(公元 610 年)云:"丹者,人身忽然掀赤,如丹涂之状,故谓之丹。或发于足,或发腹上,如手掌大,皆风热恶毒所为。重者,亦有疮之类,不急治,则痛不可堪,久乃坏烂。"可见在古代,无论国内还是国外,严重 GAS 感染是很普遍的。在 17、18 世纪,整个欧洲和北美都报告了猩红热的流行,其中一些与高死亡率有关。直到 20 世纪 20 年代,乔治(George)和格洛迪什・迪克(Gladys Dick)才证明猩红热与溶血性链球菌引起咽喉疼痛有关,该链球菌产生一种分泌性毒素,称为猩红热毒素或 Dick 毒素。在 20 世纪 40 年代抗菌药物疗法出现之前,猩红热一直是一种重要的传染病,诸福棠教授在他的《旅欧札记》中就描述过,1933 年他访问维也纳某儿童医院传染科,除结核之外,其他住院患儿中白喉和猩红热各占一半,可见当时其感染非常常见。

二、链球菌的发现、鉴别和分类

1874 年,奥匈帝国外科医生特奥多尔・比尔罗特(Theodor Billroth)在丹毒和伤口感染患者中首次描述了链球菌。他将这些小生物体描述为"孤立的或成对排列的,有时呈 4～20 个或更多个链节的链"。链球菌真正受到重视并正式进入历史是在 1879 年,路易斯・巴斯德(Louis Pasteur)从产褥热妇女的子宫和血液中首次分离出这种微生物,并进一步证明链球菌是当时导致妇女和新生儿死亡率最高的疾病的致病菌。1932 年安德鲁斯(Andrewes)和克里斯蒂(Christie)统一将不同疾病观察到的链状球菌命名为化脓性链球菌(Streptococcus pyogenes)。

1903 年,雨果・肖特米勒(Hugo Schottmuller)引入血琼脂平板是链球菌分类的重要一步。1933 年,兰斯菲尔德(Lancefield)利用不同链球菌之间的表面抗原差异,将它们进一步细分为不同的族(或"组",Group),并以 A 到 X 命名族(组)。来自人类疾病的菌株被归类为 A 族,来自牛和乳制品的菌株归为 B 组,来自各种动物的菌株归为 C 组,依此类推。对于流行病学研究,伦敦的弗雷德·格里菲思(Fred Griffith)于 1934 年引入了玻片凝集法测定 T 抗原,并被广泛使用。兰斯菲尔德根据其表面 M 蛋白的存在进一步将其细分为不同的抗原型。

化脓性链球菌分类学上归于链球菌属,该属细菌传统的分类依据溶血反应和携带的兰氏抗原等命名。包括以下几点。

(1) 根据溶血反应,分为:① 甲(α)型溶血(不完全溶血);② 乙(β)型溶血(完全溶血);③ 丙(γ)型溶血(不溶血)。化脓性链球菌通常为 β-溶血。

(2) 根据族特异性抗原(Lancefield 分型),1933 年兰斯菲尔德根据链球菌表面的多糖抗原差异将链球菌分成 18~20 个族(组或群),该方法仍沿用至今。其中对人体致病的以 A 族为主,还有 B、C、D、F、G 族等。

化脓性链球菌即为 A 族,结合溶血特征又常称为 A 族 β-溶血性链球菌,本文采用国内外文献中普遍采用的"A 族链球菌(group A *Streptococcus*,GAS)"名称。

临床常见的其他链球菌还有 B 族链球菌(group B *Streptococcus*,GBS),即无乳链球菌(*Streptococcus agalactiae*),多为 β-溶血;肺炎链球菌则表现为 α-溶血。

三、A 族链球菌疾病

GAS 是一种非常重要的致病菌,尤其对于儿童。感染 GAS 导致的疾病种类可能比其他任何微生物都多,涉及儿科、皮肤、呼吸、感染、心血管、神经、重症监护、妇产科和外科等多学科,从咽喉和皮肤感染、猩红热、产褥热和坏死性筋膜炎,到感染后急性风湿热(rheumatic fever,RF)和急性链球菌感染后肾小球肾炎(acute post-streptococcal glomerulonephritis,APSGN)等后遗症。20 世纪 80 年代和 90 年代较新的疾病描述,包括链球菌中毒性休克综合征(streptococcal toxic shock syndrome,STSS)和链球菌感染相关的儿童自身免疫性神经精神疾病(pediatric autoimmune neuropsychiatric disorders associated with streptococcal infections,PANDAS)等疾病。

感染类型可分为三类:表面感染(如咽炎、脓疱、丹毒、阴道炎或产后感染)、深层感染(如菌血症、蜂窝织炎、肌炎、坏死性筋膜炎、产后败血症、心包炎、脑膜炎、肺炎或败血症性关节炎)和毒素介导的感染疾病(如猩红热或 STSS)。GAS 是引起急性咽/扁桃体炎的主要病原菌之一,如果伴有皮疹,则称为猩红热。归类为脓皮病或脓疱病的皮肤感染,可能包括丹毒和蜂窝织炎,它们会感染更深层的皮肤。如果这些感染扩散到筋膜,则该疾病被称为坏死性筋膜炎,大众有时将其称为"食肉病"。这是一种严重的侵袭性疾病,病死率很高。另一种严重的侵袭性链球菌疾病是 STSS,它是 20 世纪 90 年代早期被认识的一种全身性疾病。

GAS 急性感染以后,可以出现感染后免疫后遗症,包括 RF、APSGN 和反应性关节炎。尽管这些疾病的症状在较早时期就已被认识,但直到 19 世纪早期才明确定义其发病机制及其与 A 族链球菌的关联。1998 年史薇多(Swedo)描述 PANDAS,这种疾病可能由多种病因引起,症状与西登哈姆(Sydenham)舞蹈病相关的神经精神症状有相似之处,也是一种与 GAS 感染相关的疾病。

四、我国儿童 GAS 研究与国际合作

国内儿童 GAS 研究以杨永弘教授为代表。在 1990 年他所领导的首都医科大学附属北京儿童医院微生物室开始与俄罗斯实验医学研究所托托利亚(Totolian)院士合作,主要开展 GAS 研究,合作研究持续 30 年。杨教授团队早年承担国家自然科学基金(1992—1994 年)和后来多中心科技部 863 项目(2007—2008 年)都与 GAS 有关,北京、深圳、上海和重庆儿科同行真诚合作,对脓疱病、急性咽扁桃体炎和猩红热的患儿鼻咽部分离的 GAS 进行分型、耐药、超抗原等研究,探讨不同时期、不同疾病的分离株耐药、emm 分型和超抗原的特点,并进行分子生物学研究(脉冲场凝胶电泳和多位点序列分型等)。2005 年贵州农村地区发生小儿急性肾小球肾炎流行,他们赴当地采样,发现贵州农村与京深沪分离的 GAS 菌株存在一定差异。2015 年以后,在深圳进行了不同年代和不同疾病 GAS 分离菌株的全基因组研究,观察到 20 世纪 90 年代分离菌株与 21 世纪分离菌株在对青霉素敏感性、emm 分型和分子生物学特性上都有一些差异。同时还发现我国在判断 GAS 的β内酰胺类"耐药"方面存在一些误区。

GAS 的国际合作非常重要。1960 年在世界卫生组织主持下,在布拉格召开了第一次只有 26 个人参加的链球菌和链球菌疾病专题讨论会,在这次会议之后,科勒(Köhler)建议继续举行这类会议,3 年后的 1963 年,第二次会议在民主德国耶拿(Jena)举行,与会人数增加了 3 倍。第三次会议于 1966 年在巴黎举行,第四次会议于 1969 年再次在耶拿举行。自 1969 年会议开始,这个会议被称为兰斯菲尔德国际链球菌和链球菌疾病专题讨论会(Lancefield International Symposia on Streptococci and Streptococcal Diseases,LISSSD),这个以某种单一种细菌为主题的国际研讨会比较少见。它每 3 年举办一次,已达 20 次,且持续 60 余年从未间断,参加人数最多时已达数千人。这个共享和传播信息的论坛使知名专家聚集一堂,国际合作能得以进行,推动该领域的发展。历届国际链球菌会议(LISSSD)列表见表 1-1。除新冠疫情期间,第 22 届会议推迟了 2 年在 2022 年举行,我国学者参加了第 13 届(1996 年法国巴黎)、第 14 届(1999 年新西兰奥克兰)、第 17 届(2008 年希腊波托赫利)和第 18 届(2011 年意大利巴勒莫)会议,并参与了第 14 届组委会的工作。杨永弘教授与俄罗斯圣彼得堡实验医学研究所托托利安院士和苏沃罗夫(Survorov)院士合作曾被列入国家自然科学基金国际合作项目和科技部中俄政府间合作

项目。2007 年他还与当时中国科学院微生物研究所高福所长共同负责,组织北京、深圳、上海等地儿科和中科院微生物所等单位参加,与德国亥姆霍兹联合会感染研究中心的查特瓦(Chhatwal)教授合作,获得德国教育部资助,开展 GAS 方面的交流与合作。杨永弘教授还多次访问美国明尼苏达大学,与 GAS 方面的顶尖专家卡普兰(Kaplan)教授和克利里(Cleary)教授交流和合作,参加国际会议并与国际著名 GAS 专家交流与合作,无疑对我国开展相关研究有很好的指导意义。遗憾的是查特瓦教授和托托利安院士先后于2014 年和 2023 年逝世,他们分别于 2002 年(15 届印度)和 1993 年(12 届俄罗斯)主持LISSSD 会议,世界失去两位顶尖链球菌专家,他们的音容笑貌永远铭记在我们心中。我国学者参与国际交流的图片见文末彩插(图 1-1~图 1-20)。

表 1-1　历届国际链球菌会议(LISSSD)列表

研讨会	年份	城　市	国　家	组织者	参考资料
Ⅰ	1960	布拉格	捷克	Raska, K	
Ⅱ	1963	耶拿	民主德国	Köhler, W	(Köhler, 1964)
Ⅲ	1966	巴黎	法国	Caravano, R	(Caravano, 1968)
Ⅳ	1969	耶拿	民主德国	Köhler, W	
Ⅴ	1972	阿姆斯特丹	荷兰	Haverkorn, MJ	(Haverkorn, 1974)
Ⅵ	1975	利比里斯	捷克	Rotta, J	
Ⅶ	1978	牛津	英国	Williams, REO	(Parker, 1979)
Ⅷ	1981	隆德	瑞典	Holm, SE	(Holm & Christensen, 1982)
Ⅸ	1984	山中	日本	Kimura, Y	(Kimura, Kotani, & Shiokawa, 1985)
Ⅹ	1987	科隆	西德	Lütticken, R	
Ⅺ	1990	西耶那	意大利	Orefici, G	(Orefici, 1992)
Ⅻ	1993	圣彼得堡	俄罗斯	**Totolian, A**	(Totolian, 1994)
ⅩⅢ	1996	巴黎	法国	Horaud, T	(Horaud, Bouvet, Leclercq, de Montclos, & Sicard, 1997)
ⅩⅣ	1999	奥克兰	新西兰	Martin, D	(Martin & Tagg, 2000)
ⅩⅤ	2002	果阿	印度	Ganguly, NK	**Chhatwal, 2004**
ⅩⅥ	2005	棕榈湾	澳大利亚	Good, MF	(Sriprakash, 2006)
ⅩⅦ	2008	波尔图赫利	希腊	Legakis, NJ	
ⅩⅧ	2011	巴勒莫	意大利	Orefici, G	
ⅩⅨ	2014	布宜诺斯艾利斯	阿根廷	Lopardo, H	
ⅩⅩ	2017	纳迪	斐济	Steer, A.	
ⅩⅪ	2022	斯德哥尔摩	瑞典	Norrby-Teglund, A	

引自 Ferretti JJ, Stevens DL, Fischetti VA. *Streptococcus pyogenes*-Basic Biology to Clinical Manifestations. 2022

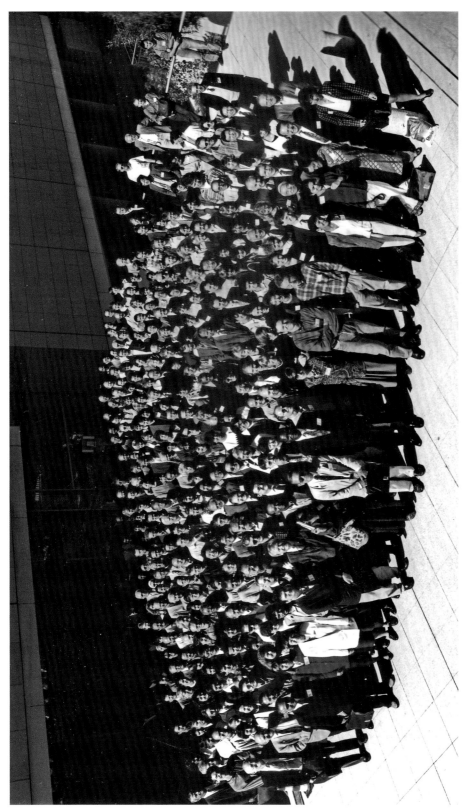

图 1 – 1　1998 年巴黎第 13 届 LISSSD 上与会专家合影

与俄罗斯合作有关照片

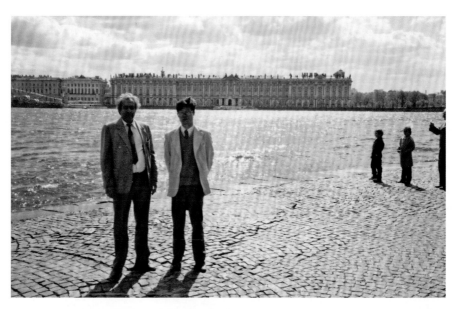

图 1-2　1990 年,杨永弘首访前苏联圣彼得堡(St Petersbug,当时称为列宁格勒),开启中俄 30 余年 GAS 的合作研究。照片为杨永弘与阿尔乔姆·托托利安(Artëm Totolian)院士在涅瓦河畔合影。

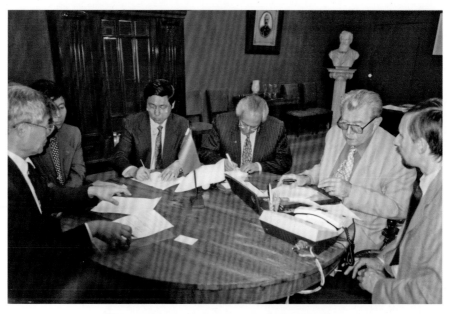

图 1-3　2002 年杨永弘陪李仲智院长等访俄,并与圣彼得堡实验医学研究所签署关于链球菌的合作协议。右起:苏沃罗夫、蒂卡钦科(Tickachinko)(所长)、托托利安、李仲智、万运良、杨永弘

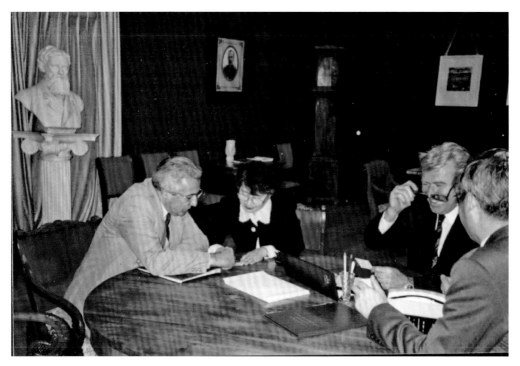

图 1 - 4　杨永弘陪樊寻梅院长访俄，并签署国际合作协议。左起：托托利安、樊寻
　　　　　梅、蒂卡钦科、杨永弘

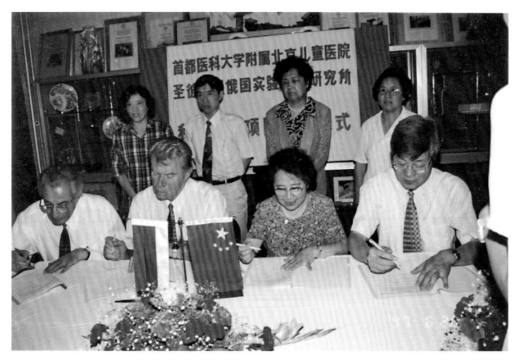

图 1 - 5　托托利安院士与蒂卡钦科所长访华，在北京儿童医院与樊寻梅院长签协议，
　　　　　后立者为市科委市卫生局领导

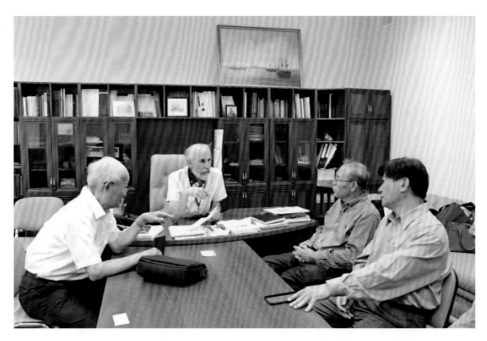

图 1-6　2018 年深圳儿童医院钟山院长访问圣彼得堡实验医学研究所，在阿列克斯特拉德·苏沃罗夫（Alextrader Suvorov）院士办公室商谈在链球菌合作事宜。左起为：杨永弘、阿列克斯特拉德·苏沃罗夫、郑跃杰、钟山

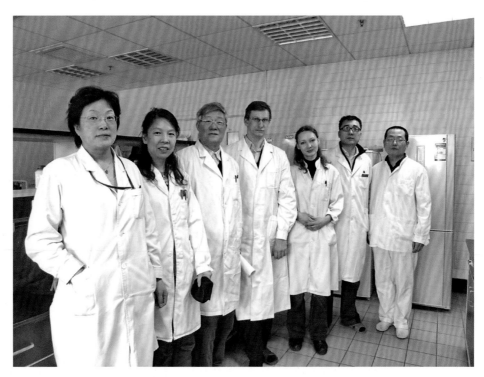

图 1-7　亚历山大·德米特里耶夫（Alexander Dmitriev）（现任圣彼得堡实验医学研究所所长）2009 年第 16 次来北京儿童医院微生物免疫室工作时实验室同行合影

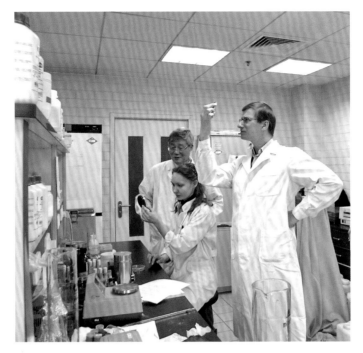

图 1 - 8　亚历山大·德米特里耶夫等俄罗斯学者在微生物免疫
室观察链球菌培养结果

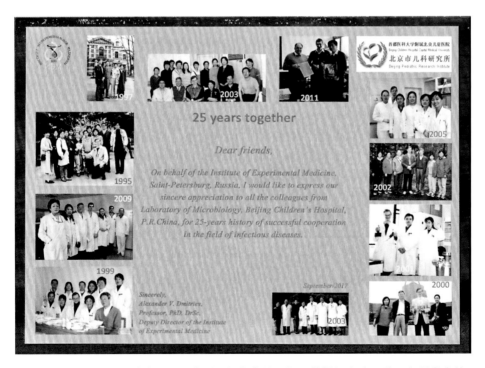

图 1 - 9　亚历山大·德米特里耶夫副所长代表俄罗斯圣彼得堡实验医学研究所发来的
合作 25 周年(1990—2015 年)纪念品,记叙他其中多次来华工作的照片和中访
人员访俄的照片

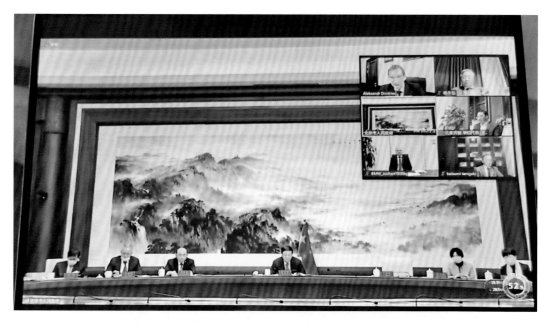

图 1-10 2021 年北京市长线上为亚历山大·德米特里耶夫教授颁发国际合作奖

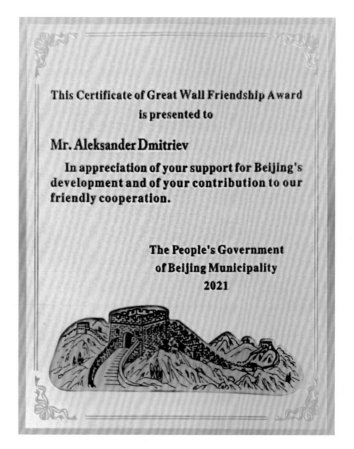

图 1-11 亚历山大·德米特里耶夫教授所获长城友谊奖英文版

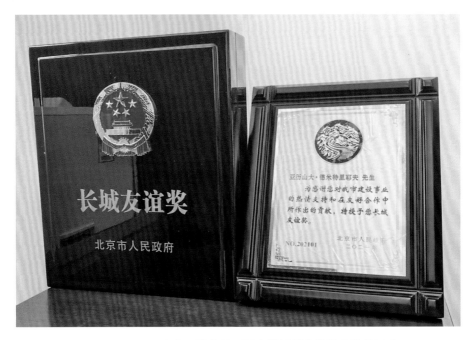

图 1-12 亚历山大·德米特里耶夫教授所获长城友谊奖证书

与美国的合作及照片

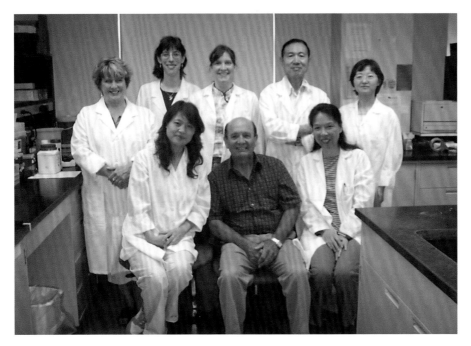

图 1-13 俞桑洁和刘小荣 2006 年前往美国明尼苏达大学访问,前排中间为该大学
著名 GAS 专家帕特里克·克利里(Patrick Cleary)教授

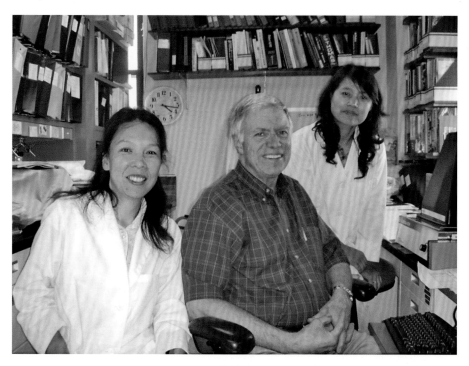

图 1‑14　俞桑洁和刘小荣 2006 年前往美国明尼苏达大学访问,前排中间为该大学著名 GAS 专家爱德华·L. 卡普兰(Edward L. Kaplan)的助手和搭档德怀特·约翰(Dwight Johnson)教授

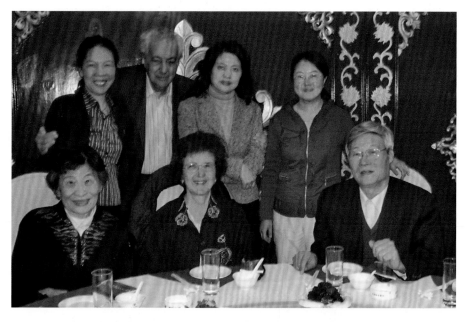

图 1‑15　2010 年俄罗斯阿尔乔姆·托托利安教授与美国帕特里夏·费列里(Patricia Ferrieri 教授)(明尼阿波利斯密里苏达大学)同期访问我们,中美俄专家共聚友情。前排左一为江载芳教授,后排俞桑洁、刘小荣、张文双都参与 GAS 研究并访问明尼阿波利斯

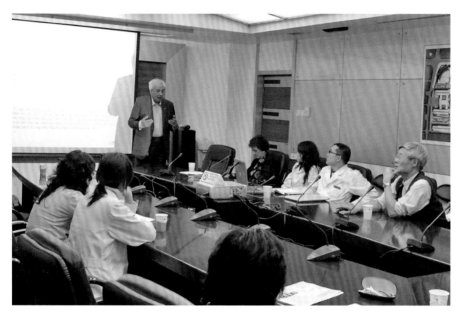

图 1－16 美俄专家(帕特里夏·费列里教授与阿尔乔姆·托托利安教授)在北京儿童医院 12 楼会议室交流

与德国的合作及照片

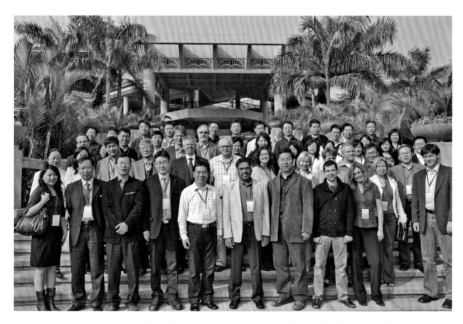

图 1－17 2010 年中德链球菌国际合作研讨会(广州)合影,德方为辛格·查特瓦(Singh Chhatwal)教授,国内由高福研究员与杨永弘教授负责,郑跃杰、沈叙庄、俞桑洁等专家参加

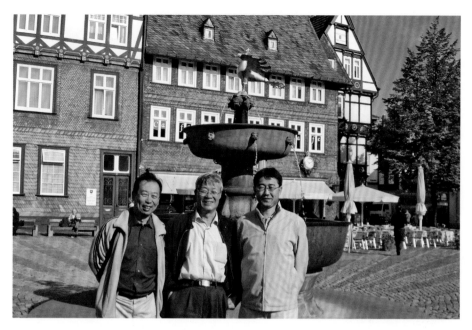

图 1 - 18　2008 年启动中德合作项目时访德,在文化小镇 Gaslar 举办第一次中德链球
　　　　菌研讨会,高福院士、杨永弘教授与德国合作方代表何宏博士合影

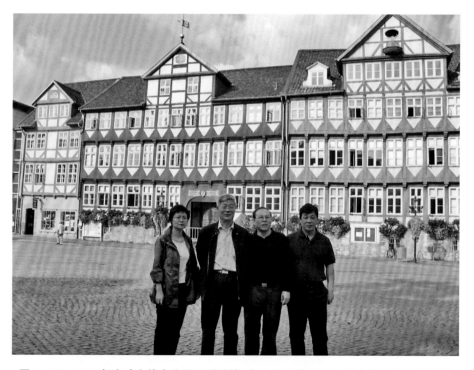

图 1 - 19　2008 年启动中德合作项目时访德,在文化小镇 Gaslar 举办第一次中德链球
　　　　菌研讨会,杨永弘与郑跃杰、王传清、王立波等合影

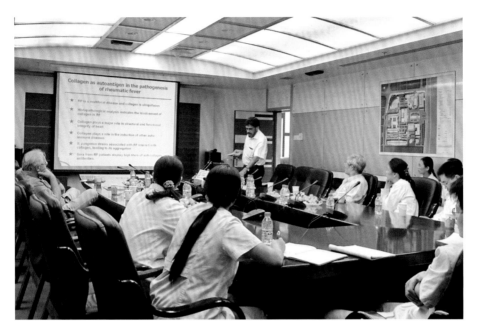

图 1-20 2007 年德国外宾辛格·查特瓦首次访问北京儿童医院,作关于风湿热与 GAS 的专题报告

（禹定乐 撰写,郑跃杰 审阅）

参考文献

[1] 杨永弘.读诸福棠教授旅欧札记有感[J].中华实用儿科临床杂志,2016,31(4):319-320.

[2] Billroth T. Untersuchungen über die Vegetationsformen von Coccobacteria septica und den Antheil, welchen sie an der Entstehung und Verbreitung der accidentellen Wundkrankheiten haben: Versuch einer wissenschaftlichen Kritik der verschiedenen Methoden antiseptischer Wundbehandlung: G. Reimer: 1874.

[3] Alouf JE, T Horaud. Streptococcal Research at Pasteur Institute from Louis Pasteur's time to date [J]. Streptococci and the Host, 1997: 7-14.

[4] Andrewes FW, EM Christie. The Haemolytie Streptococci: their Grouping by Agglutination[J]. Special Report Series Medical Research Council, 1932, 7(169).

[5] Schottmuller H. Die Artumterscheidung der fur den Menschen pathogenen Streptokokken durch Blutagar[J]. Munch Med Wochenschr, 1903, 50: 849.

[6] Koonin EV, Makarova KS. CRISPR-Cas: an adaptive immunity system in prokaryotes[J]. F1000 biology reports, 2009, 1.

[7] Griffith F. The serological classification of *Streptococcus pyogenes*[J]. Epidemiol Infect, 1934, 34 (4): 542-584.

[8] Lancefield RC. Current knowledge of type-specific M antigens of group A streptococci[J]. The Journal of Immunology, 1962, 89(3): 307-313.

[9] (美)凯伦·伦限,卡罗尔主编.临床微生物学手册[M].王辉等主译.北京:中华医学电子音像出版社,2021: 1770-1781.

[10] Efstratiou A. Group A streptococci in the 1990s[J]. J Antimicrob Chemother, 2000, 45: Suppl:

3-12.

［11］ Lancefield RC. Specific relationship of cell composition to biological activity of hemolytic streptococci［J］. Harvey Lect，1941，36(251)：1940-1941.

［12］ 禹定乐，卢清华，尤元海，等.中国儿童 A 族链球菌感染相关疾病的诊断、治疗与预防专家共识［J］.中华实用儿科临床杂志，2022，37(21)：1604-1618.

［13］ Swedo SE，Leonard HL，Garvey M，et al. Pediatric autoimmune neuropsychiatric disorders associated with streptococcal infections：clinical description of the first 50 cases［J］. Am J Psychiatry，1998，155(2)：264-271.

［14］ Yu D，Liang Y，Lu Q，et al. Molecular characteristics of *Streptococcus pyogenes* isolated from Chinese children with different diseases［J］. Front Microbiol，2021，12：722225.

［15］ 禹定乐，鲍燕敏，张交生，等.A 族溶血性链球菌之于 β-内酰胺类抗菌药物的检测误区［J］.中华检验医学杂志，2021，44(2)：103-106.

［16］ Yu D，Zheng Y，Yang Y. Is there emergence of β-lactam antibiotic-resistant *Streptococcus pyogenes* in China? ［J］. Infect Drug Resist，2020，13：2323-2327.

［17］ 何宏，高福，杨永弘.中德链球菌合作研究的推动者——辛.查特瓦教授［J］.科学通报，2016，61(34)：3726-3727.

第二章

A 族链球菌表面成分

A 族链球菌(group A *Streptococcus*，GAS)是一种全球传播的人类病原体，由于灵活的基因组重排以及可能与致病性改变相关的表型变化，偶尔会产生高毒力克隆株。GAS感染的多样反映了其多变的性质，从中度皮肤和咽部感染到严重且经常致命的链球菌中毒性休克综合征(streptococcal toxic-shock syndrome，STSS)和坏死性筋膜炎。值得注意的是，自 20 世纪 80 年代中期以来，侵袭性 GAS 感染再次出现。据估计，全球每年死于这些感染的人数超过 50 万，这是一个相当大的数字，目前仍然是许多国家关注的健康问题。

GAS 具有多种细胞表面成分，例如：透明质酸、M 蛋白、T 蛋白、血清不透明因子(serum opacity factor，SOF)，以及与宿主成分结合的蛋白质[纤连蛋白、层粘连蛋白、免疫球蛋白(Igs)、脂磷壁酸和肽聚糖]。根据血清学分型，GAS 细胞表面蛋白主要分为 3种，即 M 蛋白、T 蛋白、SOF，这些蛋白具有多种毒力功能和多种结构形式。

一、M 蛋白

20 世纪 20 年代，丽贝卡·兰斯菲尔德开始研究链球菌 M 蛋白，并在 1962 年的一篇综述(Lancefield 1962)清楚地描述了历时 35 年进行的研究成果，该研究将 M 蛋白定义为GAS 的主要毒力因子。M 蛋白因其黏附宿主细胞和阻断吞噬作用的能力，从而帮助GAS 定植，并感染宿主；还可诱导自身免疫产生与心脏和肾脏等组织有交叉反应的抗原表位。M 蛋白在 GAS 引起的所有疾病中都有重要作用。M 蛋白共价附着在 GAS 细胞壁上，形成一层致密的原纤维涂层。M 蛋白由一个二聚体、平行的 α-螺旋线圈结构组成。研究表明，M6 蛋白由 4 个序列重复结构域组成，每个结构域的大小和序列不同。A 重复序列各由 14 个氨基酸组成，其中中心块相同，末端块与中心一致重复序列略有不同。B重复序列各由 25 个氨基酸组成，排列方式与 A 重复序列相似。C 重复序列各由 42 个氨基酸组成，与 A、B 重复序列不同。还有 4 个短的 D 重复序列，它们之间显示出一些同源性，并包含用于细胞壁锚定的"LPXTG"(leucine-proline-any amino acid-threonine-

glycine：亮氨酸-脯氨酸-任何氨基酸-苏氨酸-甘氨酸)基序。M 蛋白已用于对 GAS 感染患者或健康受试者的流行病学监测的血清学分型。

（一）*emm* 分型

M 血清分型呈多样性，目前已有超过 200 种不同的血清型，制备全套抗血清比较困难。一种基于核苷酸序列的 *emm* 分型(*emm* typing)方案与 M 血清型方案非常相似，该方案是在约 20 年前开发的。*emm* 分型基于 *emm* 基因 5′端的广泛核苷酸序列差异，因此，在与成熟 M 蛋白的前 30 个密码子相对应的序列上，独特的 *emm* 类型被定义为与任何其他 *emm* 类型具有＜92％的核苷酸同一性。5′末端 *emm* 基因序列可上网查找(http://www.cdc.gov/nicdod/biotech/infotech_hp.html)。几乎所有当代流行病学研究都根据其 *emm* 类型来定义 GAS 分离株。目前，有 200 多种公认的 *emm* 分型。

（二）*emm* 亚型

然而，*emm* 基因的鉴定并不总是很容易的，可能是由于许多 GAS 菌株中 *emm* 基因上游有 *mrp* 基因和(或)下游有 *enn* 基因定位干扰 *emm* 分型。由于 *emm* 和 *enn* 基因之间的重组导致的 DNA 切除，引起了对 *emm* 类型定义的混淆，其中 *enn* 直接融合到 *emm* 的 5′端区域。在迄今为止公认的 200 多种 *emm* 类型中，有 1 000 多种不同的 *emm* 类型特异区等位基因形式，称为 *emm* 亚型(*emm* subtyping)。*emm* 亚型等位基因基于与分型参考相关的序列差异，在 180 bp 片段内，该片段对应于预测信号肽编码区的最后 10 个密码子，前 50 个密码子对应于成熟 M 蛋白分子的 NH2 末端。

（三）*emm* 模式分组

大约在 *emm* 分型同一时间，许多 GAS 菌株的 *emm* 样基因(*mrp*,*enn*)位于染色体上 *emm* 的上游和(或)下游，在每个 *emm* 和 *emm* 样基因的 3′端附近有一个区域，该区域编码 4 个不同的跨细胞壁结构域中的一个，可以通过寡核苷酸来区分。使用基于 PCR 的定位方法，测定了许多不同 *emm* 类型的 GAS 分离株的 emm 和 *emm* 样基因的含量及其在染色体上的排列。由此产生的 *emm* 区域图被称为"*emm* 模式"；目前识别出 3 种主要的 *emm* 模式分组(A – C,D,E)(*emm* pattern grouping)。

M 蛋白在生物体定植、逃避吞噬作用和侵入无菌部位的能力中起核心作用。流行病学研究表明 M 蛋白分型与 GAS 疾病类型之间存在显著关联。例如，咽炎：M1、M3、M5、M6、M12、M14、M17、M19、M24A；脓疱病：M33、M41、M42、M52、M53、M70；中毒性休克综合征和筋膜炎：M1、M3、M28；脑膜炎：M1、M12；急性风湿热：M1、M3、M5、M6、M11、M12、M14、M17、M18、M19、M24、M27、M29、M30、M32、M41；急性肾小球肾炎：M1、M4、M12、M49、M55、M57、M60。已经尝试开发安全的疫苗来预防 GAS 感染，类型特异性一直是一个问题。最近，发现含有 30 种不同 M 蛋白的疫苗可诱导针对特定血清型的杀菌抗体。此外，抗体对 40 种非疫苗 M 蛋白血清型中的 24 种表现出杀菌活性,这表明 GAS 的非疫苗和疫苗血清型之间至少有一些共同的保护性表位。

二、T蛋白

2005 年研究者发现 T 抗原是由细长的菌毛组成的,是 GAS 第二种主要血清分型方案的基础。这一发现影响了最近对 GAS 流行病学和发病机制的理解。纤维连接蛋白和胶原结合蛋白以及 T 抗原基因座,称为 FCT 区,含有 T 抗原基因,位于 GAS 染色体上离 *emm* 约 300 kb 处。它编码菌毛蛋白和额外的粘连蛋白。FCT 区域内的几个基因与 *emm* 模式组和(或)*emm* 分型之间存在显著相关性。胰蛋白酶处理的 GAS 基本上去除了 M 蛋白,而菌毛不受影响。菌毛用于 GAS 的兰斯菲尔德 T 分型。血清学上已确定 22 种 T 蛋白分型。T 血清分型的缺点是缺乏特异性,与 M 血清分型相比,缺乏分辨率。GAS 菌毛参与宿主细胞黏附、与宿主分子的相互作用、生物膜形成和毒力。

三、SOF

SOF 是由多种链球菌和葡萄球菌(包括人和动物病原体)表达的毒力因子。SOF 最早于 1938 年由澳大利亚的沃德(Ward)和鲁德(Rudd)发现。SOF 的名字来源于它能够使血清浑浊,使高密度脂蛋白的结构发生破坏,从而形成大的脂质囊泡,导致血清浑浊。对 SOF 的预测氨基酸序列的分析表明,包含纤连蛋白结合结构域的前导序列和 C 末端高度保守区域,在高变异区域之间散在分布有额外的高度保守序列片段。来自不同血清型 GAS 的 SOF 之间有 40%～60%的同源性。有趣的是,来自不同血清型 GAS 的 SOF 的二级结构即使在那些高度分化的区域也得到了显著保留。这些发现表明,来自不同血清型的 SOF 之间存在共同的保护性表位,这些表位可能有助于开发疫苗,并且使用这些共同的保护性表位进行免疫可以提供针对多种 SOF 阳性血清型的保护。SOF 是一种独特的蛋白质,具有多种功能:① 使血清混浊的能力;② 在链球菌黏附和侵袭中起重要作用,包括与多种宿主蛋白结合的能力,如纤维连接蛋白、纤维蛋白原和参与细菌黏附的纤维蛋白-1;③ SOF 是毒力决定因素。GAS 侵袭性感染分离株中约有 50%表达 SOF。北京儿童医院沈叙庄教授研究表明 122 株儿童 GAS 感染中 SOF 阳性为 24.0%。SOF 检测有 4 种方法:① SOF 的可溶性形式;② SOF 的不溶形式;③ 微量滴定法;④ SOF 底物浑浊反应。

四、纤连蛋白

纤连蛋白(fibronectin,FN)是一种细胞外基质(extracellular matrix,ECM)糖蛋白,由一系列宿主细胞分泌。它是血浆和其他体液的主要可溶性成分。在 ECM 中 FN 以不溶形式存在。已知 FN 在宿主细胞表面结合多种蛋白质和整合素。FN 由亚单位Ⅰ、Ⅱ和

Ⅲ组成,已经鉴定了两种新的表面定位 FN 结合蛋白(FN-binding protein,FBPs),即 FbaA 和 FbaB,它们都在 C 末端区域具有 LPXTG 细胞壁锚定结构域。一些 FBPs 诱导保护性抗体,是预防 GAS 感染的候选疫苗。FBPs 可以通过诱导影响感染结果的各种信号通路,直接或间接地作为 GAS 上皮细胞黏附和侵袭的修饰剂。此外,FBP 通过抑制补体激活促进吞噬作用的 GAS 逃避。

五、透明质酸

来自侵袭性 GAS 感染患者的许多临床分离株在血琼脂平板上显示为黏液性菌落。这些菌落中的细菌细胞被黏液高度包裹形成荚膜,该荚膜由高分子透明质酸(hyaluronic acid,HA)产生。GAS 荚膜生产需要两个基因(hasA 和 hasB)进行生物合成。这两个基因位于包含 hasC 的三基因操纵子中。先前的研究表明在 GAS 中 HA 存在于除 M4 和 M22 之外的所有血清型中,hasA 基因对于 GAS 中 HA 的产生是必需的。hasABC 操纵子受 P1 启动子和上游 P2 推定启动子的控制,这两个启动子都被 CovR/S 双组分信号转导系统的 CovR 应答调节器完全抑制;因此,GAS 可以逃避宿主免疫监视和吞噬作用。然而,大多数来自无并发症病例的 GAS 分离物形成非黏液性菌落,不合成 HA。这些发现表明 HA 荚膜对 GAS 的定植和感染至关重要,GAS 的荚膜与非荚膜相比具有强大的优势。HA 荚膜还通过介导对人角质形成细胞表面表达的 CD44 的黏附来增强 GAS 毒性,从而促进 GAS 定植。

GAS 的细胞外成分在体外和(或)体内表现出显著的病理生物学活性。与肺炎链球菌不同,GAS 缺乏结构多样的免疫原性多糖荚膜。相反,GAS 表达几种细胞表面成分,其共同赋予广泛的抗原多样性。此外,宿主免疫和非免疫反应对于保护机体免受 GAS 的侵袭是重要的。迄今为止,尚未发现任何单一 GAS 成分可以作为预防 GAS 感染或缓解 GAS 感染后严重症状的候选疫苗。另外,目前还没有能够忠实再现 GAS 感染过程的动物模型。更好地理解 GAS 感染发病机制的基因组/分子机制,将有助于未来制定这一重要传染病的预防措施。

(俞桑洁　撰写,杨永弘　审阅)

参考文献

[1] Hamada S, Kawabata S, Nakagawa I. Molecular and genomic characterization of pathogenic traits of group A *Streptococcus pyogenes*. Proc Jpn Acad Ser B Phys Biol Sci. 2015;91(10):539-59. DOI:10.2183/pjab.91.539. PMID:26666305.

[2] Fischetti VA. M protein and other surface proteins on Streptococci. 2016 Feb 10. In: Ferretti JJ, Stevens DL, Fischetti VA, editors. *Streptococcus pyogenes*: Basic Biology to Clinical

Manifestations[Internet]. Oklahoma City (OK)：University of Oklahoma Health Sciences Center；2016 –.

［3］ Mills JO，Ghosh P. Nonimmune antibody interactions of Group A *Streptococcus* M and M-like proteins. PLoS Pathog. 2021，25；17(2)：e1009248. DOI：10.1371/journal.ppat.1009248.

［4］ Ghosh P. Variation，Indispensability，and Masking in the M protein. Trends Microbiol. 2018，26(2)：132 – 144. DOI：10.1016/j.tim.2017.08.002. Epub 2017 Aug 31.

［5］ Bessen DE，Smeesters PR，Beall BW. Molecular epidemiology，ecology，and evolution of group A Streptococci. Microbiol Spectr. 2018，6(5). DOI：10.1128/microbiolspec.CPP3 – 0009 – 2018.

［6］ Barth DD，Naicker P，Engel K，et al. Molecular in streptococcal infections epidemiology of noninvasive and invasive group A Cape Town. mSphere. 2019，4(5)：e00421 – 19. DOI：10.1128/mSphere.00421 – 19.

［7］ Metzgar D，Zampolli A. The M protein of group A *Streptococcus* is a key virulence factor and a clinically relevant strain identification marker. Virulence. 2011，2(5)：402 – 12. DOI：10.4161/viru.2.5.16342. Epub 2011 Sep 1.

［8］ Nakata M，Kreikemeyer B. Genetics，structure，and function of group A *Streptococcal* Pili. Front Microbiol. 2021，9(12)：616508. DOI：10.3389/fmicb.2021.616508.

［9］ Bessen DE，Beall BW，Davies MR. Molecular basis of serotyping and the underlying genetic organization of *Streptococcus pyogenes* 2022 Jul 19[updated 2022 Aug 1]. In：Ferretti JJ，Stevens DL，Fischetti VA，editors. *Streptococcus pyogenes*：Basic Biology to Clinical Manifestations[Internet]. 2nd edition. Oklahoma City (OK)：University of Oklahoma Health Sciences Center；2022 Oct 8. Chapter 6.

［10］ Courtney HS，Pownall HJ. The structure and function of serum opacity factor：a unique streptococcal virulence determinant that targets high-density lipoproteins. J Biomed Biotechnol. 2010；2010：956071. DOI：10.1155/2010/956071.

［11］ 沈叙庄，杨永弘，Totolian AA，等.北京地区儿童感染的A族链球菌M/OF菌型分布的研究.中华儿科杂志,1997,35(1)：33 – 36.

［12］ Flores AR，Jewell BE，Fittipaldi N，et al. Musserb human disease isolates of serotype M4 and M22 group A *Streptococcus* lack genes required for hyaluronic acid capsule biosynthesis. mBio. 2012，3(6)：e00413 – 12. DOI：10.1128/mBio.00413 – 12.

第三章

血清分型的分子基础

在 20 世纪,A 族链球菌血清学分型在研究特定血清型与特定疾病之间的关系方面起到了很重要的作用。历史上,有 3 种血清学分型方案被用于对 A 族链球菌分离株进行分类,均基于 LPXTG 连接(LPXTG-linked)表面蛋白,这些蛋白表现出高水平的抗原异质性。血清学靶点包括 M 蛋白、T 抗原(形成菌毛)和血清不透明因子(serum opacity factor,SOF)。近些年血清学分型的遗传基础已被阐明,通过对编码血清学靶标的基因的分析,进一步了解了该物种的遗传组织和种群生物学。由 emm 和 emm 样基因(emm-like genes)(编码不同的肽聚糖跨越结构域)的 3′末端定义的 3 个 emm 模式分组(emm pattern groupings)与链球菌有很强的对应关系,链球菌倾向于在咽喉上皮及皮肤引起感染,这种显著相关性延伸到 emm cluster 分组(由表面暴露的 M 蛋白基因功能部分定义),以及 T 抗原(FCT -区域)和 SOF 基因。血清型相关基因的水平转移和新株/克隆的出现可能是宿主免疫应答所赋予的选择压力的结果。此外,在广泛的横向基因流动背景下,在血清型相关基因之间观察到的强连锁可能意味着 M 蛋白、T 抗原和(或)SOF(或其他连锁基因的产物)是宿主组织感染偏好的直接决定因素。

一、基于 M 蛋白的血清型和基因型

(一) M 蛋白、M 分型、emm 分型

自兰斯菲尔德于 1919 年首次发表以来,针对 A 族链球菌感染的免疫力一直被认为是"型特异性的"。随后在 20 世纪 50 年代的开创性工作表明,型特异性抗体的存在是对 A 族链球菌同源血清型产生免疫力的原因,为"型特异性免疫"奠定了基础,促进了血清分型的发展。这是一种区分 A 族链球菌菌株的方法,也称为"M 分型"。

随着分子技术的出现和测序设备的使用相对容易,耗时的血清分型已逐渐被"emm 分型"取代,这是一种基于 PCR 和测序的分子分型方法。A 族链球菌的分子分型依赖于 emm 基因的序列分析,该基因编码 M 蛋白的 N 端。M 蛋白的这一部分由导致抗原多样性的高度可变的氨基酸序列组成。迄今为止,全球已报道了 200 多种不同的 emm 类型。

M型特异性抗体对共享同一血清型的生物体提供保护性免疫,因此,M分型除了简单地鉴定A族链球菌菌株外,还有重要的生物学意义。基于序列的 emm 分型方案的分子基础位于编码N端 emm 基因的 5′端区域。A族链球菌的成熟M蛋白分子,位于纤丝尖端。通过将定义唯一的 emm 类型的阈值设置在超过30个密码子的序列一致性<92%,传统的M血清学和基于 emm 序列类型的赋值之间存在很强的对应关系。目前,已定义了200多种不同的 emm 类型、1 000多个 emm 亚型(subtypes)(图 3-1)。

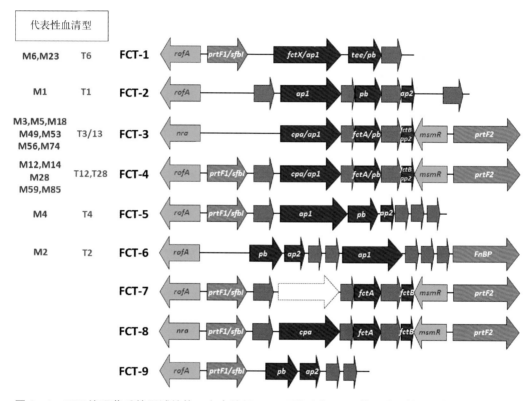

图 3-1　FCT 编码菌毛的区域结构。九个特征 FCT 区域形式显示,基因编码转录调控因子(RofA/Nra, MsmR;绿色)、菌毛结构蛋白(PB/FctA/Tee, AP1/Cpa/FctX, AP2/FctB;深蓝),其他(假定的)纤连蛋白结合蛋白(PrtF1/SfbI, PrtF2/Pfbp/FbaB,其他 FnBP;浅蓝色)、加工酶(信号肽酶、分类酶;灰色)。FCT 区域的基因含量和组织是基于核苷酸序列的确定或 PCR-作图。基于大量 A 族链球菌的基因组测序,确定了具有代表性的 M 血清型。数据源于既往报道

　　许多流行病学研究表明,某些M型的A族链球菌有强烈的引起咽炎的倾向,但不会引起脓疱病;同样,有一组M型往往从脓疱病损伤中恢复。这一发现引起了不同咽喉和皮肤型菌株的重要概念,并支持了A族链球菌菌株间存在一定程度的特化的观点。这是有意义的,因为引起咽炎的A族链球菌菌株和引起脓疱病的菌株在时间和空间上广泛分离。疾病相关的A族链球菌菌株不仅倾向于感染不同的组织部位,而且在温带地区以A族链球菌咽炎为主,而A族链球菌脓疱病大多见于热带和亚热带地区。此外,咽炎(冬

季)和脓疱病(夏季)的季节高峰不同。

对 emm 基因非类型特异性部分和类 emm 基因同源部分结构的详细了解为该物种的遗传组织提供了关键的见解,这是由于 emm 基因型与易于引起咽炎或脓疱病的菌株之间的强相关性。emm 和 emm 样基因的极端 3′端编码肽聚糖细胞壁跨越域,其中一个不同的亚家族(SF)基因形式为 emm 模式方案提供了基础。emm 基因含有 emm 型特异性决定簇,具有肽聚糖跨越编码区的两种主要形式,被称为亚家族 1 和 2(SF-1 和 SF-2)。此外,许多 A 族链球菌菌株携带紧邻 emm 下游的 emm 样基因(称为 enn),其具有 SF-1 或不同的 SF-3 形式。另外,具有下游 SF-3 enn 基因的 A 族链球菌菌株子集也具有上游 SF-4 emm 样基因(称为 mrp)。总之,emm 和 emm 样基因及其 SF 形式有 5 个基本的染色体排列,这 5 个基因被称为 emm 模式 A 至 E。emm 模式 B 和 C 较罕见的,与模式 A 菌株(称为 emm 模式 A-C)一起分组,其中都具有 SF-1 emm 基因并且缺乏 mrp。emm 模式 D 和 E 菌株具有 mrp 和 enn 的 SF-3 形式,但它们的 emm 基因分别为 SF-1 和 SF-2 形式。尚不清楚跨细胞壁不同区域的功能意义。然而,预计 SF-1 和 SF-2 emm 基因的结构域长度分别为 58 和 39 个氨基酸,大小差异明显反映了对不同细胞壁结构的适应性。

emm 和 emm 样基因的较大中心部分编码结合宿主蛋白的功能域,如 IgG、IgA 和纤溶酶原。emm 模式和功能域之间的相关性不同。例如,纤溶酶原结合域仅见于模式 D 菌株的 SF-1 emm 基因,而 IgA 结合域可与模式 E 菌株的 SF-2 emm 基因或 SF-3 emm 样基因相关。SF-1 和 SF-2 emm 基因的 C 重复区域似乎也有抗原差异。

(二) emm 模式(emm pattern)分组

当考虑 M 蛋白的整体结构时,所有 emm 类型都分为 3 个主要组,具有不同的分子结构,对应于前面描述的 emm 模式分型。emm 模式根据 A 族链球菌基因组中 emm 和 emm 样基因的存在和排列区分 3 个不同的分组(模式 A-C、D 和 E)。特定的 emm 类型共享相同的 emm 模式分组并且 emm 模式与组织嗜性很好地相关(模式 A-C 表示咽炎,模式 D 表示脓疱病,模式 E 为两者)。模式 A-C 和 D 也对应于先前称为Ⅰ类/血清不透明因子(sof)阴性 M 蛋白,而模式 E 对应于Ⅱ/sof 阳性。大约 75% 的 emm 类型属于模式 D 和 E 组。尽管它们具有流行病学相关性,但这些 emm 类型并未像模式 A-C 组中的类型那样广泛表征。

对于检查的绝大多数 emm 类型,共享 emm 类型的多个分离株属于同一 emm 模式组。因此,emm 类型高度预测 emm 模式组,基于对 emm 类型的了解,可以对 emm 模式组进行合理的推断。对来自 29 个基于人群的已知 emm 型的 A 族链球菌集合(约 5 400 株),这些集合从世界各地的咽炎或脓疱病病例中分离,进行评估以确定其推断的 emm 模式组。数据显示 emm 模式 A-C 菌株占咽炎分离株的 47%,但仅占脓疱病分离株的 8%,而 emm 模式 D 菌株占脓疱病分离株的 50%,但占咽炎分离株的 <2%。因此,emm 模式

A-C 菌株被认为是"咽喉株"（throat specialists），而模式 D 菌株是"皮肤株"（skin specialists），emm 模式 E 菌株在咽喉和皮肤感染中所占比例几乎相等（分别为 52% 和 42%），作为一个群体，他们被指定为"普科株"（generalists）。

在最近对 175 个编码 M 蛋白全部表面暴露区域的 emm 基因部分进行的系统发育分析中，确定了两个主要分支（X 和 Y）。E 型 emm 类型中，98% 属于进化支 X，而 A-C 型 emm 类型中，92% 属于进化支 Y。因此，对于这两个 emm 模式组，排除的胞壁跨越域（模式 A-C 的 SF-1，模式 E 的 SF-2）与基于表面暴露部分的系统发育紧密相连。相比之下，模式 D emm 类型（SF-1）形成了三个主要的类群（或簇），分布在两个演化枝之间。共鉴定出 16 个主要的 emm 基因簇；90% 的模式 D 型和模式 E 型 emm 类型属于 16 个 emm 簇中的一个，而约一半的模式 A-C emm 类型是独立的，不能被分配到一个不同的聚类中。后一发现突出了许多模式 A-C emm 类型演变的独特动态，数据显示模式 A-C emm 基因的 emm 类型特定区域显示显著更高水平的阳性（约 3~5 倍），即相对于模式 D 或 E emm 基因的多样化选择。

由于水平基因转移（horizontal gene transfer，HGT）的机会减少，许多咽喉和皮肤 A 族链球菌菌株中观察到的地理分区可能潜在地创建生态屏障，最终可能导致变异型物种形成。但是，当考虑用于 A 族链球菌多位点序列分型（MLST）的 7 种核心管家基因时，没有证据表明 emm 模式 A-C（咽喉株）和 emm 模式 D（皮肤株）菌株之间存在遗传差异。事实上，大量基于核心管家基因的研究表明 A 族链球菌中同源重组率非常高（HGT 之后）。因此，尽管时空距离很宽，不同 emm 模式组的 A 族链球菌包含了广泛的 HGT 事件过去历史的特征。此外，在核心管家基因之间高度随机关联的背景下，正如对 A 族链球菌所观察到的那样，emm 模式组与首选感染组织位点之间的强关联表明 emm 和（或）emm 相关基因在建立组织部位趋向性。有助于建立 A 族链球菌感染的组织位点特异性的 emm 连锁基因可能在染色体上具有接近 emm 的图谱位置；或者，它在物理上很远，并且连锁不平衡是通过强大的共同选择压力来维持的，这种压力可以保持适应性表型（图 3-2）。

基于 MLST（http://pubmlst.org/spyogenes/），emm 类型和克隆（或克隆复合体）之间的对应关系因 emm 模式组而异，与 emm 类型的 A-C 型菌株相比，其中模式 D 和 E emm 类型的分离株与多个远距离遗传背景相关的可能性高约 4 倍（HGT 的结果）。因此，对于 A-C 模式菌株，大多数 emm 类型紧密对应于一个单克隆（ST）或克隆复合体。此外，在相同的克隆背景（即 ST）上，偶尔观察到模式 A-C 的不同 emm 类型。两种类型菌株，即相同 emm 型/较远 ST（模式 D 和 E）和不同 emm 型/相同 ST 或克隆复合体（模式 A-C），可能反映了由于免疫逃逸驱动的正选择压力而出现的血清型替换。因此，emm 型与自然界中发现的克隆之间的关系可能对宿主免疫选择在形成临床上重要的菌株亚群的群体遗传结构中的不同作用具有重要意义，见图 3-3。

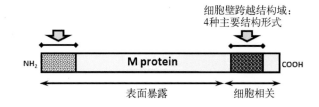

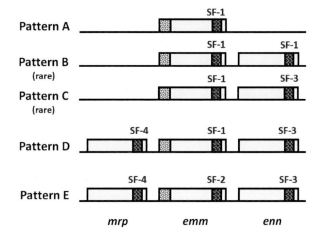

图 3 - 2 emm 模式分组（emm pattern groups）和 emm 染色体区域的结构。根据肽聚糖跨越结构域的 4 种主要亚家族（subfamily, SF）形式，描述了 emm 区域的基因内容和组织。指出了 emm（包含 emm 类型特异性决定因素）和 emm 样（mrp, enn）基因的相对位置。具有 emm 模式 B 或 C 的 A 族链球菌很少见，通常与模式 A 组合形成 emm 模式 A-C 组

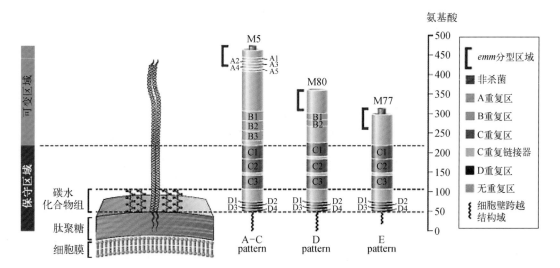

图 3 - 3　3 个具有代表性的 M 蛋白模型。选择 3 种代表性 M 蛋白（M5、M80 和 M77）作为每个 emm 模式组内结构特征的原型。M 蛋白长度和重复与非重复区域的大小按比例绘制。模式 A－C emm 类型代表最长的 M 蛋白，具有约 230 个残基的（超）可变部分。相比之下，模式 D 和 E 蛋白分别拥有约 150 和 100 个残基的（超）可变部分。属于模式 D 和 E 组的绝大多数 M 蛋白不存在"A"重复。"B"重复出现在大多数模式 A－C 和 D emm 类型中，但在大多数模式 E emm 类型中不存在。35 个保守残基构成"C"重复单元。连续的"C"重复单元有时被称为"C"重复接头的 7 个残基单元分隔。20％的 M 蛋白（如 M80）不具有非螺旋氨基末端。这个比例在模式 A－C、模式 D 和模式 E emm 类型中分别为 10％、19％和 25％。表示 emm 分型方法考虑的蛋白质部分

(三) emm 簇(emm-cluster)分组

标准 emm 分型仅考虑蛋白质序列的一小部分区域,将 A 族链球菌分离株分为 emm 类型(约占完整蛋白质的 15%)。因此,emm 分型不能提供整个序列、预测的构象结构或 M 蛋白分子其余部分的功能域的信息。emm 分型的这种限制是相关的,因为 M 蛋白是多功能的,并且包含不同的结构域,可以在其整个长度范围内结合许多宿主蛋白。M 蛋白和免疫系统成分之间可能存在许多微妙的相互作用,从而确定 M 变体的毒力能力。这些相互作用也有可能干扰 A 族链球菌感染诱导的免疫。

最近为 A 族链球菌提出了一种新的 emm-cluster 分组系统。该系统将 200 多种 emm 类型分为 48 个 emm 簇,其中包含结构和功能特性密切相关的 M 蛋白。emm 簇通过将 M 蛋白结合属性归因于属于同一 emm 簇的 emm 类型,有助于预测任何 A 族链球菌分离株的毒力潜力。该系统还与 M 蛋白疫苗的抗原含量相关,并作为研究 emm 类型之间免疫交叉保护的框架。

emm 簇分组系统自 2014 年被提出以来,在国外已被广泛应用,尤其用于 GAS 流行病学分析及疫苗抗原分析。抗原表达的序列变异对宿主免疫应答起调节作用,emm 簇分组系统的应用提供了一种辅助疫苗抗原选择和开发的工具 PopPUNK,使用现有的生物信息学平台来评估所选择的任何候选疫苗的 GAS 基因组序列中的抗原变异,是解决当前 GAS 多样性的重要一步。

二、基于 T 抗原的血清型和 FCT 域基因型

A 族链球菌的第二个主要血清型分型方案是基于胰蛋白酶耐药表面抗原。经胰蛋白酶消化后,T 抗原包含在由 2 个或 3 个不同基因产物的共价连接聚合物组成的延伸表面菌毛中。已识别的 T 血清型约有 20 种,许多 A 族链球菌菌株有多种 T 型(例如 T3/13/B、T8/25/Imp19)。尽管尚未完全阐明 T 血清型与(胰蛋白酶处理的)菌毛结构蛋白内抗原表位之间的精确关系,菌毛基因的遗传分析显示与大多数 T 血清型具有很强的对应关系。

第一个确定了核苷酸序列的 tee 基因是 tee6,之后将其定位到编码纤维连接蛋白 PrtF1 和转录调节因子 RofA 的基因组区域。该基因组区域与编码 RofA 样蛋白(RALP)(称为 Nra)和胶原结合蛋白(Cpa)的另一个毒力调节子在结构上相似。这个基因组区域被称为 FCT 区域,FCT 代表纤维连接素和胶原结合蛋白和 t 抗原。

对 150 多株 GAS 分离株进行基因评估后,确定了 FCT 区域的 9 种基本形式,其中许多已被全基因组测序证实。每个 FCT 区域包含 5～10 个 ORFs,所有 ORFs 的一端都以 rofA 或 nra 为界。除此之外,所有的 FCT 区域都包含编码主要 pilin 骨干蛋白(BP,通常是 FctA)、一个或两个辅助 pilin 蛋白(例如 AP2 或 FctB)和至少一个特殊分类酶的基因。

编码胶原蛋白结合蛋白（AP1 或 Cpa）的基因存在于多种 FCT 区域形式中，但并非所有 FCT 区域形式都存在。这 9 个 FCT 区域的纤维连接蛋白结合蛋白基因（例如，*prtF1/sfbI* 和 *prtF2/pfbpI/fbaB*）（其产物似乎不是菌毛结构的一部分）和第二个转录调节基因（*msmR*）的含量也不同。在 *cpa*、*fctA* 和 *prtf1* 等位基因之间观察到核苷酸测序的广泛多样性。RALPs RofA 和 Nra 调节 *pilin* 基因的表达，不同 A 族链球菌菌株的调节作用可表现为阳性或阴性。因此，并非所有 A 族链球菌菌株均表达菌毛，带有负调控因子的可能是 T 型非分型的生物体。

正如之前对 M 和 T 血清型所认识的，*emm* 类型和 FCT 区域之间也存在相当高的一致性，因为具有相同 *emm* 类型的多个 A 族链球菌分离株，常常具有相同的 FCT 区域形式。然而，也有证据表明 FCT 区域基因在不同 *emm* 类型的 A 族链球菌之间，以及 A 族链球菌与相关链球菌（如 B 群链球菌）之间存在水平转移；在 A 族链球菌～1.8～1.9 Mb 基因组上，*emm* 区和 FCT 区相距～250 kb。与最多不同 *emm* 类型相关的 FCT 区域形式是 FCT-3 和 FCT-4。值得注意的是，在代表 112 种 *emm* 类型的 113 株 A 族链球菌中，83% 的携带 FCT-3 的菌株为 *emm* 模式 D(30/36)，而 84% 的带有 FCT-4 的菌株为 *emm* 模式 E(26/31)。因此，尽管它们在基因组上的物理距离（结合核心管家基因之间的广泛重组），但 FCT 区形式和 *emm* 模式之间存在强烈的联系，这支持了 FCT 区基因产物可能在建立组织趋向性中起适应性作用的观点。

三、基于 SOF 的分型和 *emm* 分型之间的关系

SOF 是一种 LPXTG 锚定的多功能表面蛋白，也以分泌形式出现。SOF 结合纤连蛋白并通过酶促破坏血液中存在的高密度脂蛋白的结构。最初的 SOF 分型方案是基于血清学的，其中 SOF 类型特异性血清中和了酶活性。最近，*sof* 序列类型定义为 *sof* 基因 5′端 450-bp 区域；*sof* 的基因组图位置位于 *emm* 约 16.5 kb 处。所有（或几乎所有）*emm* 模式 E 菌株都有 *sof* 基因和酶活性 *sof* 蛋白。几个 *emm* 模式 D 菌株也有 *sof* 基因；这些代表了分配给 *emm* 集群方案的进化枝 X 的模式 D 菌株的子集。尽管染色体上 *sof* 和 *emm* 的物理距离很近，但发现几种 *emm* 类型与>1 种 *sof* 类型相关（反之亦然），这表明 *emm* 或 *sof* 的 HGT 具有新的遗传背景。由于广泛的基因间重组，确定 *sof* 特异性决定簇的尝试在很大程度上不能令人满意。

（禹定乐 撰写，杨永弘 审阅）

参考文献

［1］ Whatmore AM，Kapur V，Sullivan DJ，et al. Non-congruent relationships between variation in *emm* gene sequences and the population genetic structure of group A streptococci[J]. Molecular Microbiology, 1994, 14(4): 619 - 631.

[2] Beall B, Facklam R, Thompson T. Sequencing *emm*-specific PCR products for routine and accurate typing of group A streptococci[J]. J Clin Microbiol, 1996, 34(4): 953 - 958.

[3] O'brien KL, Beall B, Barrett NL, et al. Epidemiology of invasive group A *Streptococcus* disease in the United States, 1995 - 1999[J]. Clin Infect Dis, 2002, 35(3): 268 - 276.

[4] Mcmillan DJ, Dreze PA, Vu T, et al. Updated model of group A *Streptococcus* M proteins based on a comprehensive worldwide study[J]. Clin Microbiol Infect, 2013, 19(5): E222 - 229. DOI: 10. 1111/1469 - 0691. 12134.

[5] Facklam R, Beall B, Efstratiou A, et al. *emm* typing and validation of provisional M types for group A streptococci [J]. Emerg Infect Dis, 1999, 5 (2): 247 - 253. DOI: 10. 3201/eid0502. 990209.

[6] US Department of Health and Human Services. (2012, August 30). CDC *Streptococcus* Lab. Retrieved September 12, 2015, from CDC. gov: http://www. cdc. gov/streplab/index. html[J].

[7] Kratovac Z, Manoharan A, Luo F, et al. Population genetics and linkage analysis of loci within the FCT region of *Streptococcus pyogenes*[J]. J Bacteriol, 2007, 189(4): 1299 - 1310. DOI: 10. 1128/jb. 01301 - 06.

[8] Beres S, Musser J. Contribution of exogenous genetic elements to the group A *Streptococcus* metagenome[J]. PLoS ONE, 2007, 2(8): e800. DOI: 10. 1371/journal. pone. 0000800.

[9] Bessen DE, Mcshan WM, Nguyen SV, et al. Molecular epidemiology and genomics of group A *Streptococcus*[J]. Infect Genet Evol, 2015, 33: 393 - 418. DOI: 10. 1016/j. meegid. 2014. 10. 011.

[10] Falugi F, Zingaretti C, Pinto V, et al. Sequence variation in group A *Streptococcus* pili and association of pilus backbone types with lancefield T serotypes[J]. The Journal of Infectious Diseases, 2008, 198(12): 1834 - 1841.

[11] Anthony BF, Kaplan EL, Wannamaker LW, et al. The dynamics of streptococcal infections in a defined population of children: serotypes associated with skin and respiratory infections[J]. Am J Epidemiol, 1976, 104(6): 652 - 666.

[12] Wannamaker LW. Differences between streptococcal infections of the throat and of the skin[J]. N Engl J Med, 1970, 282(2): 78 - 85.

[13] Hollingshead SK, Readdy TL, D Li Yung, et al. Structural heterogeneity of the *emm* gene cluster in group A streptococci[J]. Mol Microbiol, 1993, 8(4): 707 - 717.

[14] Podbielski A. Three different types of organization of the vir regulon in group A streptococci[J]. Mol Gen Genet MGG, 1993, 237(1): 287 - 300.

[15] Bessen DE. Population biology of the human restricted pathogen, *Streptococcus pyogenes*[J]. Infect Genet Evol, 2009, 9(4): 581 - 593.

[16] Bessen DE, Lizano S. Tissue tropisms in group A streptococcal infections[J]. Future Microbiol, 2010, 5(4): 623 - 638.

[17] Bessen DE, Sotir CM, Readdy TL, et al. Genetic correlates of throat and skin isolates of group A streptococci[J]. J Infect Dis, 1996, 173(4): 896 - 900.

[18] Hollingshead SK, Arnold J, Readdy TL, et al. Molecular evolution of a multigene family in group A streptococci[J]. Mol Biol Evol, 1994, 11(2): 208 - 219.

[19] Berge A, Sjöbring U. PAM, a novel plasminogen-binding protein from *Streptococcus pyogenes*[J]. J Biol Chem, 1993, 268(34): 25417 - 25424.

[20] Bessen DE. Localization of immunoglobulin A-binding sites within M or M-like proteins of group A

streptococci[J]. Infect Immun, 1994, 62(5): 1968 - 1974.

[21] Johnsson E, Andersson G, Lindahl G, et al. Identification of the IgA-binding region in streptococcal protein Arp[J]. The Journal of Immunology, 1994, 153(8): 3557 - 3564.

[22] Bessen DE, Fischetti VA. Differentiation between two biologically distinct classes of group A streptococci by limited substitutions of amino acids within the shared region of M protein-like molecules[J]. J Exper Med, 1990, 172(6): 1757 - 1764.

[23] Mcgregor KF, Spratt BG, Kalia A, et al. Multilocus sequence typing of *Streptococcus pyogenes* representing most known *emm* types and distinctions among subpopulation genetic structures[J]. J Bacteriol, 2004, 186(13): 4285 - 4294.

[24] Smeesters PR, DJ Mcmillan, KS Sriprakash. The streptococcal M protein: a highly versatile molecule[J]. Trends Microbiol, 2010, 18(6): 275 - 282.

[25] Mcmillan DJ, Drèze PA, Vu T, et al. Updated model of group A *Streptococcus* M proteins based on a comprehensive worldwide study[J]. Clin Microbiol Infect, 2013, 19(5): E222 - E229.

[26] Steer AC, Law I, Matatolu L, et al. Global *emm* type distribution of group A streptococci: systematic review and implications for vaccine development[J]. Lancet Infect Dis, 2009, 9(10): 611 - 616.

[27] Bessen DE, Kumar N, Hall GS, et al. Whole-genome association study on tissue tropism phenotypes in group A *Streptococcus*[J]. J Bacteriol, 2011, 193(23): 6651 - 6663. DOI: 10. 1128/jb. 05263 - 11.

[28] Sanderson-Smith M, De Oliveira DM, Guglielmini J, et al. A systematic and functional classification of *Streptococcus pyogenes* that serves as a new tool for molecular typing and vaccine development[J]. J Infect Dis, 2014, 210(8): 1325 - 1338. DOI: 10. 1093/infdis/jiu260.

[29] Bessen D, Mcgregor K, Whatmore A. Relationships between *emm* and multilocus sequence types within a global collection of *Streptococcus pyogenes*[J]. BMC Microbiol, 2008, 8: 59. DOI: 10. 1186/1471 - 2180 - 8 - 59.

[30] Kalia A, Spratt BG, Enright MC, et al. Influence of recombination and Niche separation on the population genetic structure of the pathogen *Streptococcus pyogenes*[J]. Infect Immun, 2002, 70 (4): 1971 - 1983. DOI: 10. 1128/iai. 70. 4. 1971 - 1983. 2002.

[31] Feil E, Holmes E, Bessen D, et al. Recombination within natural populations of pathogenic bacteria: short-term empirical estimates and long-term phylogenetic consequences[J]. J Pro Nat Aca Sci USA, 2001, 98(1): 182 - 187. DOI: 10. 1073/pnas. 98. 1. 182.

[32] Hanage WP, Fraser C, Spratt BG. The impact of homologous recombination on the generation of diversity in bacteria[J]. J Theor Biol, 2006, 239(2): 210 - 219.

[33] Enright MC, Spratt BG, Kalia A, et al. Multilocus sequence typing of *Streptococcus pyogenes* and the relationships between *emm* type and clone[J]. Infect Immun, 2001, 69(4): 2416 - 2427.

[34] Smeesters PR, Dramaix M, Van Melderen L. The *emm* type diversity does not always reflect the M protein genetic diversity — is there a case for designer vaccine against GAS[J]. Vaccine, 2009, 28(4): 883 - 885.

[35] Salie T, Engel K, Moloi A, et al. Systematic review and meta-analysis of the prevalence of group A Streptococcal *emm* clusters in Africa to inform vaccine development[J]. Msphere, 2020, 5(4): e00429 - 00420.

[36] 高外外,禹定乐,王文建. *emm* 簇分组系统在A族链球菌相关研究中的应用[J]. 中华实用儿科临床杂志,2022,37(21): 1677 - 1680. DOI: 10. 3390/toxins8060185.

[37] Mora M, Bensi G, Capo S, et al. Group A *Streptococcus* produce pilus-like structures containing

protective antigens and Lancefield T antigens[J]. Proc Natl Acad Sci U S A, 2005, 102(43): 15641 - 15646. DOI: 10. 1073/pnas. 0507808102.

[38] Schneewind O, Jones KF, Fischetti VA. Sequence and structural characteristics of the trypsin-resistant T6 surface protein of group A streptococci[J]. J Bacteriol, 1990, 172(6): 3310 - 3317.

[39] Bessen DE, Kalia A. Genomic localization of a T serotype locus to a recombinatorial zone encoding extracellular matrix-binding proteins in *Streptococcus pyogenes*[J]. Infect Immun, 2002, 70(3): 1159 - 1167.

[40] Fogg GC, Gibson CM, Caparon MG. The identification of rofA, a positive-acting regulatory component of prtF expression: use of an mγδ-based shuttle mutagenesis strategy in *Streptococcus pyogenes*[J]. Mol Microbiol, 1994, 11(4): 671 - 684.

[41] Podbielski A, Woischnik M, Leonard BA, et al. Characterization of nra, a global negative regulator gene in group A streptococci[J]. Mol Microbiol, 1999, 31(4): 1051 - 1064.

[42] Barnett TC, JR Scott. Differential recognition of surface proteins in *Streptococcus pyogenes* by two sortase gene homologs[J]. J Bacteriol, 2002, 184(8): 2181 - 2191.

[43] Kreikemeyer B, Gámez G, Margarit I, et al. Genomic organization, structure, regulation and pathogenic role of pilus constituents in major pathogenic Streptococci and Enterococci[J]. Int J Med Microbiol, 2011, 301(3): 240 - 251.

[44] Kreikemeyer B, Beckert S, Braun-Kiewnick A, et al. Group A streptococcal RofA-type global regulators exhibit a strain-specific genomic presence and regulation pattern[J]. Microbiol, 2002, 148(5): 1501 - 1511.

[45] Luo F, Lizano S, Bessen DE. Heterogeneity in the polarity of Nra regulatory effects on streptococcal pilus gene transcription and virulence[J]. Infect Immun, 2008, 76(6): 2490 - 2497.

[46] Johnson DR, Kaplan EL, Vangheem A, et al. Characterization of group A streptococci (*Streptococcus pyogenes*): correlation of M-protein and *emm*-gene type with T-protein agglutination pattern and serum opacity factor[J]. J Med Microbiol, 2006, 55(2): 157 - 164.

[47] Köller T, Manetti AGO, Kreikemeyer B, et al. Typing of the pilus-protein-encoding FCT region and biofilm formationas novel parameters in epidemiological investigations of *Streptococcus pyogenes* isolates from various infection sites[J]. J Med Microbiol, 2010, 59(4): 442 - 452.

[48] Kratovac Z, Manoharan A, Luo F, et al. Population genetics and linkage analysis of loci within the FCT region of *Streptococcus pyogenes*[J]. Am Soc Microbiol; 2007.

[49] Courtney H, Pownall H. The structure and function of serum opacity factor: a unique streptococcal virulence determinant that targets high-density lipoproteins [J]. J Biomed Biotechnol, 2010: 956071. DOI: 10. 1155/2010/956071.

[50] Beall B, Gherardi G, Lovgren M, et al. *emm* and sof gene sequence variation in relation to serological typing of opacity-factor-positive group A streptococci[J]. Microbiol, 2000, 146(5): 1195 - 1209.

[51] Wertz JE, Mcgregor KF, Bessen DE. Detecting key structural features within highly recombined genes[J]. PLoS Comput Biol, 2007, 3(1): 137 - 150. DOI: 10. 1371/journal. pcbi. 0030014. t001.

第四章

A 族链球菌分子分型

一、分子分型

分子分型是指利用分子生物学技术检验病原体遗传物质（包括 DNA、RNA）从而对病原体进行分型的方法。传统上对于病原菌分型采用免疫学、微生物学的方法，但这些方法受灵敏度、特异度的限制，且对同种病原菌分型的分辨率十分有限。随着分子生物学及分子遗传学的发展，人们对微生物的认识逐渐从外部表型特征转向内部分子结构特征，分子分型方法逐渐被广泛应用，利用分子生物学技术直接测定病原菌遗传物质，可以对病原菌做进一步分型及耐药性监测，成为临床上对感染性细菌病原菌进行鉴定、溯源、监测的主要方法。

分子分型的价值在于其区分细菌物种内不同菌株的能力，应用分子分型方法能够提高菌株监测能力，及时识别疫情暴发，并在早期阶段控制疫情。美国疾病预防控制中心（Center for Disease Control and prevention，CDC）PulseNet 网站通过对大肠杆菌 O157：H7 进行实时的分子分型与记录，共分出 317 种不同型别，监测到 10 次暴发，为后续食源性疾病的暴发提供了预警。同样，针对沙门菌、李斯特菌等易引起暴发流行的细菌的分子监测对于早期识别感染暴发、确定病原菌、寻找感染源做出了重要贡献。因此，通过分子分型可以准确地识别和区分细菌菌株的不同型和亚型，并且能追踪其在空间和时间上的变化。

二、A 族链球菌分子分型

A 族链球菌（group A *streptococcus*，GAS）是一种革兰阳性细菌，能够引起皮肤、皮下组织、扁桃体化脓性感染，猩红热、链球菌中毒性休克综合征等中毒性疾病以及风湿热、急性肾小球肾炎等免疫后遗症，且易引起暴发流行，尤其是侵袭性链球菌感染可能会导致死亡，造成了较大的疾病负担。因此在我国及欧美等国家已将 GAS 感染部分相关疾病纳入监测范畴。

对菌株进行分型是细菌分子流行病学及耐药性研究的关键。A 族链球菌细胞表面蛋白抗原具有丰富的多样性,由此使得菌株也具有丰富的遗传多样性。GAS传统血清学分型方法根据菌体表面抗原不同,分为M抗原分型、T抗原分型和血清浑浊因子(opacity factor,OF)分型。血清分型是将含有表面蛋白抗原的细菌提取物与抗原特异性高免疫抗血清进行沉淀反应实现的,曾被广泛应用于GAS感染的流行病学调查及防控。但由于分型血清不易制备,血清分型方法复杂不易操作,且部分菌株不表达表面抗原,无法应用血清学分型方法进行分型,目前已较少使用。随着GAS流行趋势及致病性的不断进展,分子流行病学方法逐渐被应用于GAS的流行病学及相关研究。

分子分型具有快速、简便、准确的特点,正逐渐取代血清分型方法,成为GAS的主要分型方法。应用A族链球菌分子分型方法,有助于研究A族链球菌流行病学特征和迁移变化、检测新出现的基因型、发现耐药菌株、鉴别菌株致病性差异。目前用到的分子分型方法主要有M蛋白序列分型(*emm*)、*emm*簇分组系统(*emm* cluster)、血清不透明因子基因序列分型(serum opacity factor,*sof*)、多位点序列分型(multilocus sequence typing,MLST)、脉冲电场凝胶电泳分型(pulsed field gel ectrophoresis,PFGE)、多位点可变数目串联重复序列分析(multiple-locus variable-number tandem repeat analysis,MLVA)。本文就以上几种分子分型方法展开介绍。

(一)*emm*分型

*emm*分型方法依赖于编码M蛋白的基因序列,以编码成熟M蛋白基因(*emm*基因)N端高度可变的核苷酸和氨基酸序列为基础的分型方法,是目前最常用的分型方法。*emm*分型通过PCR扩增及测序获得*emm*基因的5′端可变区序列并上传至分型数据库(https://www2a.cdc.gov/vaccines/biotech/strepblast.asp)进行比对分析,确定*emm*型别。目前已有200多种不同的*emm*型别被报道,*emm*分型被广泛应用于各个国家GAS流行病学研究,成为全球标准方法。在全球展开的大量GAS型别调查表明,由于不同地域间临床疾病构成不同,以及地域性流行菌株的存在,GAS的*emm*型别分布存在明显的地域差异。

2014年英国猩红热疫情的流行病学监测显示,区域性暴发是由多种*emm*型别菌株引起的(*emm*3.0、*emm*12.0、*emm*1.0和*emm*4.0),*emm*1.0型菌株在北美被报道可造成侵袭性感染,*emm*1、*emm*4、*emm*28和*emm*89在欧洲被报道是最常见的非侵袭性GAS菌株。使用*emm*分型方法对美国爱达荷州的侵袭性A族链球菌进行流行病学调查发现,2008—2019年,GAS感染发病率从1.04/10万人增加到4.76/10万人,*emm*1、*emm*12、*emm*28、*emm*11和*emm*4是最常见的型别,链球菌中毒性休克综合征的病例从0增加到6.4%($P=0.02$)。结果表明,侵袭性GAS在爱达荷州的一般人群中正在增加,对侵袭性A组链球菌病例的持续监测有助于确定疫情、跟踪发病率趋势,并监测流行类型。我国GAS菌株感染的*emm*型别构成也存在地区差异。*emm*12.0和*emm*1.0型是2011年中国流行性猩红热相关 GAS 菌株的主要 *emm* 型别。北京自 2011 年以来从原来的 *emm*12 为主,逐渐演变为 *emm*1 和 *emm*12 以接近相等的占比主导的流行模式,同时其他型别近些年也逐年增加。2005—2006 年国内(以北京、上海、重庆、深圳为代表)咽扁桃体炎、猩红热、健康儿童携带的 GAS 均以 *emm*12 和 *emm*1 为主,且近两年研究发现,深圳近些年主要流行型亦为 *emm*12、*emm*1,另有一些研究发现,近 10 年来,深圳 *emm*1.0 型的比例有上升趋势,*emm*12.0 型则有下降趋势。因此,将 *emm* 分型方法应用于各国不同地区流行病学调查,能够了解本地区 GAS 疾病的流行病学资料,掌握流行菌株,及时发现新的菌株型别,可为调整防控策略及对疫苗的研发提供帮助。

(二) *emm* 簇分组系统

近些年新提出的 *emm* 簇分组系统是基于 M 蛋白氨基酸序列同源性和与宿主血清蛋白结合能力进行分型,在国外已被广泛用于流行病学调查、菌株选择及疫苗开发等,但在国内应用较少。*emm* 簇分型可由 *emm* 分型结果得出,为鉴定临床分离株的 *emm* 簇分型型别,将 *emm* 基因的核苷酸序列提交到 BLAST 2.0 服务器(http://www2a.cdc.gov/ncidod/biotech/strepblast.asp)上的 GAS 分型请求,将未知类型序列与本服务器数据库中的参考 *emm* 型序列进行对齐,确定 *emm* 簇类型。

emm 簇分组系统自 2014 年被提出以来,在国外已经被广泛应用,尤其用于 GAS 流行病学分析及疫苗抗原分析。Abraham 等综合应用 *emm* 分型方法及 *emm* 簇分型方法对印度 A 族链球菌感染展开流行病学调查,揭示了印度 GAS 菌株 *emm* 类型的高度多样性,主要有 *emm*63、*emm*82、*emm*183、*emm*85、*emm*92、*emm*169、*emm*42、*emm*44、*emm*106、*emm*74、*emm*12,属于 20 个 *emm* 簇。6 个簇占 GAS 分离株的 80%:E3(26%),E6(20%),E2(11%),E4(10%),D4(7%),E1(6%)。*emm* 类型与感染性质之间无显著相关($P \geqslant$ 0.05),而少数超抗原谱与某些 *emm* 类型显著相关。格尔戈瓦(Gergova)等利用 *emm* 簇分组系统回顾性分析了 2014—2018 年保加利亚临床链球菌分离株的 *emm* 基因型,并评估 *emm* 簇与毒力基因谱和疾病类型的关系,确定了 15 种 *emm* 类型和 8 个簇。8 种 *emm* 类型的 5 个主要簇占主导地位:A-C3(*emm*1)占 24.7%,A-C5(*emm*3)占 19.2%,E1 占(*emm*4)11.0%,A-C4(*emm*12)占 11.0%,E4(*emm*2,*emm*28,*emm*77,*emm*89)占 20.9%。其中 *emm*3 基因型菌株见于无菌部位的感染(侵袭性),*emm*4 和 *emm*12 型在皮肤和黏膜感染中常见。超过 60% 的 A-C3 簇(*emm*1、*emm*1.33、*emm*1.6)拥有链球菌致热外毒素基因,这些外毒素作为超级抗原并具有潜在的更高毒性。利用 *emm* 簇系统进行毒力基因谱的分析将有利于检测出当地 GAS 所携带的高毒力基因,可更好地监测高致病 GAS 菌株。格里韦(Grivea)等使用 *emm* 簇分组系统研究太平洋地区分离菌株的流行趋势及耐药性,得出 7 个最常见的 *emm* 簇占这项研究中 *emm* 型分离株的 98.5%,提示 *emm* 簇分组系统可用于流行病学分析,指导疫苗开发。舒尔曼(Shulman)等使用 *emm* 簇

系统分析了北美分离的菌株，从 7 040 株分离自美国 GAS 菌株和 1 434 株加拿大 GAS 菌株中分别发现了 56 个和 33 个不同的 *emm* 类型。分离自美国的 56 种 *emm* 类型属于 18 个 *emm* 簇，而分离自加拿大的 33 种 *emm* 类型属于 14 个 *emm* 簇。*emm*1 和 *emm*12 型是美国最常见的 2 种 *emm* 类型(分别为 17.8% 和 17.6%)，但不属于最常见的 *emm* 簇，*emm* 簇 E4(包括 *emm*2、*emm*22、*emm*28、*emm*77 和 *emm*89)(27.2%)为常见的 *emm* 簇。包括 15 种 *emm* 类型的 E2 簇在北美几乎完全没有(0.2%~0.5%)，而在新喀里多尼亚是最常见的 *emm* 簇(21%)，这表明一些簇局限于特定的地理区域。因此，*emm* 簇分组系统应用于 GAS 相关流行病学研究不仅是一种简单可行的方法，也将有望通过功能特性分析 M 蛋白与疾病的关联，从而探讨 GAS 导致疾病的发病机理。

（三）*sof* 分型

sof 序列类型被定义为 *sof* 基因 5′端 450 bp 区域，*sof* 分型方法采用通用引物扩增获得 *sof* 基因的 5′端可变区序列，然后应用测序引物进行单向测序获得序列，再通过上传至 NCBI 数据库进行 BLAST 比对，确定型别。与 *emm* 分型相似，*sof* 分型对应于血清 OF 分型。血清不透明因子(SOF)是一种 LPXTG 锚定的多功能表面蛋白，也以分泌形式出现。大约 40%~60% 的 GAS 分离株表达 SOF 蛋白。SOF 结合纤维连接蛋白，破坏血液中高密度脂蛋白的结构使其凝集，从而使血清变得不透明。据此将 GAS 分为两大类，SOF 阴性及阳性菌株。

sof 分型方法不仅能判断菌株 OF 阴性或阳性，也能了解菌株的遗传背景。分子流行病学研究表明，*emm* 和 *sof* 序列是从一组不同的 GAS 参考菌株和临床分离株中获得的，编码 M 蛋白的 *emm* 基因和 *sof* 基因可以在不同菌株间发生水平转移，相同 *emm* 型别 GAS 菌株可表达或不表达 SOF 蛋白，但 OF 阴性或阳性菌株一般不会发生 *emm* 基因的转移。以 *emm* 基因序列进行系统进化分析显示，GAS 菌株分为 2 个分支，即 OF 阴性或阳性菌株。*sof* 序列分型的分辨率高于血清 OF 分型，因此，*sof* 分型方法可作为 *emm* 分型的补充。基于对 *sof* 序列的认识，库马尔·A(Kumar A)等发现 *sof* 基因 228 bp 的扩增子与其他生物无同源性，可用作 A 族链球菌的遗传标记。使用 *sof* 基因的特异性引物开发了基于 PCR 的 A 族链球菌诊断，作为引起咽炎、风湿性心脏病的 A 族链球菌的特异性遗传标记，能够在短期内确认疾病。

（四）脉冲电场凝胶电泳分型

脉冲电场凝胶电泳分型(pulsed electric field gel electrophoresis typing，PFGE)分型方法是使用限制性内切酶将高度纯化的 DNA 基因组样本切割成片段，通过电场的不断改变将 DNA 分为大小不等的片段，经染色后使用脉冲场电泳室分离限制性 DNA 条带，在凝胶上出现按 DNA 大小排列的电泳带型从而得以识别。然后基于 PFGE 条带模式对细菌进行克隆分配。由于细菌基因组的大小为 2~4 Mbp，脉冲电泳可以更清晰地分离各种大小的 DNA 片段(从 kb 到 Mb),从染色体水平研究细菌遗传背景,从而对被测细菌进行更好的分型和克隆分配。菌株之间的差异取决于特定的限制性内切酶识别位点的存在或不存在,以及分离限制性内切酶位点的距离。电泳带型的比较可以确定相应的基因组 DNA 的相关性。还可以根据模式之间的差异数量计算相关度。已经开发了各种 PFGE 方案来分型不同的细菌,不同菌种 PFGE 分型方法可直接从 CDC PulseNet 网站下载(https://www.cdc.gov/pulsenet/pathogens/pfge.html.)。GAS 的 PFGE 分型方法使用的内切酶一般为 Sma I,也有文献报道可以使用 SgrAI 和 Cfr9I 可以提高分辨率。

PFGE 分型与 *emm* 分型方法具有高度相关性。瓦埃勒·巴南(Wael Bahnan)等对从黎巴嫩链球菌咽部感染人群中分离出的 103 株 A 族链球菌经 *emm* 和 PFGE 分型鉴定和抗菌药物敏感性测定,发现当地 GAS 流行型别为 *emm*1(12.6%)、*emm*22(8.7%)、*emm*28(7.7%)、*emm*88(7.7%)和 *emm*4(6.8%),所有菌株对万古霉素和青霉素 G 敏感,10% 的菌株对红霉素耐药,3% 的菌株对红霉素和克林霉素耐药。另外,对 *emm*1、*emm*11、*emm*12、*emm*110、*emm*12.0、*emm*22、*emm*28、*emm*3.19、*emm*4、*emm*77、*emm*75、*emm*89、*emm*9、*emm*97.1、*stC*534.1 以及其他 *emm* 类型(包括新亚型)的分离株进行 PFGE 分析,共检测到 32 种不同的条带模式,分离株如 WS14 和 WS15 被分型为 *emm*11,但表现出不同的 PFGE 模式,说明 PFGE 作为分型方法对一些 A 族链球菌分离株的分辨率高于 *emm* 分型。

PFGE 分型方法具有高分辨率、重复率好的优点,能在细菌基因组很庞大的情况下,尽可能多地反映变异信息,应用于细菌亚型分型方法,使其成为系统发育研究、感染控制和暴发调查的最广泛使用的方法之一。但 PFGE 也存在一定局限性,很难将分子量相近的 DNA 片段进行有效的分离,不能确切地认为相同大小的条带就是同种 DNA 片段;且 PFGE 分型技术要求高,耗时长,不适宜用于大量常规检验样本的分析;在操作过程中,分型技术及结果识别具有主观性,稍有差异可能会出现完全不同的分型结果,难以在不同实验室间进行结果的比较;需要昂贵的特殊设备等。因此可以使用几种基于 PCR 的分型方法作为研究目的的替代方案。

(五) 多位点序列分型(MLST)

多位点序列分型是通过对 GAS 的 7 对等位管家基因(*gki*、*gtr*、*muri*、*muts*、*recp*、*xpt*、*yqil*)进行扩增,并将目的基因产物测序,将所测得的基因序列提交到 MLST 网站,获得相应的等位基因谱并再次提交到 MLST 网站,确定 GAS 临床分离株 MLST 序列分型(ST 分型),可发现菌株的相关性。选择管家基因进行分析是因为它们存在于每一种生物中,并且它们内部的突变在很大程度上被认为是选择性的。MARK C 等对 212 株 GAS 分离株分别测定了 7 个位点的序列,并对其进行了等位基因谱分析,发现了 100 个不同的等位基因,分别对应于 ST1 到 ST100。100 个 STs 中有 66 个仅由单一分离物代表,分配给其他 STs 的分离株数量在 2 至 16 个之间。每个位点的平均等位基因数为 28.1 个,因此,GAS 的 MLST 分型能够区分 31.3 亿个不同的等位基因谱。在 7 个位点中,每个位点都有一个最常见等位基因的分离物,大多数等位基因的出现频率要低得多,在 212 株菌株中未发现具有该等位基因谱的分离物,说明两个不相关的 GAS 分离株具有相同的等位基因谱是极不可能的。克隆,定义为具有共同祖先的后代的分离,在每个管家位点有共享的等位基因,因此 MLST 方法适合用来描述菌株间的遗传关系。这种分型方法不仅能够比较同一菌属不同高致病毒力细胞系,也能够与其他不同细菌菌属相鉴别,可以帮助发现新的病原体株群,是一种微生物分子流行病学及种群基因结构研究的方法。

应用不同 GAS 分型方法进行比较发现,MLST 与 PFGE 分型方法具有相关性,同一 ST 型或 PFGE 型菌株与 emm 型 95% 相符,但 emm 分型对 ST 型或 PFGE 型的预测性较低,说明 MLST 具有更高的准确性。Hamzah SNA 等应用 emm 和 MLST 分型法分析 A 族链球菌临床分离株毒力基因分布及分子流行病学发现,ST402 为侵袭性感染的主要序列类型,而 ST473 和 ST318 是非侵袭性样本中的主要类型,系统发育分析表明,特定的 emm/ST 类型聚集在一个共同的分支中。该方法最大的优点在于所获得的数据都拥有国际统一的命名标准,可以实现实验室间数据共享及比较,也可以通过 eBURST 等软件追踪菌株具体的来源和传播信息。MLST 反映的基因信息更为准确,更具有可比性,常应用于亚型分型,但 MLST 分型方法需要同时对 7 个管家基因基因进行扩增测序,需要耗费成本多且耗时多,因此在进行流行病学研究时可选取部分菌株进行 MLST 分型检测。

近年来,随着全基因测序技术的不断进步,Friães A 等通过对 GAS 的 208 个全基因组进行逐基因分析,建立了包含 3 044 个靶位点的全基因组多位点序列分型(wgMLST)模式。该模式对先前发表的数据集和 265 个新测序的基因组与其他分子和表型分型数据进行核心基因组 MLST(cgMLST)分析。基于 cgMLST 数据的聚类支持许多 emm 类型的遗传异质性,并且与 PFGE、超抗原基因分析和 MLST 序列类型相关性不高,突出了这些分型方法的局限性。虽然 GAS 遗传多样性数据集中的所有分离株中存在 763 个位点,在分型密切相关的分离株种,可以包括更多的位点以提高分辨率。cgMLST 分析的结果与基于 SNP 的方法在鉴定 emm1 和 emm89 的两个亚系以及澄清在暴发背景下分离株之间的遗传相关性方面的结果相当。该模式经过了彻底的注释,并在 chewie-NS 在线平台上公开提供,为特定生物学兴趣位点的高分辨率分型和遗传变异性分析提供了框架。

（六）多位点可变数目串联重复序列分析(MLVA)

MLVA 方法利用化脓链球菌基因组中发现的串联重复核苷酸序列数量的自然变化进行菌株分型。卡塔日娜(Katarzyna)等探索了 13 个不同血清型化脓链球菌参考菌株的全测序基因组,测试了由 GAS 基因组编码的 21 个多态性位点,确定了 7 个可变数目串联重复序列位点(Variable Number Tandem Repeat，VNTR)被用于 MLVA 方法。VNTR 是基因组中一类较短的序列重复、首尾相连的序列，MLVA 通过 PCR 与电泳技术，分析多种 VNTR 基因座的数量进行分子分型。针对所选定的位点设计的引物对，可检测从几个到几十个等位基因，PCR 产物在自动 DNA 测序仪上测定大小，以准确确定串联重复序列的数量，7 个 VNTR 位点的重复数通过从总 PCR 产物的大小中减去侧翼区域的大小来计算。通过对 700 多种 GAS 菌株进行了多重 PCR 反应发现，700 多种菌株共有 38 种 M 型，以 M1 型(18.3%)最多，其次为 M28 型(13.3%)、M89 型(11.7%)和 M12 型(9.4%)，大部分 M1 型菌株是属于单一 MLVA 模式。与 PFGE 和 MLST 相比，MLVA 方法已经在 100 种临床 GAS 菌株的集合上进行了测试，MLVA 分析定义了 30 种 MLVA 类型，在 15 种 *emm* 类型中，有 10 种表现出多种特定的 MLVA 类型。只有一次，属于两种不同 *emm* 类型的分离株之间共享相同的 MLVA 谱。使用 MLVA 方法，能够在表现出相同 PFGE 模式的 M44 和 M77 菌株中检测到不同的 MLVA 模式，表明该方法能够区分 PFGE 无法区分的菌株。可以作为一种快速、低成本和可靠的分型方法，在基于实验室间的监测中跟踪 GAS 克隆的短期扩散。

尤元海等利用 MLVA 方案对来自中国 7 个不同地区的 169 株 GAS 分离株进行了分型，比较分子 *emm* 分型和 PFGE 与 MLVA 对中国 A 族链球菌分离株的分型效果发现，最初定义的 12 种 *emm* 基因型中，共鉴定出 74 种 MLVA 基因型，其中 *emm*1 型具有多个 MLVA 基因型。因此，与 *emm* 分型和 PFGE 分型相比，多位点可变数串联重复分析在分离株之间提供了更大的区分能力，MLVA 可以作为中国 GAS 临床分离株基因分型的有力工具。尽管 MLVA 是一种快速、简便、廉价且可重现的高分辨率分子分型方法，但该方法容易受位点本身以及酶切片段长度的影响，且 VNTR 基因座在细菌基因组中并不总是常见的，这限制了 MLVA 的应用。

随着分子生物学的不断发展，分子分型技术逐渐发展完善并替代了传统的血清学分型方法，为细菌的流行病学研究提供了帮助。分子生物学方法不断发展进步，研究者不断设计合适的生物信息学工具，改进传统的分型方法来提高其分辨率和适用性，用于细菌感染的流行病学研究。DNA 序列数据库逐渐增多，使得对感染菌株能够实现实验室间的比较，长期流行病学监测也变得可行。但目前依然没有一个理想的适用于所有的病原菌的分型方法，各种方法各有利弊。每个实验室可根据菌株类型、研究目的以及结合自身条件选择合适的分型方法，为控制病原菌的传播与扩散，快速准确地做出应对方案。不同位置的基因突变可能需不同的分型方法检测。因此，在必要状况下，可以联合使用两种或多种分型技术从而快速地得到更准确的实验结果。

GAS 分子分型目前在国际上的应用以 *emm* 分型方法为主，具有准确、方便、成本小的特点，而 PFGE 和 MLST 分型相对于 *emm* 分型具有更高的分辨率，能够更好地进行菌株溯源和遗传进化分析。*emm* 分型方法仍然是确定化 GAS 主要类群的关键方法，然而为了进一步确定菌株之间的关系，必须结合其他方法。为了克服 MLST 和 PFGE 的高成本，可通过 *emm* 分型与噬菌体分析和 MLVA 相结合的方法来确定菌株之间的关系。在多种方法都给出相同的 MLVA 谱的情况下，可以使用含有不同限制性内切酶的 PFGE 进一步区分菌株。这些分子分型方法可以给出明确的结果，并且可以在菌株关系之间进行比较。尤其随着全基因组技术的进一步完善，关于 GAS 菌株遗传进化的研究越来越多，应综合应用多种分子分型方法探索 GAS 的流行特征，及时做出防控策略的调整。

（高外外　撰写，王文建　审阅）

参考文献

［1］Mcmillan D J，Drèze P A，Vu T，et al. Updated model of group A *Streptococcus* M proteins based on a comprehensive worldwide study［J］. Clin Microbiol Infect，2013，19(5)：E222 - 229. DOI：10. 1111/1469 - 0691. 12134.

［2］Walker M J，Brouwer S，Forde B M，et al. Detection of epidemic scarlet fever group A *Streptococcus* in Australia［J］. Clin Infect Dis，2019，69(7)：1232 - 1234. DOI：10. 1093/cid/ciz099.

［3］Barnett T C，Bowen A C，Carapetis J R. The fall and rise of Group A *Streptococcus* diseases［J］. Epidemiol Infect，2018，147：e4. DOI：10. 1017/S0950268818002285.

［4］You Y，Peng X，Yang P，et al. 8-year M type surveillance of *Streptococcus pyogenes* in China［J］. Lancet Infect Dis，2020，20(1)：24 - 25. DOI：10. 1016/s1473 - 3099(19)30694 - 2.

［5］Brockmann S O，Eichner L，Eichner M. Constantly high incidence of scarlet fever in Germany［J］. The Lancet Infectious Diseases，2018，18(5)：499 - 500. DOI：10. 1016/s1473 - 3099(18)30210 - x.

［6］Frost H R，Davies M R，Delforge V，et al. Analysis of global collection of group A *Streptococcus* genomes reveals that the majority encode a Trio of M and M-Like proteins［J］. mSphere，2020，5 (1). DOI：10. 1128/mSphere. 00806 - 19.

［7］Jespersen M G，Lacey J A，Tong S Y C，et al. Global genomic epidemiology of *Streptococcus pyogenes*［J］. Infect Genet Evol，2020，86：104609. DOI：10. 1016/j. meegid. 2020. 104609.

［8］Lamagni T，Guy R，Chand M，et al. Resurgence of scarlet fever in England，2014 - 16：a population-based surveillance study［J］. The Lancet Infectious Diseases，2018，18(2)：180 - 187. DOI：10. 1016/s1473 - 3099(17)30693 - x.

［9］González-Abad M J，Alonso Sanz M. Invasive *Streptococcus pyogenes* infections (2011 - 2018)：EMM-type and clinical presentation［J］. An Pediatr (Engl Ed)，2020，92(6)：351 - 358. DOI：10. 1016/j. anpedi. 2019. 10. 014.

［10］Konrad P，Hufnagel M，Berner R，et al. Long-term，single-center surveillance of non-invasive group A streptococcal (GAS) infections，*emm* types and *emm* clusters［J］. Eur J Clin Microbiol Infect Dis，2020，39(2)：273 - 280. DOI：10. 1007/s10096 - 019 - 03719 - 4.

［11］Dunne E M，Hutton S，Peterson E，et al. Increasing incidence of invasive group A *Streptococcus* disease，Idaho，USA，2008 - 2019［J］. Emerg Infect Dis，2022，28(9)：1785 - 1795. DOI：10. 3201/eid2809. 212129.

[12] 马耀玲,杨永弘,俞桑洁. 中国儿童 A 族链球菌感染菌株 *emm* 分型及超抗原基因谱分布[J]. 基础医学与临床,2009,29(11):1166 - 1169. DOI:10.16352/j. issn. 1001 - 6325. 2009. 11. 009.

[13] Davies M R, Holden M T, Coupland P, et al. Emergence of scarlet fever *Streptococcus pyogenes emm* 12 clones in Hong Kong is associated with toxin acquisition and multidrug resistance[J]. Nat Genet, 2015, 47(1):84 - 87. DOI:10.1038/ng. 3147.

[14] 刘医萌,杨鹏,吴双胜. 北京地区儿童 A 组链球菌感染临床分离株的 *emm* 分型研究[J]. 国际检验医学杂志,2017,38(24):3368 - 3370. DOI:10.3969/j. issn. 1673 - 4130. 2017. 24. 004.

[15] Ma Y, Yang Y, Huang M, et al. Characterization of *emm* types and superantigens of *Streptococcus pyogenes* isolates from children during two sampling periods[J]. Epidemiol Infect, 2009, 137(10):1414 - 1419. DOI:10.1017/S0950268809002118.

[16] Liang Y, Shen X, Huang G, et al. Characteristics of *Streptococcus pyogenes* strains isolated from Chinese children with scarlet fever[J]. Acta Paediatr, 2008, 97(12):1681 - 1685. DOI:10.1111/j. 1651 - 2227. 2008. 00983. x.

[17] Yu D, Liang Y, Lu Q, et al. Molecular characteristics of *Streptococcus pyogenes* isolated From Chinese children with different diseases[J]. Frontiers in Microbiology, 2021, 12. DOI:10.3389/fmicb. 2021. 722225.

[18] Sun L, Xiao Y, Huang W, et al. Prevalence and identification of antibiotic-resistant scarlet fever group A *Streptococcus* strains in some paediatric cases at Shenzhen, China[J]. J Glob Antimicrob Resist, 2022, 30:199 - 204. DOI:10.1016/j. jgar. 2022. 05. 012.

[19] Salie T, Engel K, Moloi A, et al. Systematic review and meta-analysis of the prevalence of group A Streptococcal *emm* clusters in Africa to inform vaccine development[J]. mSphere, 2020, 5(4). DOI:10.1128/mSphere. 00429 - 20.

[20] Melo-Cristino J, Grivea I N, Syrogiannopoulos G A, et al. *emm* types and clusters and macrolide resistance of pediatric group A streptococcal isolates in Central Greece during 2011 - 2017[J]. PLOS One, 2020, 15(5). DOI:10.1371/journal. pone. 0232777.

[21] Abraham T, Sistla S. Decoding the molecular epidemiology of group A *Streptococcus* — an Indian perspective[J]. J Med Microbiol, 2019, 68(7):1059 - 1071. DOI:10.1099/jmm. 0. 001018.

[22] Gergova R, Muhtarova A, Mitov I, et al. Relation between *emm* types and virulence gene profiles among Bulgarian *Streptococcus pyogenes* clinical isolates[J]. Infect Dis (Lond), 2019, 51(9):668 - 675. DOI:10.1080/23744235. 2019. 1638964.

[23] Grivea I N, Syrogiannopoulos G A, Michoula A N, et al. *emm* types and clusters and macrolide resistance of pediatric group A streptococcal isolates in Central Greece during 2011 - 2017[J]. PLoS One, 2020, 15(5):e0232777. DOI:10.1371/journal. pone. 0232777.

[24] Shulman S T, Tanz R R, Dale J B, et al. Added value of the *emm*-cluster typing system to analyze group A *Streptococcus* epidemiology in high-income settings[J]. Clin Infect Dis, 2014, 59(11):1651 - 1652. DOI:10.1093/cid/ciu649.

[25] Courtney H S, Pownall H J. The structure and function of serum opacity factor: a unique streptococcal virulence determinant that targets high-density lipoproteins[J]. J Biomed Biotechnol, 2010, 2010:956071. DOI:10.1155/2010/956071.

[26] Kumar A, Bhatnagar A, Gupta S, et al. sof gene as a specific genetic marker for detection of *Streptococcus pyogenes* causing pharyngitis and rheumatic heart disease[J]. Cell Mol Biol (Noisy-le-grand), 2011, 57(1):26 - 30.

[27] Gherardi G, Petrelli D, Di Luca M C, et al. Decline in macrolide resistance rates among *Streptococcus pyogenes* causing pharyngitis in children isolated in Italy[J]. Eur J Clin Microbiol

Infect Dis，2015，34(9)：1797－1802. DOI：10.1007/s10096－015－2414－x.

[28] Bahnan W，Hashwa F，Araj G，et al. *emm* typing，antibiotic resistance and PFGE analysis of *Streptococcus pyogenes* in Lebanon[J]. J Med Microbiol，2011，60(Pt 1)：98－101. DOI：10. 1099/jmm.0.023317－0.

[29] Enright M C，Spratt B G，Kalia A，et al. Multilocus sequence typing of *Streptococcus pyogenes* and the relationships between emm type and clone[J]. Infect Immun，2001，69(4)：2416－2427. DOI：10.1128/IAI.69.4.2416－2427.2001.

[30] Matsumura Y. Multilocus sequence typing (MLST) analysis[J]. Rinsho Byori，2013，61(12)：1116－1122.

[31] Carriço J A，Silva-Costa C，Melo-Cristino J，et al. Illustration of a common framework for relating multiple typing methods by application to macrolide-resistant *Streptococcus pyogenes* [J]. J Clin Microbiol，2006，44(7)：2524－2532. DOI：10.1128/jcm.02536－05.

[32] Hamzah S N A，Mohd Desa M N，Jasni A S，et al. Distribution of virulence genes and the molecular epidemiology of *Streptococcus pyogenes* clinical isolates by *emm* and multilocus sequence typing methods[J]. Med J Malaysia，2021，76(2)：164－170. DOI：10.21203/rs.3.rs-44181/v1.

[33] Friães A，Mamede R，Ferreira M，et al. Annotated whole-genome multilocus sequence typing schema for scalable high-resolution typing of *Streptococcus pyogenes* [J]. J Clin Microbiol，2022，60(6)：e0031522. DOI：10.1128/jcm.00315－22.

[34] Obszanska K，Borek A L，Izdebski R，et al. Multilocus variable number tandem repeat analysis (MLVA) of *Streptococcus pyogenes*[J]. J Microbiol Methods，2011，87(2)：143－149. DOI：10. 1016/j.mimet.2011.08.017.

[35] Imperi M，Pittiglio V，D'avenio G，et al. A new genotyping scheme based on MLVA for inter-laboratory surveillance of *Streptococcus pyogenes* [J]. J Microbiol Methods，2016，127：176－181. DOI：10.1016/j.mimet.2016.06.010.

[36] You Y，Wang H，Bi Z，et al. Molecular typing of Chinese *Streptococcus pyogenes* isolates[J]. Mol Cell Probes，2015，29(3)：172－176. DOI：10.1016/j.mcp.2015.03.009.

第五章

链球菌超抗原

超抗原(superantigen)是一类只需极低浓度即可激活大量免疫细胞,刺激机体产生极强免疫应答的物质。按照来源不同,超抗原分为内源性超抗原和外源性超抗原。内源性超抗原的本质是由感染哺乳动物细胞的某种病毒编码的细胞膜蛋白质,而外源性超抗原是由细菌分泌的可溶性蛋白质。另外,按照活化细胞的种类不同,超抗原又可以分为 T 细胞超抗原和 B 细胞超抗原,分别激活 T 细胞和 B 细胞产生免疫应答。

链球菌超抗原通常属于外源性 T 细胞超抗原,为某些链球菌分泌的外毒素,能够刺激 T 细胞释放大量的促炎性细胞因子,是迄今发现的最有效的 T 细胞丝裂原。目前研究报道的能够产生超抗原的链球菌包括 A 族链球菌(group A *Streptococcus*,GAS)、C 族链球菌(group C *Streptococcus*,GCS)中的停乳链球菌(*Streptococcus dysgalactiae*)和 G 族链球菌(group G *Streptococcus*,GGS)中的马链球菌(*Streptococcus equi*),其中 GAS 又称化脓性链球菌(*Streptococcus pyogenes*)。

本章主要就 GAS 超抗原的分类、结构特征和生物学作用进行阐述。

一、GAS 超抗原的发现与分类

GAS 超抗原的发现和研究策略具有时代性特征,可以分为基因组前时代和基因组后时代两个时期。在基因组前时代,GAS 超抗原的分离和鉴定均基于细胞培养上清液,根据其促有丝分裂活性的状况开展研究,采用生化富集超抗原毒素至足以进行功能研究和 N 端测序分析的纯度。在基因组后时代,新的 GAS 超抗原通过 GAS 基因组数据库识别,并将重组形式的毒素用于功能学研究。

通常认为,1924 年迪克(Dick)及其同事从猩红热患者身上分离出的溶血性链球菌培养上清液中发现的猩红热毒素是最早发现的链球菌超抗原。此后,外毒素 B 和外毒素 C 分别于 1934 年和 1960 年被发现。这 3 种毒素均具有强烈的致热效应,于 1970 年被分别命名为致热外毒素 A(streptococcal pyrogenic exotoxins A,SPE - A)、致热外毒素 B(SPE - B)和致热外毒素 C(SPE - C)。后来的研究发现,高纯度的 SPE - B 并没有明显的促进淋巴细胞增殖的超抗原活性,因此,目前普遍认为 SPE-B 不是超抗原。1993 年,马瑟(Musser)及其同事在 GAS 血清型 M3 菌株的细胞培养上清液中发现了与葡萄球菌超抗原氨基酸序列相似程度更高的链球菌超抗原(streptococcal superantigen,SSA)。1997 年,从 M1/T1 型 GAS 菌株的培养上清液中分离出链球菌有丝分裂外毒素 Z(streptococcal mitogenic exotoxinz,SMEZ)。

SMEZ 是在微生物基因组学和通过数据库挖掘发现基因之前通过常规方法鉴定的最后一个 GAS 超抗原。此后的 GAS 超抗原均通过对基因组序列的挖掘和重组毒素的功能分析进行鉴定。2001 年,对第一例共享的 SF370 菌株(一种血清型为 M1 型的 GAS 菌株)的基因组序列进行挖掘,发现了 SPE-G、SPE-H、SPE-I 和 SPE-J 4 种新的基因,并通过功能分析证实了重组形式的毒素具有超抗原作用。2002 年,对美国 GAS 血清型 M3 菌株进行全基因组分析发现了 SPE-K。同年,在一株日本 GAS 血清型 M3 菌株的基因组中发现了 SPE-L。2003 年,从 GAS 血清型 M80 菌株中发现了 SPE-M。加上2019 年报道的 SPE-Q 和 SPE-R,共同构成了 GAS 的超抗原家族。该家族中,除 SPE-G、SPE-J、SPE-Q、SPE-R 和 SMEZ 由细菌染色体基因编码外,其他几种超抗原基因由细菌内的噬菌体或转座子编码。

二、GAS 超抗原的结构特征及作用方式

GAS 超抗原的分子量在 23~38 kDa,是一种极其稳定的蛋白质,能够抵抗热和酸的变性作用。其分子结构由两个球状的结构域组成,即 N 端的 β-折叠桶结构域和 C 端的β-卷曲结构域,N 端向 C 端伸展形成 α 螺旋,为 T 细胞受体(T cell receptor,TCR)的结合位点。

TCR 是存在于 T 细胞表面能够识别和结合蛋白质抗原的特异性受体,通过特异性识别并结合由抗原提呈细胞(antigen presenting cell,APC)表面主要组织相容性复合物(major histocompatibility complex,MHC)所提呈的特异性抗原肽,形成 TCR-抗原肽-MHC 复合物,启动第一传导信号,从而诱导 T 细胞的活化并发挥适应性免疫效应功能。TCR 是一个异源二聚体膜蛋白,包括 αβ 链受体和 γδ 链受体两种类型。约 95% 的人类外周血 T 淋巴细胞表达 αβ 链受体,由高度易变的 α 亚基和 β 亚基通过二硫键连结构成。每条链的细胞外部分由两个结构域组成,距膜较远的可变(V)TCR 结构域和距膜较近的恒定(C)TCR 结构域。抗原结合由 V 结构域产生的位点(Vα 或 Vβ)进行。

与普通抗原不同,超抗原不需要 APC 的加工处理,而是以完整的蛋白质形式提呈给T 细胞,其一端与 APC 膜上的 MHCⅡ类分子结合,形成超抗原 MHC 复合物;另一端直接与 TCR 的 Vβ 片段外侧结合,以诱导免疫应答反应。因此 T 细胞对超抗原的识别不受MHC 限制,可选择性结合、活化具有同一 Vβ 簇的多克隆 T 细胞,故其作用亦无严格的抗

原特异性。

三、GAS 超抗原的生物学作用

超抗原依据其结合的 T 细胞的类型和成熟度不同而发挥不同的生物学作用。一方面,超抗原可导致未成熟的 CD4$^+$ 和 CD8$^+$ T 细胞耗竭;另一方面,超抗原会促进成熟的 CD4$^+$ 和 CD8$^+$ T 细胞增殖并分泌大量的细胞因子出现细胞因子风暴,从而使得成熟 T 细胞的能量匮乏。未成熟 T 细胞的耗竭和成熟 T 细胞的能量匮乏可能会使病原体逃逸先天免疫反应,从而提高病原体的生存能力。

通常,传统抗原发挥作用时只能激活 0.01% 的 T 细胞,而超抗原在 <0.1 pg/ml 的极低浓度时即可激活多达 25% 的 T 细胞群。T 细胞激活后释放大量白介素(interleukin, IL)-1、肿瘤坏死因子(tumor necrosis factor,TNF)-α 等促炎性细胞因子,可直接造成机体的损伤。此外,超抗原在靶向 T 细胞的同时,会使宿主的 T 细胞应答向辅助性 T 细胞 1(T helper 1,Th1)型反应方向驱动,升高干扰素(interferon,IFN)-γ 和 IL-2 的水平,打破 Th1 与 Th2 型反应之间的平衡,造成宿主免疫功能失调,阻碍宿主的抗感染能力,增加病原体存活的机会。

另外,超抗原能够减弱 GAS 生物膜形成的能力,有助于菌株播散。

四、GAS 超抗原与疾病

目前认为,临床表现与 GAS 超抗原有关的疾病包括链球菌中毒性休克综合征(streptococcal toxic shock syndrome,STSS)、川崎病、坏死性筋膜炎等侵袭性感染性疾病和猩红热、银屑病等非侵袭性感染性疾病,以及急性风湿热(acute rheumatic fever,ARF)等链球菌后自身免疫性疾病。GAS 超抗原参与疾病发生与发展的证据主要源于以下 3 个方面:① 从患者人群中分离到的拥有超抗原活性或超抗原基因的分离株所占比例高于健康人群;② 急性期患者血清中抗超抗原抗体的水平升高;③ 急性期患者 T 细胞增殖程度与超抗原刺激一致。但是超抗原直接介导疾病发生的证据依然不足。

1. STSS

STSS 是由链球菌感染引起的急性严重综合征,以局部疼痛、高热、低血压及多器官受累为特征,数小时内可发展为休克。GAS 超抗原通过对 T 细胞的有效激活,导致胞质分裂,从而导致血管渗漏、休克和多器官衰竭,是 STSS 发病的关键介导物。STSS 患者 GAS 分离株中 SPE-A 和 SPE-C 基因的检出率较高。

2. 川崎病

川崎病是一种以全身血管炎为主要病变的急性发热出疹性疾病,主要影响幼童,可导致冠状动脉损伤。链球菌超抗原是川崎病发病机制中的重要因素。多项研究报道了川崎病患者中表达 TCR Vβ 的 T 细胞大量增殖，且患者血清中抗 SPE－C 抗体水平和抗 SPE－A 抗体水平升高。

3. 坏死性筋膜炎

坏死性筋膜炎是一种深层软组织的严重感染。根据感染微生物的种类不同分为 3 种类型：Ⅰ型，通常由需氧菌和厌氧菌同时感染引起；Ⅱ型，多由 G⁺ 菌感染引起，尤以 GAS 最常见；Ⅲ型，多由 G⁻ 弧菌感染引起。与 GAS 相关的 Ⅱ型坏死性筋膜炎的病理生理学与链球菌 M 蛋白、外毒素或超抗原有关，可引发复杂的免疫级联反应，包括细胞毒性 T 细胞的激活、细胞因子释放和 STSS，导致休克、器官衰竭、免疫抑制。微血管损伤或血栓形成可能导致组织缺血和随后的坏死。

4. 猩红热

猩红热是一种由 GAS 引起的急性呼吸道传染病，主要表现为发热、咽部肿痛、全身弥漫性鲜红色皮疹和疹后脱屑。引起猩红热暴发流行的 GAS 菌株通常能够产生 SSA、SPE－C 等超抗原，从而影响抗体的产生和网状内皮组织的清除功能、刺激 T 细胞增殖、增加皮肤炎症反应等。

5. 银屑病

银屑病俗称"牛皮癣"，是一种由环境因素刺激、多基因遗传控制、免疫介导的皮肤病，典型表现为鳞屑性红斑或斑块，局限于一处或全身广泛分布。有研究显示银屑病患者中存在 TCR Vβ 限制性 T 细胞的激活，对银屑病患者进行皮肤活检发现 T 细胞的增殖与超抗原活性一致。

6. 急性风湿热

急性风湿热（acute rheumatic fever，ARF）是一种链球菌感染后自身免疫性疾病，通常发生在 GAS 感染导致的咽炎的基础上，主要对患者的关节、心脏、中枢神经系统和皮下组织造成伤害而引起炎症。与 ARF 相关的 M18 型 GAS 分离株均表达 SPE－L 和 SPE－M 基因，且 ARF 患者恢复期血清呈 SPE－L 和 SPE－M 抗体阳性者较其他人群常见。

五、GAS 超抗原的应用

由于多种 GAS 感染及感染后自身免疫性疾病均与 GAS 超抗原有关，因此，针对超抗原的被动免疫和主动免疫对 GAS 感染具有显著的保护作用。阻断超抗原的益处已在 STSS 的治疗中有所体现，静脉注射多价特异性免疫球蛋白（i. v. poly-specific immunoglobulins，IVIG）已被用作 STSS 的辅助治疗。IVIG 含有广泛的超抗原特异性抗体，可有效中和超抗原介导的 T 细胞活化和细胞因子释放，对于减轻疾病损伤具有重要作用。

其次，靶向超抗原具有作为 GAS 感染候选疫苗的潜力。目前，针对 GAS 感染的疫苗均为基于毒力因子 M 蛋白的疫苗。M 蛋白由 *emm* 基因编码,迄今为止,已有超过 200 种 *emm* 型的报道。M 蛋白的异质性由高变 N 端决定,这使得开发针对 GAS 的潜在多价疫苗成为一项具有挑战性的任务。此外,有数据表明,高变 N 端区域只是弱免疫性的。与 M 蛋白相比,GAS 超抗原目前只有 14 种类型,且在不与 TCR 结合的情况下即可触发 MHC Ⅱ 类信号,可能是先天免疫应答的优秀疫苗佐剂。

另外,超抗原通过激活多克隆 T 细胞释放大量细胞因子,从而对肿瘤细胞有明显的杀伤效应。因此,超抗原有可能成为新一代的抗瘤制剂。

(史伟　撰写,姚开虎　审阅)

参考文献

[1] White J, Herman A, Pullen AM, et al. The V beta-specific superantigen staphylococcal enterotoxin B: stimulation of mature T cells and clonal deletion in neonatal mice[J]. Cell, 1989, 56(1): 27-35. DOI: 10.1016/0092-8674(89)90980-x.

[2] Proft T, Fraser JD. Streptococcal superantigens[J]. Chem Immunol Allergy, 2007, 93: 1-23. DOI: 10.1159/000100851.

[3] Commons RJ, Smeesters PR, Proft T, et al. Streptococcal superantigens: categorization and clinical associations[J]. Trends Mol Med, 2014, 20(1): 48-62. DOI: 10.1016/j.molmed.2013.10.004.

[4] Proft T, Webb PD, Handley V, et al. Two novel superantigens found in both group A and group C *Streptococcus*[J]. Infect Immun, 2003, 71(3): 1361-9. DOI: 10.1128/iai.71.3.1361-1369.2003.

[5] Dick GF, Dick GH. Landmark article Jan 26, 1924: The etiology of scarlet fever. By George F. Dick and Gladys Henry Dick[J]. JAMA, 1983, 250(22): 3096. DOI: 10.1001/jama.250.22.3096.

[6] Hooker S. B., Follensby E. M. Studies on scarlet fever. II. Different toxins produced by hemolytic streptococci of scarlatinal origin[J]. J Immunol, 1934, 27(2): 177-193.

[7] Watson DW. Host-parasite factors in group A streptococcal infections. Pyrogenic and other effects of immunologic distinct exotoxins related to scarlet fever toxins[J]. J Exp Med, 1960, 111(2): 255-84. DOI: 10.1084/jem.111.2.255.

[8] Kim YB, Watson DW. A purified group A streptococcal pyrogenic exotoxin. Physiochemical and biological properties including the enhancement of susceptibility to endotoxin lethal shock[J]. J Exp Med, 1970, 131(3): 611-22. DOI: 10.1084/jem.131.3.611.

[9] Gerlach D, Reichardt W, Fleischer B, et al. Separation of mitogenic and pyrogenic activities from so-called erythrogenic toxin type B (Streptococcal proteinase)[J]. Zentralbl Bakteriol, 1994, 280(4): 507-14. DOI: 10.1016/s0934-8840(11)80510-4.

[10] Mollick JA, Miller GG, Musser JM, et al. A novel superantigen isolated from pathogenic strains of *Streptococcus pyogenes* with aminoterminal homology to staphylococcal enterotoxins B and C[J]. J Clin Invest, 1993, 92(2): 710-9. DOI: 10.1172/jci116641.

[11] Kamezawa Y, Nakahara T, Nakano S, et al. Streptococcal mitogenic exotoxin Z, a novel acidic

superantigenic toxin produced by a T1 strain of *Streptococcus pyogenes*[J]. Infect Immun, 1997, 65(9): 3828 – 33. DOI: 10. 1128/iai. 65. 9. 3828 – 3833. 1997.

[12] Ferretti JJ, McShan WM, Ajdic D, et al. Complete genome sequence of an M1 strain of *Streptococcus pyogenes*[J]. Proc Natl Acad Sci U S A, 2001, 98(8): 4658 – 63. DOI: 10. 1073/pnas. 071559398.

[13] Proft T, Moffatt SL, Berkahn CJ, et al. Identification and characterization of novel superantigens from *Streptococcus pyogenes*[J]. J Exp Med, 1999, 189(1): 89 – 102. DOI: 10. 1084/jem. 189. 1. 89.

[14] Proft T, Arcus VL, Handley V, et al. Immunological and biochemical characterization of streptococcal pyrogenic exotoxins I and J (SPE – I and SPE – J) from *Streptococcus pyogenes*[J]. J Immunol, 2001, 166(11): 6711 – 9. DOI: 10. 4049/jimmunol. 166. 11. 6711.

[15] Beres SB, Sylva GL, Barbian KD, et al. Genome sequence of a serotype M3 strain of group A *Streptococcus*: phage-encoded toxins, the high-virulence phenotype, and clone emergence[J]. Proc Natl Acad Sci U S A, 2002, 99(15): 10078 – 83. DOI: 10. 1073/pnas. 152298499.

[16] Ikebe T, Wada A, Inagaki Y, et al. Dissemination of the phage-associated novel superantigen gene speL in recent invasive and noninvasive *Streptococcus pyogenes* M3/T3 isolates in Japan[J]. Infect Immun, 2002, 70(6): 3227 – 33. DOI: 10. 1128/iai. 70. 6. 3227 – 3233. 2002.

[17] Reglinski M, Sriskandan S, Turner CE. Identification of two new core chromosome-encoded superantigens in *Streptococcus pyogenes*: *speQ* and *speR*[J]. J Infect, 2019, 78(5): 358 – 63. DOI: 10. 1016/j. jinf. 2019. 02. 005.

[18] Proft T, Fraser JD. *Streptococcus pyogenes* Superantigens: Biological properties and potential role in disease. In: Ferretti JJ, Stevens DL, Fischetti VA, editors. *Streptococcus pyogenes*: Basic Biology to Clinical Manifestations[M]. Oklahoma City (OK): University of Oklahoma Health Sciences Center © The University of Oklahoma Health Sciences Center. 2022, 337 – 370.

[19] Arcus V. OB-fold domains: a snapshot of the evolution of sequence, structure and function[J]. Curr Opin Struct Biol, 2002, 12(6): 794 – 801. DOI: 10. 1016/s0959 – 440x(02)00392 – 5.

[20] Seth A, Stern LJ, Ottenhoff TH, et al. Binary and ternary complexes between T-cell receptor, class II MHC and superantigen in vitro[J]. Nature, 1994, 369(6478): 324 – 7. DOI: 10. 1038/369324a0.

[21] Deacy AM, Gan SK, Derrick JP. Superantigen Recognition and Interactions: Functions, Mechanisms and Applications[J]. Front Immunol, 2021, 12: 731845. DOI: 10. 3389/fimmu. 2021. 731845.

[22] Barnett TC, Cole JN, Rivera-Hernandez T, et al. Streptococcal toxins: role in pathogenesis and disease[J]. Cell Microbiol, 2015, 17(12): 1721 – 41. DOI: 10. 1111/cmi. 12531.

[23] O'Hehir RE, Lamb JR. Induction of specific clonal anergy in human T lymphocytes by *Staphylococcus aureus* enterotoxins[J]. Proc Natl Acad Sci U S A, 1990, 87(22): 8884 – 8. DOI: 10. 1073/pnas. 87. 22. 8884.

[24] Babbar A, Barrantes I, Pieper DH, et al. Superantigen SpeA attenuates the biofilm forming capacity of *Streptococcus pyogenes*[J]. J Microbiol, 2019, 57(7): 626 – 36. DOI: 10. 1007/s12275 – 019 – 8648 – z.

[25] Talkington DF, Schwartz B, Black CM, et al. Association of phenotypic and genotypic characteristics of invasive *Streptococcus pyogenes* isolates with clinical components of streptococcal toxic shock syndrome[J]. Infect Immun, 1993, 61(8): 3369 – 74. DOI: 10. 1128/iai. 61. 8. 3369 – 3374. 1993.

［26］ Yu CE，Ferretti JJ． Molecular epidemiologic analysis of the type A streptococcal exotoxin (erythrogenic toxin) gene (speA) in clinical *Streptococcus pyogenes* strains［J］． Infect Immun，1989，57(12)：3715－9． DOI：10.1128/iai.57.12.3715－3719.1989.

［27］ Leung DYM，Schlievert PM． Kawasaki syndrome：role of superantigens revisited［J］． Febs j，2021，288(6)：1771－7． DOI：10.1111/febs.15512.

［28］ Chen LL，Fasolka B，Treacy C． Necrotizing fasciitis：A comprehensive review［J］． Nursing，2020，50(9)：34－40． DOI：10.1097/01.Nurse.0000694752.85118.62.

［29］ Davies MR，Holden MT，Coupland P，et al． Emergence of scarlet fever *Streptococcus pyogenes emm*12 clones in Hong Kong is associated with toxin acquisition and multidrug resistance［J］． Nat Genet，2015，47(1)：84－7． DOI：10.1038/ng.3147.

［30］ Brouwer S，Barnett TC，Ly D，et al． Prophage exotoxins enhance colonization fitness in epidemic scarlet fever-causing *Streptococcus pyogenes*［J］． Nat Commun，2020，11(1)：5018． DOI：10.1038/s41467－020－18700－5.

［31］ Leung DY，Travers JB，Giorno R，et al． Evidence for a streptococcal superantigen-driven process in acute guttate psoriasis［J］． J Clin Invest，1995，96(5)：2106－12． DOI：10.1172/jci118263.

［32］ Tokura Y，Seo N，Ohshima A，et al． Hyporesponsiveness of peripheral blood lymphocytes to streptococcal superantigens in patients with guttate psoriasis：evidence for systemic stimulation of T cells with superantigens released from focally infecting *Streptococcus pyogenes*［J］． Arch Dermatol Res，1999，291(7－8)：382－9． DOI：10.1007/s004030050426.

［33］ Smoot LM，McCormick JK，Smoot JC，et al． Characterization of two novel pyrogenic toxin superantigens made by an acute rheumatic fever clone of *Streptococcus pyogenes* associated with multiple disease outbreaks［J］． Infect Immun，2002，70(12)：7095－104． DOI：10.1128/iai.70.12.7095－7104.2002.

［34］ Yanagisawa C，Hanaki H，Natae T，et al． Neutralization of staphylococcal exotoxins in vitro by human-origin intravenous immunoglobulin［J］． J Infect Chemother，2007，13(6)：368－72． DOI：10.1007/s10156－007－0551－6.

［35］ Dale JB，Smeesters PR，Courtney HS，et al． Structure-based design of broadly protective group A streptococcal M protein-based vaccines［J］． Vaccine，2017，35(1)：19－26． DOI：10.1016/j.vaccine.2016.11.065.

［36］ Sanderson-Smith M，De Oliveira DM，Guglielmini J，et al． A systematic and functional classification of *Streptococcus pyogenes* that serves as a new tool for molecular typing and vaccine development［J］． J Infect Dis，2014，210(8)：1325－38． DOI：10.1093/infdis/jiu260.

［37］ Lannergård J，Gustafsson MC，Waldemarsson J，et al． The Hypervariable region of *Streptococcus pyogenes* M protein escapes antibody attack by antigenic variation and weak immunogenicity［J］． Cell Host Microbe，2011，10(2)：147－57． DOI：10.1016/j.chom.2011.06.011.

［38］ Lannergård J，Kristensen BM，Gustafsson MC，et al． Sequence variability is correlated with weak immunogenicity in *Streptococcus pyogenes* M protein［J］． Microbiologyopen，2015，4(5)：774－89． DOI：10.1002/mbo3.278.

［39］ Chen JY． Superantigens，superantigen-like proteins and superantigen derivatives for cancer treatment［J］． Eur Rev Med Pharmacol Sci，2021，25(3)：1622－30． DOI：10.26355/eurrev_202102_24873.

第六章

A 族链球菌感染致病机制

通常认为,病原菌必须首先与宿主细胞上的细胞外基质(extracellular matrix)蛋白密切接触才能导致感染,而与 ECM 蛋白或细胞的初始接触是由高度特异性的黏附素完成的。由于黏附素的不断变化,链球菌已经进化出许多策略来内化并在宿主细胞中存活以逃避宿主免疫系统和抗菌药物治疗。GAS 的黏附和定植机制十分复杂,且存在密切的内在联系:一方面,GAS 在宿主咽部或上皮细胞的黏附是其定植过程的重要初始步骤;另一方面,在生物膜形成后 GAS 也需要通过调节其黏附作用实现在宿主体内的播散和侵袭。GAS 的致病性与产生的多种毒力因子有关,毒力因子表达受多种双组份调控系统、单独转录调控因子和非编码小 RNA 调控。这些毒力基因调控因子的任务是将环境中的营养物质、宿主免疫成分和温度等与病原体自身代谢状态相关的信息整合到毒力调控的过程中。因此,GAS 的毒力基因调控因子构成了一个高度互联的网络体系,并且处于不断变化的状态。本章将重点介绍 A 族链球菌黏附、定植致病的具体机制,以阐释与临床疾病发生的相关性。

一、GAS 黏附机制

GAS 致病的最初阶段和最重要阶段是在宿主特定组织和器官上的黏附和定植。GAS 的黏附是指细菌表面配体与宿主细胞上的特异受体结合并相互作用,使 GAS 附着于宿主细胞的过程。可分为以下两个阶段:第一阶段为弱相互作用,由非特异性黏附素脂磷壁酸(lipoteichoic acid,LTA)介导,通过疏水性相互作用使 GAS 与宿主细胞结合。第二阶段为强相互作用,是在第一阶段的弱相互作用基础上,由 GAS 特异性黏附素介导的高亲和力使其与宿主细胞稳定黏附。

在上述 GAS 黏附过程中发挥关键作用的黏附素包含 GAS 细胞表面的自身结构蛋白和分泌性蛋白,按照其在 GAS 细胞表面位置和功能可以分为细胞壁锚定黏附素、分泌性黏附素、非锚定黏附素三类。

(一) 细胞壁锚定黏附素

大多数 GAS 黏附素属于细胞壁锚定黏附素,含有保守的多肽序列 LPXTG,可被转肽酶 SrtA 识别并将其共价连接到 GAS 细胞壁肽聚糖,细胞壁锚定黏附素可与宿主细胞的纤连蛋白、层粘连蛋白、整合素、免疫球蛋白等受体结合,使 GAS 黏附于宿主的不同组织部位。

1. LTA

LTA 是革兰阳性菌细胞表面的主要疏水成分,有助于黏附和生物膜的形成。其生理特性主要包括自溶酶的调控和金属螯合作用。LTA 对许多革兰阳性菌都至关重要,缺乏该分子的细菌突变体不能复制。

在链球菌黏附的两步模型中,LTA 的脂肪酸基团调节了链球菌和宿主细胞膜上的脂肪酸结合域之间最初的弱相互作用。LTA 的表面锚定,以暴露其脂肪酸分子的方向,是 LTA 与其他链球菌表面蛋白(如 M 蛋白和其他尚未确定的胰蛋白酶敏感蛋白)复合的结果。LTA 的正确定向是链球菌表面疏水性和生物膜形成的一个重要因素。

虽然许多 A 族链球菌菌株具有 LTA 介导的与人上皮细胞结合的能力,但也有很多其他菌株的黏附是由蛋白质类黏附素介导的,这些黏附素与 LTA 同时作用或随后作用于 LTA,以促进 GAS 更安全地黏附到宿主组织。

2. M 蛋白

研究表明 M 蛋白有助于 GAS 黏附于宿主细胞,多种血清型(M1、M3、M5、M6、M18 和 M24)M 蛋白均有助于细菌在 HEp-2 和 D562 等细胞系上的黏附。其宿主结合受体包括纤连蛋白、补体因子 H、唾液酸、I 型胶原蛋白、IV 型胶原蛋白等多种类型并且具有明显的血清型特异性。例如,M6 蛋白可以与角化细胞上的受体膜辅因子蛋白 CD46 结合,而 M18 则不能;M3 蛋白可以与 IV 型胶原蛋白结合,而 M6 和 M18 蛋白则不与这种受体结合。目前关于 M 蛋白的黏附作用也存在不同的研究结果,例如,在安德森(Anderson)等人的研究中,M1T1 型 GAS 菌株 5448 的 M 蛋白敲除株比野生菌株有更好的黏附性。

3. 菌毛

GAS 的菌毛是长而柔韧的杆状体,长 3 μm 左右,由 1 个菌毛骨架蛋白(backbone protein, BP)亚基和 1 个或多个小的辅助蛋白亚基构成,如 AP1(也称为 Cpa 蛋白)和 AP2 等。辅助蛋白亚基在菌毛相关的转肽酶(SrtB、SrtC1 和 SrtC2)催化下,经过一系列的转位反应聚合形成成熟菌毛结构,最终通过转肽酶 SrtA 将含有 LPXTG 基序的成熟菌毛锚定于 GAS 细胞壁的肽聚糖上。

菌毛由 4 个基因编码,这些基因定位于被称为 FCT(Fibronectin- and Collagen-binding proteins and T antigen-encoding loci)的基因组区域,该区域除了编码菌毛相关基因外,还编码一系列包括纤连蛋白结合蛋白和胶原蛋白结合蛋白在内的其他黏附素。GAS 中至少有 9 种不同的 FCT 区域,依次为 FCT-1 到 FCT-9,由不同 FCT 区域编码的菌毛结构非常相似,且大多数相同 *emm* 型的 GAS 有相同的 FCT 区域。每株菌仅包含一个 FCT 区域。

菌毛参与生物膜的形成,并作为主要黏附素,参与 GAS 在咽、扁桃体、肺等上皮细胞的黏附。GAS 菌毛介导黏附机制的关键可能与其附属的小菌毛亚基有关。非编码小 RNA FasX 可以通过抑制小菌毛亚基顶端黏附因子 *cpa* 的翻译影响 GAS 与人角质形成细胞系的结合。在 M1T1 型 GAS 菌株 5448 中敲除编码菌毛骨架亚基的 *spy0128* 基因后,突变株对 HaCaT 细胞的黏附减少 87%,对人咽部上皮细胞 HEp-2 的黏附减少 28%。研究发现,M6 型 GAS 菌株 HRO-27 的菌毛辅助蛋白 AP1 介导 GAS 结合 A549 上皮细胞,将编码 FCT-1 菌毛基因的质粒转染入乳球菌 MG1363 后,乳球菌能够以 AP1 依赖的方式黏附于 A549 细胞。另外 M49 型 GAS 菌株 591 中的 FCT-3 菌毛也可在 Cpa 介导下与 HEp-2 细胞黏附。

4. 透明质酸荚膜

透明质酸(hyaluronic acid, HA)荚膜有助于链球菌抵抗补体介导的吞噬作用,形成链球菌细胞的最外层。关于其在黏附过程中的作用已有较多研究报道,目前认为 GAS 透明质酸荚膜在黏附过程中发挥的作用实际上可能不如抗吞噬作用更重要。

GAS 产生的透明质酸是一种糖胺聚糖,是 N-乙酰氨基葡萄糖和葡萄糖醛酸交替单糖单元的线性聚合物。荚膜的功能最早是由一位叫 Wessels 的学者发现,他发现有荚膜的菌株比无荚膜的菌株更能在鼻咽部定植。后来进一步的研究表明,透明质酸荚膜可通过与皮肤角质形成细胞和鼠上皮角质形成细胞上的 HA 受体 CD44 结合来充当非蛋白质黏附素。此外,有荚膜的菌株表现出突破上皮屏障的能力,并允许传播到人体更深的组织中。HA 与 CD44 受体的相互作用导致人上皮细胞骨架重排,进而导致细胞内连接破坏,并使链球菌侵入到更深的无菌组织中。

5. 其他类型的细胞壁锚定黏附素

GAS 与宿主细胞黏附的一种共同机制是黏附素与纤连蛋白、胶原蛋白和层粘连蛋白等一系列宿主 ECM 成分的结合。这一类细菌黏附素被统称为识别黏附基质分子的微生物表面成分(microbial surface components recognizing adhesive matrix molecules, MSCRAMMs)。GAS 可产生多种 MSCRAMMs 与宿主 ECM 相互作用,其中最重要的是纤连蛋白结合蛋白。大多数 GAS 中的纤连蛋白结合蛋白是由 FCT 区编码的蛋白质 F1 (protein F1, Prt F1/Sfb1)和蛋白质 F2(protein F2, Prt F2)。在表达 Prt F1 和 Prt F2 的菌株中,均体现了介导 GAS 与多种上皮细胞系黏附的作用,Prt F2 也可以介导 M53 型 GAS 在人体皮肤上的黏附。MSCRAMMs 中还有一类 Scl,包括 Scl1 和 Scl2,通过其与人类胶原蛋白的类似结构与宿主细胞上的受体结合,Scl1 在所有的 GAS 菌株中编码,在介导 HEp-2 上皮细胞的黏附和内化过程中发挥重要作用。

（二）分泌性黏附素

除了细胞壁锚定的黏附素外，GAS 还可以分泌可与宿主细胞相结合的蛋白质，称为分泌性黏附素，其缺乏保守的 LPXTG 锚定结构域，但含有信号肽。这类分泌性黏附素中研究较多的是链球菌致热外毒素 B（streptococcal pyrogenic exotoxin B，SpeB）和前噬菌体编码的分泌性磷脂酶 A2（secreted phospholipase A 2，SlaA2），两者在 GAS 对宿主细胞的黏附和毒力方面都具有重要作用。

1. 链球菌致热外毒素 B

SpeB 除了是 GAS 分泌性黏附素外，还具有 SpeB 活性，可通过降解组织结构促进细菌及其产物在宿主组织中的散播，还可降解蛋白、降解抗菌肽 LL - 37 以抗免疫。SpeB 本身也有着一些自相冲突的免疫反应相关活动，包括它能引起免疫反应却又有抗免疫的能力；能抑制中性粒细胞的生成却又能阻止中性粒细胞陷阱的分解；能清除 IgG 却又抑制其他抗体的降解酶以及既能活化又能抑制补体系统。

2. 分泌性磷脂酶 A2

SlaA2 含有分泌信号，具有可水解多种磷脂底物的磷脂酶活性。研究发现当 GAS 与 D562 上皮细胞共同培养时，SlaA2 的表达增加；SlaA2 还可增强 GAS 与 HUVEC 和 THP - 1 等细胞之间的黏附。另外，在灵长类动物模型的研究中发现，与 M3 野生型菌株相比，SlaA2 突变株无法在动物模型的咽部定植并建立感染。

（三）非锚定黏附素

非锚定黏附素也是一组链球菌表面蛋白，但其缺乏细胞壁锚定黏附素所含有的保守 LPXTG 基序和分泌性黏附素的信号肽。非锚定粘连素从胞质膜向细菌表面扩散的机制尚不清楚，但目前研究发现的 GAS 非锚定黏附素主要包含有链球菌表面脱氢酶（streptococcal surface dehydrogenase，SDH/GAP-DH）、链球菌表面烯醇化酶（streptococcal surface enolase，SEN）、纤连蛋白结合蛋白 54（fibronectin-binding protein 54，FBP54）。

SDH/GAPDH 是 GAS 糖酵解途径中重要的催化酶，对 GAS 的糖代谢过程至关重要。SDH/GAPDH 能够与纤连蛋白、溶菌酶、肌球蛋白、肌动蛋白等一系列宿主分子相结合。与野生型蛋白相比，在纯化的重组 SDH/GAPDH 中用亮氨酸替代 C - 末端的赖氨酸后，GAS 与宿主纤溶酶的结合减少，而当 SDH/GAPDH 的 C - 末端赖氨酸被敲除时，GAS 对 D562 咽部细胞的黏附明显减弱。上述实验结果都说明了 SDH/GAPDH 在 GAS 黏附和潜在的定植中起着关键作用。

SEN 也是一种糖酵解酶，可催化 2 - 磷酸甘油酸转化为磷酸烯醇丙酮酸，SEN 既存在于 GAS 表面也存在于胞质内，其 C - 末端的赖氨酸残基对宿主的纤溶酶（原）有较高的亲和力。在 M6 型 GAS 体外实验中将 SEN 的最后两个赖氨酸残基替换为亮氨酸残基

（K434－435L）后，可显著降低其结合纤溶酶原和穿透细胞外基质的能力。此外，SEN结合后的纤溶酶仍可保留蛋白水解活性，提示SEN在GAS毒力和组织播散中可能都发挥着重要作用。

FBP54可与纤连蛋白和纤维蛋白原结合。重组FBP54抑制了M5型GAS菌株对人口腔上皮细胞的黏附，而对HEp－2细胞的黏附无明显影响，其原因可能是在GAS对HEp－2细胞的黏附过程中纤连蛋白发挥的作用很小所导致的。

二、GAS的定植

GAS的定植过程发生在黏附后，在GAS的发病机制中起着重要的作用，包括GAS微菌落和生物膜的形成。在黏附完成后，GAS即可形成微菌落，这些微菌落与GAS所致的轻度感染性疾病有明显的相关性。当GAS进一步增殖时，微菌落即可形成复杂的细菌群体，固着于宿主组织或器官并产生特定的三维结构，这类细菌群体即为生物膜。由于在生物膜形成过程中，存在着GAS菌落间的可逆附着和不可逆附着的转化过程，因此GAS的黏附机制在其定植过程中也发挥重要作用。

（一）生物膜的形成

生物膜（Biofilm）是细菌在生物和非生物表面附着的聚集体，在许多慢性细菌感染中起着重要作用。GAS的生物膜有助于引发鼻咽部和皮肤感染。在GAS生物膜的构建中M或M样蛋白发挥至关重要的作用，因此GAS生物膜也具有血清型特异性。此外，菌毛、Scl1、SpeB等黏附素也参与到生物膜的发展过程。相关研究发现，GAS生物膜的形成可能会引发基因表达差异，例如，M14型GAS菌株HSC5在体外产生生物膜后，出现了约25%的基因组差异表达；当M3型GAS菌株315与角质形成细胞形成生物膜并共同生存时，导致了GAS毒力基因 *speB* 和 *sagA* 的差异表达。

在GAS生物膜形成的研究中存在一个难以克服的局限，即各种体内、体外模型都很难完美模拟人体的情况，因为人体存在复杂的微生物群落且具有个体差异性。GAS在人体内定植，需经历一系列与宿主上呼吸道或皮肤上的微生物群落竞争的过程。Fiedler等人的体外实验证明，GAS可以与其他呼吸道链球菌形成混合性生物膜，且先定植的口腔链球菌形成了复合生物膜的底层，进而诱导了难以独立形成生物膜的M49型GAS的定植；然而在HEp－2细胞中，口腔链球菌和唾液链球菌建立的生物膜则抑制了GAS的黏附和侵袭。上述研究结果说明GAS的定植过程涉及一系列复杂的物种间相互作用，仍需深入研究。

1. 生物膜简介

生物膜也称为生物被膜，是指附着于有生命或无生命物体表面、被细菌胞外大分子包裹的有组织的细菌群体，是微生物有组织生长的聚集体。细菌不可逆地附着于惰性或活性实体的表面,繁殖、分化,并分泌一些多糖基质,将菌体群落包裹其中而形成的细菌聚集体膜状物。单个生物被膜可由一种或多种不同的微生物形成。细菌生物被膜主要包括分泌的多糖蛋白、多糖基质、纤维蛋白、脂蛋白等多糖蛋白复合物。成熟生物被膜从外到内包括主体生物膜层、连接层、条件层和基质层。细菌生物膜对抗菌药物和宿主免疫防御机制的抗性很强。生物膜中存在各种主要的生物大分子如蛋白质、多糖、DNA、RNA、肽聚糖、磷脂等物质。

生物膜感染在全世界造成了巨大的医疗负担。据估计,美国每年会出现 1 700 万新的生物膜感染,每年导致多达 55 万人死亡,并且由于慢性感染和住院时间延长,导致经济负担不断增加。生物膜具有显著的健康风险,因为它们对宿主防御具有固有的耐受性,并且对传统抗菌药物的抵抗力高达 1 000 倍。此外,在医疗器械(如人工心脏瓣膜、宫内节育器、中心静脉导管和导尿管)内形成的生物膜可能很难消除。它们的移除需要使用积极的抗菌药物疗法、手术清创和移除受感染的装置。生物膜上的细菌,包括 GAS,能够在生物和非生物表面(包括毛绒玩具、书籍、婴儿床和其他硬表面)上长期存在,这使得暴露的机会增加。

2. 生物膜的功能

生物膜的存在,不仅作为屏障为细胞的生命活动创造了稳定的内环境,介导了细胞与细胞、细胞与基质之间的连接,而且还承担了物质转运、信息的跨膜传递和能量转换等功能,这些功能都是由生物膜的结构决定的。

3. 生物膜形成

生物膜多细胞结构的形成是一个动态过程,包括细菌起始黏附、生物膜发展和成熟扩散等阶段。生物膜的发展可通过 5 个阶段的过程来描述。在第一阶段,由暂时黏附在表面上的浮游细胞组成。在这个阶段,只有少量的聚合外成分与附着的细胞相关,许多细胞仍然能够独立运动。在第二阶段,细胞开始产生大量的细胞外聚合物,从而导致更稳定的黏附。第三和第四阶段,生物膜结构逐渐建立和成熟。散布的细胞簇形成微菌落的三维结构,这些微菌落内的细胞开始改变生理机能。第五阶段与生物膜结构中单个细胞或细胞袋的分散有关。这些细胞可以自由传播、重新定植和重复生物膜发展的循环。在 GAS 中,已知成熟的生物膜由蛋白质、DNA 和一种称为糖萼的含多糖材料组成。

(1)细菌可逆性黏附的定殖阶段

当细菌与细胞表面接触后,细菌会黏附到细胞表面,启动在物体表面形成生物被膜。在这个阶段,单个附着细胞仅由少量胞外聚合物包裹,还未进入生物被膜的形成过程,很多菌体还可重新进入浮游状态,因此这时细菌的黏附是可逆的。

(2)细菌不可逆性黏附的集聚阶段

细菌在经过初始的定殖黏附后,一些特定基因的表达开始调整,与形成生物被膜相关的基因被激活,细菌在生长繁殖的同时分泌大量胞外聚合物粘结细菌。在这个阶段,细菌对物体表面的黏附更为牢固,是不可逆的。

（3）生物被膜的成熟阶段

细菌与物体表面经过不可逆的黏附阶段后,生物被膜的形成逐渐进入成熟期。成熟的生物被膜形成高度有组织的结构,由类似蘑菇状或堆状的微菌落组成,在这些微菌落之间围绕着大量通道,可以运送养料、酶、代谢产物和排出废物等。因此,成熟的生物被膜内部结构被比喻为原始的循环系统。

（4）细菌的脱落与再定殖阶段

成熟的生物被膜通过蔓延、部分脱落或释放出浮游细菌等进行扩展,脱落或释放出来的细菌重新变为浮游菌,它们又可以在物体表面形成新的生物被膜。

4. A 族链球菌生物膜形成

M 蛋白是已熟知的毒力因子,并且是 GAS 血清分型的主要决定因素,M 蛋白家族在 A 族链球菌生物膜形成中初始细胞的表面相互作用发挥重要作用。

5. 生物膜形成与抗菌药物耐药

GAS 生物膜为该菌提供针对某些抗菌药物的保护,但不赋予对某些抗菌药物(例如,青霉素)的完全耐药。因此,青霉素通常是 GAS 感染的首选药物,但对于青霉素过敏的患者,可用大环内酯类(例如,红霉素)代替。

巴尔达萨里(Baldassarri)等人研究了 289 株 GAS 中大环内酯耐药与生物膜形成之间的关系。使用聚合酶链式反应(polymerase chain reaction，PCR)分析,在 122 株菌株中发现了大环内酯类耐药基因。50 株含有 *ermB*,36 株含有 *mefA*,10 株含有 *ermA* 亚类 *ermTR*,其他菌株具有这些的组合。此外,用于定量生物膜的结晶紫染色表明,大环内酯类敏感的 GAS 分离株产生的生物膜明显多于耐药菌株。在巴尔达萨里研究中的其他 15 个 *emm*77 分离株中,除 1 株外,其他所有分离株都含有一种大环内酯抗性 *erm* 基因。对于四环素耐药的那些分离株,对生物膜的产生没有影响。

此外,巴尔达萨里等人研究了 *prtF1* 基因的存在与生物膜形成之间的关系。*prtF1* 基因与红霉素耐药性密切相关。在调查的 76 个分离株中,57 个为 *prtF1* 阳性,19 个为 *prtF1* 阴性。与 *prtF1* 阳性菌株的生物膜形成相比,*prtF1* 阴性菌株的生物膜形成显著增加。通过根据这些基因的存在对分离株进行分组,也证实了 *prtF1* 与 23SrRNA 甲基化介导的大环内酯抗性之间的负相关。Baldassarri 等人表明对大环内酯类敏感的 GAS 菌株可能使用生物膜来逃避抗菌治疗并在宿主内存活。

特恩莫治(Thenmozhi)等人研究了大环内酯耐药与生物膜形成之间的关系,将 11 种血清型按照有无生物膜形成分为两大类,即生物膜组和无生物膜组。在生物膜组的 6 种 M 血清型(M56、M100、M74、M65、st38、M89)中,M56 对红霉素具有耐药性,并携带

ermB 和 *mefA* 基因，与其他 M 血清型生物膜形成的易感分离株相比，M56 血清型形成的生物膜最厚，约为 8 μm；无生物膜组的 5 种 M 血清型（M49、M63、M88.3、M122、st2147）中，只有 M49 具有大环内酯耐药性。特恩莫治等研究表明具有大环内酯耐药性决定因素与具有形成生物膜的能力之间存在负相关。

关于生物膜的形成、调节、扩散及其对 GAS 病的影响，仍有很多需要了解的地方。进一步的生物膜结构的调节途径和组成部分的研究将为重要治疗靶点的发现带来可能。

（二）GAS 的群体感应效应

在 GAS 生物膜形成后，伴随着细菌的生长和分裂，生物膜中的细菌密度逐渐升高，此时的菌群需要适应高水平的代谢副产品、次级代谢物以及较低水平的营养和氧气等一系列环境压力，并最终响应压力完成代谢功能的调节或游离开原定植组织开始新的黏附和定植过程。细菌的群体感应效应（quorum sensing，QS）指信号分子依赖性的细胞间通讯机制，使细菌可以通过信号分子进行交流，协调基因表达，进而协调菌群。

GAS 中研究最广泛的 QS 系统是葡糖基转移酶基因调节子系统（regulator gene of glucosyltransferase，Rgg）。GAS 中存在 4 种 Rgg 系统，可以调节生物膜的形成或协调表达毒力因子。Rgg2/SHP2 和 Rgg3/SHP3 是 GAS 中最早发现的保守 QS 系统，起激活作用的 Rgg2 和起抑制作用的 Rgg3 与一些其他共调节基因竞争性结合于两个相邻的 *shp* 基因特定启动子上，虽然受其调控的基因并不直接参与黏附，但 Rgg2/3 途径可以促进 M49 型 GAS 菌株 NZ131 中生物膜的形成；对于 M1 型 GAS 菌株 SF370，Rgg2 的突变增加了生物膜的形成，但抑制了 GAS 在人血的生长能力和在小鼠体内的毒力。在多个血清型 GAS 中，Rgg2/3 信号还可以在金属限制和碳源限制等条件下增强 GAS 对溶菌酶的抗性，上述结果说明 Rgg QS 系统在保护 GAS 抵抗宿主防御和早期定植中发挥了重要作用。

三、GAS 黏附和定植机制的调控

GAS 的黏附定植过程受多种机制调控，包括双组份调控系统（two-component signal transduction systems，TCS）、单独转录调控因子、非编码小 RNA 等。CovRS 系统是 GAS 最具代表性的双组份转录调控系统，可以调节 GAS 基因组中 15% 基因（271 种基因）的转录，包括细胞壁锚定黏附素 *lmb*、*scl2*；分泌性黏附素 *speB*、*ska*、*sagA*；应激反应蛋白 *dnaJK*、*grpE*，从而发挥调控黏附和定植的作用。单独转录调控因子 Mga，可调控 GAS 基因组 10% 的基因，其中包含许多对 GAS 黏附和代谢稳态重要的基因，例如，编码 M 蛋白的 *emm*、编码纤连蛋白结合蛋白的 sfbX 和编码链球菌胶原蛋白样蛋白（Streptococcal collagen-like protein 1，Scl）的 *sclA*。一些小非编码 RNA 例如 *FasX*、*Pel*、RivX 也可以在转录和转录后水平参与黏附机制的调控。总之所有这些系统都可响应 GAS 生长信号或环境信号，控制 GAS 黏附定植相关基因的表达。

（一）TCS

TCS 是 GAS 中最重要的毒力调控系统。TCS 由一种具有组氨酸激酶活性的跨膜感受器与相关胞质反应调控因子组成,可以将细胞外信号与细胞内效应反应相结合。胞质调控因子负责将膜上感受器的传入信息与毒力相关基因激活或抑制整合在一起,在感知细胞外信号后,两个感受器激酶分子常形成二聚体,对细胞质转换因子的一个或两个保守组氨酸残基进行磷酸化。磷酸化的转换因子将其磷酰基转移至胞质调控因子的天冬氨酰残基,从而使得胞质调控因子具有转录活性,作为转录因子对毒力基因进行调控。TCS 主要包括以下几种。

1. CovR/S

CovR/S(control of virulence responder/sensor)或称为 CsrR/S（capsule synthesis regulator responder/sensor）是最具代表性的双组份转录调控系统。CovS 能够感知包括环境中的 Mg^{2+} 和宿主蛋白在内的外部信号,并将它们传导至 CovR,由 CovR 来调控几种毒力因子的表达。在基于基因芯片和实时定量 PCR 对 GAS M1 血清型的分析结果中显示,CovR 可以影响占基因组中 15% 的基因（271 种基因）转录,以此来认定 CovR/S 双组份转录调控系统为一种主要的调控因子,并且主要在细菌生长的指数期和平台后期发挥作用。作为一种重要的调控因子,CovR/S 直接或间接调控多种毒力相关因子,例如透明质酸荚膜操纵子、链球菌溶血素 S（streptolysin S，SLS）、SpeB、烟酰胺腺嘌呤二核苷酸（nicotinamide adenine dinucleotide，NAD）糖水解酶、链球菌溶血素 O、白细胞介素（interleukin，IL）-8 降解蛋白酶、Ska、链道酶、免疫球蛋白修饰蛋白和纤连蛋白结合蛋白等。CovR/S 还能够调控其他转录调控因子的表达,例如 RivR(Ralp4)是一种由 CovR 直接抑制的 RofA 样转录调控蛋白（RofA like protein，RALP）,RALP 为一类单独毒力转录调控因子。值得注意的是,CovR 可以独立于 CovS 调控其靶基因,这是因为同源的 CovR 或 CovS 突变菌株具有不同的表型,例如研究最多的致病性临床分离株 MGAS5005（M1 型）编码了一种截短并且功能失活的 CovS 蛋白。

2. VicR/K

VicR/K(for virulence control R/K)是在 GAS 中发现的 TCS 之一,同源物为革兰阳性细菌所必需。在关于 MGAS5005 菌株的相关实验中显示,VicR/K 调控包括 Mac/IgG 内肽酶、细胞壁水解酶基因 pcsB 以及编码特定磷酸烯醇式丙酮酸-糖磷酸转移酶系统（phosphoenolpyruvate sugar phosphate transferase system，PTS）甘露糖和参与果糖家族 E Ⅱ 糖类转运的操纵子基因 spy1060。VicR/K 缺陷菌株在培养基中显示不存在生长缺陷或吞噬杀伤易感性的任何变化,然而其突变体在未免疫的人血液和血清中生长较差,在腹膜感染模型中也显示出毒力的减弱。这表明 VicR/K 参与细胞壁代谢、营养吸收和渗透压调节等过程,发挥促进细菌在体内定植并且维持代谢稳态的作用,然而其功显仅在特定宿主组织环境中影响毒力因子的表达。

3. FasBCAX

FasBCAX 系统（fibronectin/fibrinogen binding/hemolytic activity/streptokinase regulator BCAX）首先发现于 GAS 血清型 M49 菌株中。Fas 系统有 FasA、FasB 和 FasC 三种酶，其中 FasA 是一种免疫应答调控因子，FasB 和 FasC 属于组氨酸 Ska。Fas 系统的作用主要来源于 fasX 编码的非编码小 RNA。Fas 操纵子的活性依赖于 GAS 生长的不同阶段，例如在对数生长末期诱导 Ska 和溶血素的表达、下调编码黏附因子的基因转录等。FasBCAX 系统的功能表现为增加 Ska 的活性，激活补体系统产生炎症反应以及辅助菌体在体内的播散。

4. 其他双组份转录调控系统

CiaR/H（competence induction and altered cefotaxime susceptibility R/H）双组份转录调控系统参与调控应激反应相关基因；Ihk/Irr 双组份调控系统参与调控氧化应激反应相关基因的表达，以及抵抗中性粒细胞吞噬作用等。

（二）单独转录调控因子

与双组份转录调控系统相反，单独转录调控因子激活或抑制毒力基因的转录不需要来自同源双组份转录系统感受器激酶的传入。这并不是说所有的单独转录调控因子都可以在没有来自其他细胞信号传入的情况下发挥作用，而是说明存在尚未确定的其他相关感受激酶或感受器。最具有代表性的单独转录调控因子是 Mga（multiple gene regulator of group A Streptococcus）和 RofA（regulator of the gene encoding the fibronectin-binding protein A）样转录调控蛋白。在大多数情况下，这些调控因子都能与 DNA 结构域相结合，与基因启动子区域中的序列直接相互作用，对于另外一些具有特异性的结构序列来说，则可能会是间接影响其转录基因的表达。

1. Mga

（1）Mga 的分型

Mga 是一种由 500 个氨基酸组成的 DNA 结合蛋白。Mga 首次被发现是在 GAS 的 emm 基因上游基因座处的自发性小缺失，后来被证实为 emm 转录和 M 蛋白产生的正向调控因子。Mga 编码基因在所有 GAS 菌株中都存在且表达，不同菌株中其序列差异性高达 21%，并且已经确定出两个不同的分型，即 mga-1 和 mga-2。mga-1 等位基因与从咽部分离的血清浑浊因子阴性的 I 类菌株相关，而 mga-2 等位基因几乎仅存在于与皮肤感染相关的血清混浊因子阳性的 II 类菌株中，这表明不同的 Mga 调控因子可能在适应不同宿主环境中发生改变。

（2）Mga 的结构

Mga 具有两个保守的螺旋-转角-螺旋（helix-turn-helix，HTH）结构域，HTH-3（残

基 53－72)和 HTH－4(残基 107－126)，它们位于蛋白质的 N－末端附近，这些结构为目前研究的所有基因 DNA 结合和转录所必需。同时，这些 HTH 结构域也存在于其他毒力相关调控因子中，但在整个蛋白质长度上与 Mga 不具有同源性，例如 RALP。

（3）Mga 的主要功能

Mga 和参与糖代谢调控的反终止因子和转录激活因子均有相似的中心 PRD 结构域，这些调控因子的活性受到 PRD 结构域内保守组氨酸残基的磷酸化调控，通过 PTS 磷酸化来调控不同来源糖类的利用。血清型 M59 型背景中 Mga 高度多态性研究发现，PRD1 和 PRD2 保守组氨酸残基的磷酸化修饰对 Mga 依赖性基因表达具有抑制作用，并通过影响 Mga 依赖性基因的调控来减弱 GAS 毒力。Mga 的表达受其他转录调控因子如 CovR/S、RALP 和 CcpA 等以及自身的调控。Mga 在体外对数生长期间诱导其编码基因 *mga* 和核心毒力基因的转录。这包括细胞壁表面分子以及参与宿主组织黏附的 M 蛋白，以及逃避宿主的固有和适应性免疫应答。Mga 还能够调控位于基因座以外的基因，例如 *sof* 基因、*sfbX* 基因以及位于 *mga* 基因座上游的 *sclA* 基因 *sclA* 的表达。

2. RALP

GAS 中已经确定有 4 种 RALP：RofA、Nra(negative regulator)、Ralp3 以及 Ralp4 (RivR)。在已经完成测序的菌株当中，它们的平均相似性为 52%，同源性为 29%，并且都参与调控 GAS 菌株与宿主的相互作用，避免宿主细胞损伤的同时平衡生长平台期中毒力因子的表达。

（1）RofA

研究最多的 RALP 是与该分类同名的 RofA，是一种 DNA 结合蛋白，首次被发现是作为厌氧环境下编码纤连蛋白结合蛋白 F 基因(*prtF*)的转录诱导因子。RofA 直接调控多种毒力基因，例如上调编码胶原结合蛋白 Cpa 和 T 抗原基因的转录，以及抑制 SLS 转录。RofA 还能够调控其他毒力相关转录调控因子，例如下调 *mga* 基因的表达。

（2）Nra

Nra 是一种仅存在于 GAS 血清型 M3 型、M18 型和 M49 型菌株中的 RALP。M49 型菌株及其 Nra 突变株的转录组分析显示 Nra 在生长的平台期、过渡期和平台期均有活性，其最大量表达发生在平台期早期，并且在过渡期出现最大数量的差异转录基因。Nra 已经被证明可以抑制 FCT 区域基因、菌毛蛋白编码基因和荚膜操纵子 *hasABC* 的转录。同时，作为一种重要的调控因子，Nra 还抑制由 Mga 核心调控因子编码的毒力因子 Rgg 和 Ihk/Irr 双组份调控系统等。

（3）Ralp3

Ralp3 仅存在于特定的血清型 M1、M4、M12、M28 和 M49 型菌株中，编码基因位于 *enoralp3-epf-sagA*（ERES）致病基因区域内被编码，能够调控细胞外蛋白 Epf 和 SLS

的表达。转录组序列分析表明在 *ralp*3 突变体中有 16 个基因上调，43 个基因下调，其中下调的有 *lac* 操纵子和所有 *fru* 操纵子、唾液酸酶操纵子 *sa‑l* 和所有 Mga 核心调节子。

（4）Ralp4

Ralp4 或称 RivR，在氨基酸水平上与 RofA 有 29% 同源性，与 Nra 有 32% 同源性。磷酸化的 CovR 会抑制 Ralp4 的表达。Ralp4 的过表达导致 31 个基因转录发生改变，其中有多个毒力相关基因被诱导，例如，在 endoS 和 Mga 调节子的若干基因（*emm*，*scpA*，*fba*，*mga*，*sic*，*scl* 和 *grm*）均被 Ralp4 的活性抑制。进一步的研究表明 Ralp4 在体外上调了 Mga 的转录和体内 Mga 调节子的表达。Ralp4 还可以充当 *has-ABC* 的阻遏物，并且在两种不同的 M1T1 血清型菌株 MGAS2221 和 MGAS5005 中以 CovR 依赖性方式表达，但是在这些 M1T1 血清型菌株中 Ralp4 并未激活 Mga 调节子。

3. 分解代谢物控制蛋白 A

分解代谢物控制蛋白 A（catabolite control protein A，CcpA），是革兰阳性菌中常见的 LacI/GalR 转录调控因子，其功能主要集中在影响 PTS 的活性，通过涉及细胞质中磷酸化载体蛋白 Hpr 和膜结合酶的磷酸化转导途径来调控糖类的摄取。CcpA 可以通过在碳分解代谢抑制-转录物的启动子或编码区中的回文序列上结合 DNA 从而发挥糖类依赖性转录阻遏物的作用，被称为代谢产物响应元件或 *cre* 位点。CcpA 主要为转录抑制因子，但也被认为是其他革兰阳性菌中的葡萄糖依赖性转录激活因子。MGAS5005 菌株及其同源 CcpA 缺失突变体转录组序列分析显示，GAS 基因组中约 6%（124 个）基因的转录受 CcpA 影响，其中约有 2/3 被 CcpA 下调，另外 1/3 则被 CcpA 上调。相关实验结果显示，CcpA 的缺失明显降低 GAS 菌株的致病能力。除了参与非葡萄糖类利用相关基因的抑制之外，CcpA 还影响了毒力相关基因的表达，包括抑制 *sag* 操纵子和诱导 *rivR* 操纵子的表达。

4. 铁依赖性转录调节蛋白

铁依赖性转录调节蛋白（multi-metal transporter regulator，MtsR）是转录调控因子 DtxR 家族中的金属转录调控因子，以游离 Fe^{3+} 和 Mn^{2+} 的调控方式抑制 *mtsABC* 操纵子的基因表达。实验表明 *mtsR* 基因的缺失减轻了由 Fe^{3+} 和 Mn^{2+} 诱导的 *mtsA* 表达抑制，以及降低血红素特异性转运蛋白基因 *htsA* 表达的 Fe^{3+} 依赖性。此外，MtsR 通过与 Fe^{3+} 和 Mn^{2+} 依赖性方式结合在基因的启动子区域，在高金属水平条件下抑制细胞生长过程中的链球菌铁获得 *sia* 操纵子，表明 MtsR 发挥金属离子转录调控因子的作用。在 MtsR 缺陷型 MGAS315（M3 型）菌株中的实验表明，MtsR 除了参与金属离子转运和氧化应激相关基因表达调控外，还表现出对编码肽基-脯氨酰异构酶基因 *prsA* 的抑制作用。而在坏死性筋膜炎病理过程中发挥重要作用的 SpeB 蛋白酶在合成过程中必须应用 PrsA，过表达 PrsA 或缺乏 SpeB 的突变体都会减少 *mtsR* 缺陷菌株中坏死性筋膜炎的发生，这证实了 MtsR 在调控 SpeB 中发挥了作用。

5. 其他相关调控因子

除以上单独转录调控因子外,还有 LacD. 1 (Class I tagatose - 1,6 - bisphosphate aldolase)参与糖代谢相关毒力因子的调控,例如,*sagA*,*speB* 等;CodY 调控 Mga 和 CovR/S 的表达,同时直接或间接调控多种毒力基因的表达,例如,*cfa*,*emm49*,*graB*,*hasA*,*ideS* 等;RopB 调节细胞外 SpeB 的表达等。

（三）非编码小 RNA

GAS 中的非编码小 RNA(small noncoding RNA,sRNA)同其他细菌中的一样,主要在翻译水平调控基因的表达。大多数非编码小 RNA 通过与靶 mRNA 的碱基互补配对参与转录后调控,从而引起 mRNA 翻译的抑制、活化或降解,并通过与 RNA 结合蛋白的相互作用来改变自身活性。到目前为止,与其他细菌相比 GAS 中仅有少量非编码小 RNA 已被确定。

1. FasX

FasX 是 GAS 中最早发现的 sRNA。FasX 可增强 GAS 的 Ska 活性,刺激 Ska 基因 *ska* 的表达,增强转录的稳定性。同时,FasX 还可以抑制菌毛生成操纵子基因的翻译,下调 GAS 表面的菌毛合成能力,降低其对宿主细胞的黏附能力。研究表明,FasX 能够通过影响细菌在宿主喉上皮细胞的黏附,调节细胞因子基因的释放,从而调控 GAS 与喉上皮细胞的相互作用。

2. Pel

Pel(pleiotropic effect locus)是最早发现的具有双重功能的 sRNA 之一,既可以编码蛋白质,又对多种毒力因子起调控作用。Pel 能够在转录水平调控基因 *emm*、*nga* 和 *sic*,同时在转录后水平调控基因 *speB*。

3. RivX

RivX(trans-acting positive regulator RivX)是一种与 RivR 共同发挥调控作用的 sRNA。基因 *rivR* 与 *rivX* 的转录共同发生,但通过不同途径参与 Mga 的调控过程。在实验中发现,基因 *rivR* 与 *rivX* 的转录发生后,由于 RNA 加工过程等原因导致 RivX 的产生,从而解释了这两个基因转录产物的独立性。RivX 能够与 RivR 协同调控毒力相关基因的转录,包括基因 *emm*、*sic*、*speB*、*scpA*、*fba*、*scl* 及 *mga* 等。

尽管目前已经对 GAS 的毒力相关调控因子进行了大量研究,但仍需要深入探讨它们的作用。充分了解 GAS 毒力基因调控因子的致病机制,将有助于更详尽地了解 GAS 毒力,从而提供相关疾病治疗的理论依据。

四、GAS 的致病力

GAS 的致病性与它产生的多种毒力因子有关,目前已发现的毒力因子可分为菌体成分和分泌成分两类。如前所述，菌体成分相关毒力因子一般与加强病原体对宿主细胞的黏附能力、形成生物被膜和帮助细菌逃避宿主免疫防御机制有关，包括 M 蛋白、透明质酸荚膜、菌毛等，在黏附与定植部分已有详细介绍，此处仅简要提及。分泌成分多与细菌破坏宿主细胞、扰乱免疫反应有关，包括 Ska、SpeB、胞壁蛋白酶、分泌性脂酶、链球菌溶血素、超抗原等，在 GAS 完成黏附与定植后进一步致病过程中发挥主要作用。

（一）菌体结构性毒力因子

GAS 结构性毒力因子主要包括一些细菌表面蛋白、荚膜、菌毛成分。

1. 细菌表面 M 蛋白家族

M 蛋白是 GAS 最重要的菌体蛋白成分，也是 GAS 最主要的毒力因子之一。M 蛋白是目前研究最多的 GAS 疫苗蛋白，研究发现 M 蛋白主动免疫能对小鼠产生特异性免疫保护作用。但是 M 蛋白的一些特定区域也可能作为共同抗原，与人体蛋白之间发生交叉反应，从而引起自身免疫性后遗症如风湿热等疾病。

M 蛋白是由 mga 调节子内的 emm 基因编码。除 M 蛋白外，M 蛋白相关家族还包括 M 相关蛋白（m-related protein，mrp 基因编码）和 M 类似蛋白（m-like protein，enn 基因编码）。大多数 GAS 的血清型只由 emm 基因所编码，目前已经有超过 250 种血清型分类。另外，也有少数 GAS 是由 emm、mrp 和 enn 基因组合编码的。

有研究表明，M 蛋白可以与 LTA 相互作用。库尔特内（Courtney）等通过竞争抑制性酶联免疫吸附试验发现，M 蛋白可能影响与蛋白结合的 LTA 的总量，从而提升细菌的毒力。其构建的 emm 1 超表达 M1 菌株，与野生型 M1 菌株相比，随着 emm 表达提高，蛋白结合 LTA 的量、疏水性、生物被膜的形成都有所升高。同时，还发现有些血清型中并没有形成 M 蛋白和 LTA 的复合物，认为这可能是由于这些血清型有着多种 M 蛋白，而其中单一的一种 M 蛋白与 LTA 不能有效连接且提高细菌的毒力。

M 蛋白是 GAS 最主要的毒力因子之一。研究发现 M 蛋白主动免疫能对小鼠产生特异性免疫保护作用。但是 M 蛋白的一些特定区域也可能作为共同抗原，与人类蛋白质之间发生交叉反应，从而引起自身免疫性后遗症如风湿热等疾病。

2. 其他细菌表面蛋白

链球菌表面蛋白 A（A Streptococcus surface proteinA，AspA）是口腔链球菌分泌的重要细胞表面锚定物质，也是 Ag I / II 多肽家族中的一员。Ag I / II 蛋白结构为复合体，它们拥有多种功能，如连接人类唾液糖蛋白和帮助细菌在口咽部的定植。AspA 在介导 GAS 的黏附和生物被膜形成的方面也起重要作用。

链球菌胶原蛋白样蛋白（Streptococcal collagen-like protein1，Scl1）是由 scl1 基因编码的 GAS 胞外蛋白。研究表明，scl1 基因由 mga 正向调节，它参与 GAS 与宿主上皮细胞的黏附和血清蛋白的抑制。研究发现，scl1 的缺乏并没有改变小鼠皮下感染模型中细菌的黏附能力以及皮肤侵袭程度,但是却在抗吞噬作用方面有着显著的作用。Scl1蛋白能使细菌在中性粒细胞胞外诱捕网(neutrophil extracellular traps,NETs)中存活,并且保护细菌免受 NETs 中抗菌肽的侵害。除此之外,Scl1 蛋白还可以与过氧物酶(myeloperoxidase,MPO)一起抑制 NETs 的生成。由此可见,Scl1 可以帮助细菌逃避多种宿主免疫反应,加强细菌的毒力。

3. 透明质酸荚膜

透明质酸荚膜是 GAS 重要的菌体结构性毒力因子,如前所述,它是有着葡萄糖醛酸和 N-乙酰葡糖胺的 HA 聚合物。透明质酸荚膜有抗吞噬的作用,并且它还是咽部的一种重要黏附因子。它有着连接宿主上皮细胞 CD44 的能力。透明质酸荚膜与 CD44 连接后会介导细胞结构重排,打断细胞之间的连接。透明质酸荚膜的形成与 has 启动子的基因产物和双组份调节系统 CovRS 中的 CsrR 有关,受 CrsR 负向调节。

4. 菌毛

如前所述,GAS 中的菌毛相关蛋白由一个叫作 FCT(fibronectin-binding, collagen-binding, tantigen)的毒力岛所编码。有研究表明,在 GAS 中,菌毛可以调节 M1 菌株 SF370 黏附人类扁桃体上皮及人原代角质形成细胞。当菌毛作为主要黏附素时,它可以明显增强对扁桃体上皮细胞的黏附,然而它对角质形成细胞的黏附却具有相反的作用。这些研究表明,GAS 菌毛的组织黏附作用具有特异性,并可能在感染的初始阶段就发挥关键的作用。

有研究发现,大部分的 GAS 都能感知环境的酸碱度作为构建菌毛的信号。Crotty 等发现,M1T1 型 GAS 的菌毛能促进该菌株在上皮的聚集,但由于嗜中性粒细胞胞外截留而减少该菌株的系统性毒力。他们还发现了 GAS 菌毛能诱导嗜中性粒细胞产生 IL-8,促进内皮细胞的中性粒细胞转胞吞作用,并且增加嗜中性粒细胞释放基于 DNA 的细胞外陷阱,最终促进这些结构对 GAS 的包埋和杀伤,减弱 GAS 的毒力。

(二)细胞外分泌型毒力因子

GAS 能产生很多种细胞外分泌产物,其中多为毒力因子,如链激酶、蛋白酶、脂酶、溶血素、透明质酸酶、致热外毒素等。一些毒力因子也可以作为消化酶,为在宿主体内的细菌提供营养。GAS 的致病性与产生的多种毒力因子有关,而这些毒力因子表达又受到多种 TCS、单独转录调控因子和非编码小 RNA 调控。这些毒力基因调控因子的任务是将环境中如营养物质、宿主免疫成分和温度等与病原体自身代谢状态相关的信息以及来自表达基因组的反馈信号整合到毒力调控的过程中。因此,GAS 的毒力基因调控因子构成了一个高度互联的网络体系,并且处于不断变化的状态。

1. Ska

Ska 是一种由 414 个氨基酸组成的单链蛋白质,在 A 族、C 族和 G 族链球菌均有分泌。它的作用与两种宿主蛋白相似(尿激酶型和组织型纤溶酶原活化子),能将非活化的纤溶酶原转变为活化的纤溶酶。虽然 Ska 是纤溶酶原的激活蛋白,但它本身并不是蛋白酶,而是通过一种非酶相关的机制激活纤溶酶原。当与 Ska 连接时,纤溶酶原会发生构型改变,形成一个有着活化位点的链激酶-纤溶酶原复合物。那些酶相关的复合物则通过这个位点将纤溶酶原转变为纤溶酶。Ska 也被证明可以激活补体系统引起炎症反应,这一过程可能引起链球菌感染的后遗症。但是,Ska 却会被同细胞器所产生的另一种毒力因子半胱氨酸蛋白酶(cysteine proteinase,SpeB)降解。另外,需要注意的是人类 Ska 只能活化人类纤溶酶原。

Ska 由 CovRS 负向调节,当 CovRS 突变时 Ska 的表达会上调。除此之外,Ska 的表达也受 FasBCA 调节系统所调节。该系统通过控制能加强 Ska 转录稳定性的 FasX 直接调节,能使 Ska 活性提高将近 10 倍。

2. SpeB

SpeB 也被称作链球菌产红血球致热毒素 B、链球菌致热外毒素 B。SpeB 可以通过降解组织结构促进细菌及其产物在宿主组织中的散播,它还可以降解蛋白、降解抗菌肽 LL-37 以抗免疫。然而 SpeB 本身也有着一些自相冲突的免疫反应相关活动,包括它能引起免疫反应却又有抗免疫的能力;能抑制中性粒细胞的生成却又能阻止中性粒细胞陷阱的分解;能清除 IgG 却又抑制其他抗体的降解酶以及既能活化又能抑制补体系统。尽管 SpeB 在大多数情况下是高度保守的,其表达可能因感染类型不同而不同。SpeB 表达的变异性表明 SpeB 在某些形式的疾病进展中更重要。SpeB 具有免疫调节作用的蛋白酶活性,对多种人类蛋白具有广泛的蛋白水解活性。SpeB 可能不通过裂解 IgG 参与 GAS 的发病,先天宿主免疫系统也通过蛋白水解作用破坏补体因子如 C3 和膜攻击复合物而减弱。除了 SpeB 降解的许多免疫调节因子外,半胱氨酸蛋白酶还降解紧密连接蛋白,促进细菌跨越上皮屏障的细胞旁入侵。因此,广谱的 SpeB 靶标可能通过干扰宿主免疫系统和破坏上皮屏障来增强 GAS 的毒力。总体而言,SpeB 靶位的多样性可能导致蛋白酶既是一种毒力因子,也可通过降解细菌蛋白来调节毒力。

SpeB 由 CovRS 正向调节。CovRS 的突变会使 SpeB 的表达下调,但这些突变菌株被证实能够加强固有免疫逃逸的能力。最近有研究表明,Zn^{2+} 和 Cu^{2+} 能在转录后抑制 SpeB 的活动,他们认为细菌生长微环境中的锌和铜可能调节 SpeB 的活性,以保护其他对于细菌在宿主内生存和扩散重要的毒力因子。

3. 胞壁蛋白酶

胞壁蛋白酶(*Streptococcus pyogenes* cell envelope protease,SpyCEP)具有清除和抑制中性粒细胞趋化因子的能力,特别是趋化因子 CXCL-8 和 IL-8。SpyCEP 能够清除所有有 ELR 模体的趋化因子 CXC,这使能分泌 SpyCEP 的菌株与其他的 GAS 菌株不同,能减弱宿主加工信号蛋白的功能。SpyCEP 分泌蛋白在细菌的指数增长期生成,目前还并不明确它是如何从细胞壁中释放出来的。SpyCEP 的转录受 CovRS 系统的调控。使用缺乏 SpyCEP 的菌株进行对照实验,可以得出 SpyCEP 的表达能减弱宿主清除细菌的能力,并帮助细菌扩散进局部淋巴结。

4. 链球菌分泌性脂酶 SsE

链球菌分泌性脂酶(*Streptococcus* secreted esterase,SsE)是一种羧酸脂酶,它对 GAS 严重感染和系统扩散有重要意义。SsE 能够水解血小板活化因子(platelet-activating factor,PAF),也被证实能够抑制 PAF 的活化能力,减少中性粒细胞的诱导和聚集,使细菌具有免疫逃逸能力。虽然已经可以看出,脂酶对于 GAS 在皮下感染和皮肤传播中具有重要作用,但是其相关机制尚不明确。

有研究表明,SsE 由 CovR/CovS。SsE 有两种变体,它们被描述为复合物Ⅰ或复合物Ⅱ。复合物Ⅰ酯酶由血清型 M1、M2、M3、M5、M6、M12 和 M18 菌株产生,而复合物Ⅱ蛋白则由血清型 M4、M28 和 M49 菌株产生。这两种 SsE 复合物在其氨基酸序列中具有大于 98% 的同一性,但在复合物之间可具有高达 37% 的序列变异。

5. 链球菌溶血素

GAS 分泌两种溶血素:SLS 和链球菌溶血素 O(streptolysin O,SLO)。SLS 是最早能从血清中提取出来的溶血素。它能在参与固有免疫以及适应性免疫的多种细胞上形成亲水孔洞,这些细胞包括红细胞、白细胞和血小板。它们的原生质体和原生质球都会被 SLS 裂解,然而有着完整细胞壁的细菌却能存活。SLS 对于 GAS 的致病性有很多贡献,包括细胞毒性、激活免疫反应和抑制吞噬作用。它和 SpeB 被认为是 GAS 最重要的两种毒力因子。其中 SLS 主要与致死性有关,SpeB 则与局部组织的损伤更相关。SLS 可能是在链球菌蛋白酶的帮助下,通过降解上皮细胞间的连接来促进病原体入侵。

SLO 是一种由硫醇活化、依赖胆固醇的成孔细胞毒素。SLO 可以在宿主细胞膜上成孔,打断其完整性,并且可能引发宿主细胞的凋亡。SLO 的成孔是有阶段性的,包括胆固醇依赖的单分子结构连接细胞膜的阶段,和随之而来的能形成孔洞的低聚反应阶段。SLO 在连接和成孔的过程中还需要半乳糖受体。也有一种不需要半乳糖受体的途径,但它需要一种与链球菌 NAD-糖水解酶相关的受体。该受体可以使 SPN 易位来适应 SLO,从而成孔。SLO 对组织的破坏会强化炎症反应,引起血小板和中性粒细胞的聚集。大量的 SLO 会诱导 IL-1β 的释放,而 IL-1β 对于炎症反应的建立是十分重要的。另外,SLO 可以活化人类多形核中性粒细胞,增强宿主的炎症反应,促进人类周围血中单核细胞产生细胞因子。与 SLS 不同的是,SLO 在感染时就引起免疫反应,并且它的抗体可以用来诊断链球菌的感染。SLO 虽有毒性,但它也有免疫原性,可用作疫苗的开发。

6. 其他分泌产物

一般认为,GAS 可以产生多达 4 种的脱氧核糖核酸酶(deoxyribonuclease,DNases),或称为脱氧核糖核酸(deoxyribonucleic acid,DNA)酶。DNA 酶由 CovRS 负向调节,当 CovRS 突变时它的表达上调。其中两种分别为,由 M1T1 型菌株分泌的重要 DNA 酶是噬菌体编码的 SdaD2,和主要与降解 DNA 编码的中性粒细胞陷阱有关的毒性 DNA 酶。它们可以帮助 GAS 逃避宿主免疫反应,提高细菌的毒力。

HtpA(histidine triad proteinA,HtpA)是一种新发现的酸介导的分泌性蛋白,HtpA 可能与 GAS 的毒性有关。编码它的基因位于 fbaA 基因和 lbp 基因的下游。所有 A 族、B 族链球菌菌株和某些 C 族、G 族链球菌都有 HtpA。另外,最近有研究表明,酸性环境能显著调节 GAS 侵入深层组织的能力并能提高包括 HtpA 在内的 33 种分泌性蛋白的生成。

透明质酸酶可以促进细菌和毒性物质的扩散,主要分为染色体编码的透明质酸酶和噬菌体编码的透明质酸酶两种。活化的染色体编码透明质酸酶能为细胞提供营养,生成活化酶,它的分泌一般与菌株的种类有关,所有的菌株中都存在编码它的 hylA 基因,但是一些菌株并不表达该基因,能够表达的菌株有 M4、M22 菌株。而另一种噬菌体编码的透明质酸酶是由 HylP 基因编码的,它能使噬菌体穿过透明质酸荚膜,并且使其连接合适的受体。这些噬菌体可以感染、溶原,最后将毒力因子转运进有荚膜的菌株,致使毒性增加。

GAS 也会分泌出一系列与表面物质相关的 Ig 连接蛋白,分 3 种,M 蛋白、M 样蛋白和 M 相关蛋白。M 蛋白和 M 样蛋白一般与 IgA 的 Fc 段相连,而 M 相关蛋白则与 IgG 的 Fc 段相连。这些蛋白在整个细菌感染中扮演着的角色目前还尚未明确,但是很可能与侵袭免疫系统有关。

除了以上的分泌成分之外,还有能分解 IgG Fab 段铰链区的免疫球蛋白降解酶(immunoglobulin-degrading enzyme of S. pyogenes,IdeS),也被称为 Mac‐1,Sib35 和 MspA;能清除 IgG 多糖部分,减少其与 Fc 受体连接的内 β‐N‐乙酰氨基葡萄糖苷酶(endo‐β‐N‐acetyl glucose aminidase,EndoS)。

除此之外,还有不被视为毒力因子的细胞外酶(如淀粉酶),还可以作为消化酶发挥作用,从宿主组织中汲取营养物质,供感染细菌吸收。其他细胞外蛋白,特别是那些作为毒力因子(链球菌溶血素和热原外毒素等)发挥作用的细胞外蛋白,可作为宿主组织损伤的媒介,并为上述消化酶提供机会,以获得感染细菌所需的生长营养。作为消化酶,从宿主组织中产生营养,供感染细菌吸收。其他细胞外蛋白质,特别是那些作为毒力因子(链球菌溶血素和热原外毒素等)充当宿主组织损伤的因子,并为上述消化酶提供机会,以获得感染细菌所需的生长营养。除此之外,DNases 通过促进病原体的天然免疫逃逸而参与 GAS 的致病过程。在感染过程中,中性粒细胞释放抗菌颗粒蛋白和染色质,形成中性粒细胞胞外陷阱(NETs)，NETs 结合并捕获细菌，降解细菌毒力因子，最终导致细菌死亡。免疫球蛋白降解酶(IdeS，又称 Mac)可抑制 GAS 的吞噬细胞的吞噬功能。

（禹定乐　撰写，尤元海　审阅）

参考文献

［1］ Carapetis JR，Steer AC，Mulholland EK，et al. The global burden of group A streptococcal diseases[J]. Lancet Infectious Disease，2005，5(11)：685-694. DOI：10. 1016/S1473-3099(05) 70267-X.

［2］ Reglinski M，Sriskandan S. The contribution of group A streptococcal virulence determinants to the pathogenesis of sepsis[J]. Virulence，2014，5(1)：127-136. DOI：10. 4161/viru. 26400.

［3］ Brouwer S，Barnett T，Rivera-Hernandez T，et al. *Streptococcus pyogenes* adhesion and colonization[J]. FEBS Letters，2016，590(21)：3739-3757. DOI：10. 1002/1873-3468. 12254.

［4］ Neuhaus FC，Baddiley J. A continuum of anionic charge：structures and functions of D-alanyl-teichoic acids in gram-positive bacteria[J]. Microbiol Mol Biol Rev，2003，67(4)：686-723.

［5］ Gründling A，Schneewind O. Synthesis of glycerol phosphate lipoteichoic acid in *Staphylococcus aureus*[J]. Proceedings of the National Academy of Sciences，2007，104(20)：8478-8483.

［6］ Hasty D，Ofek I，Courtney H，et al. Multiple adhesins of streptococci[J]. Infect Immun，1992，60(6)：2147-2152.

［7］ Courtney HS，Ofek I，Penfound T，et al. Relationship between expression of the family of M proteins and lipoteichoic acid to hydrophobicity and biofilm formation in *Streptococcus pyogenes* [J]. PLoS ONE，2009，4(1)：e4166.

［8］ 肇源，蔡明辉，宋英莉，等. A族链球菌毒力因子的研究进展[J]. 国际免疫学杂志，2018，41(1)：54-59. DOI：10. 3760/cma. j. issn. 1673-4394. 2018。01. 012.

［9］ De Oliveira DM，Hartley-Tassell L，Everest-Dass A，et al. Blood group antigen recognition via the group A streptococcal M protein mediates host colonization[J]. MBio，2017，8(1)：e02237-02216.

［10］ Frost HR，Sanderson-Smith M，Walker M，et al. Group A streptococcal M-like proteins：From pathogenesis to vaccine potential[J]. FEMS Microbiolo!y Reviews，2018，42(2)：193-204. DOI：10. 1093/femsre/fux057.

［11］ Anderson EL，Cole JN，Olson J，et al. The fibrinogen-binding M1 protein reduces pharyngeal cell adherence and colonization phenotypes of M1T1 group A *Streptococcus*[J]. J Biol Chem，2014，289 (6)：3539-3546.

［12］ Falugi F，Zingaretti C，Pinto V，et al. Sequence variation in group A *Streptococcus* pili and association of pilus backbone types with lancefield T serotypes[J]. The Journal of Infectious Diseases，2008，198(12)：1834-1841.

［13］ Abbot EL，Smith WD，Siou GP，et al. Pili mediate specific adhesion of *Streptococcus pyogenes* to human tonsil and skin[J]. Cell Microbiol，2007，9(7)：1822-1833.

［14］ Crotty Alexander L，Maisey H，Timmer A，et al. M1T1 group A streptococcal pili promote epithelial colonization but diminish systemic virulence through neutrophil extracellular entrapment [J]. J Mol Med，2010，88(4)：371-381. DOI：10. 1007/s00109-009-0566-9.

［15］ Manetti AG，Zingaretti C，Falugi F，et al. *Streptococcus pyogenes* pili promote pharyngeal cell adhesion and biofilm formation[J]. Molecular Microbiology，2007，64(4)：968-983.

[16] Smith WD, Pointon JA, Abbot E, et al. Roles of minor pilin subunits Spy0125 and Spy0130 in the serotype M1 *Streptococcus pyogenes* strain SF370[J]. J Bacteriol, 2010, 192(18): 4651 - 4659.

[17] Zhu W, Liu S, Liu J, et al. High-throughput sequencing identification and characterization of potentially adhesion-related small RNAs in *Streptococcus mutans*[J]. J Med Microbiol, 2018, 67 (5): 641.

[18] Becherelli M, Manetti AG, Buccato S, et al. The ancillary protein 1 of *Streptococcus pyogenes* FCT - 1 pili mediates cell adhesion and biofilm formation through heterophilic as well as homophilic interactions[J]. Molecular Microbiology, 2012, 83(5): 1035 - 1047.

[19] Nakata M, Sumitomo T, Patenge N, et al. Thermosensitive pilus production by FCT type 3 *Streptococcus pyogenes* controlled by Nra regulator translational efficiency [J]. Molecular Microbiology, 2020, 113(1): 173 - 189.

[20] Wessels MR, Moses AE, Goldberg JB, et al. Hyaluronic acid capsule is a virulence factor for mucoid group A streptococci[J]. Proceedings of the National Academy of Sciences, 1991, 88(19): 8317 - 8321.

[21] Wessels MR, Goldberg JB, Moses AE, et al. Effects on virulence of mutations in a locus essential for hyaluronic acid capsule expression in group A streptococci[J]. Infect Immun, 1994, 62(2): 433 - 441.

[22] Stollerman GH, Dale JB. The Importance of the Group A *Streptococcus* capsule in the pathogenesis of human infections: a historical perspective[J]. Journal of Clinical Infectious Diseases, 2008, 46 (7): 1038 - 1045.

[23] Bartelt MA, Duncan JL. Adherence of group A streptococci to human epithelial cells[J]. Infect Immun, 1978, 20(1): 200 - 208.

[24] Cywes C, Stamenkovic I, Wessels MR. CD44 as a receptor for colonization of the pharynx by group A *Streptococcus*[J]. J Clin Investi, 2000, 106(8): 995 - 1002.

[25] Schrager HM, Rheinwald JG, Wessels MR. Hyaluronic acid capsule and the role of streptococcal entry into keratinocytes in invasive skin infection[J]. J Clin Investi, 1996, 98(9): 1954 - 1958.

[26] Cywes C, Wessels MR. Group A *Streptococcus* tissue invasion by CD44-mediated cell signalling [J]. Nature, 2001, 414(6864): 648 - 652.

[27] Walker MJ, Barnett TC, Mcarthur JD, et al. Disease manifestations and pathogenic mechanisms of Group A *Streptococcus*[J]. Clin Microbio Rev, 2014, 27(2): 264 - 301. DOI: 10. 1128/CMR. 00101 - 13.

[28] Nelson D, Garbe J, Collin M. Cysteine proteinase SpeB from *Streptococcus pyogenes* - a potent modifier of immunologically important host and bacterial proteins[J]. J Biol Chem, 2011, 392 (12): 1077 - 1088. DOI: 10. 1515/bc. 2011. 208.

[29] Oda M, Domon H, Kurosawa M, et al. *Streptococcus pyogenes* phospholipase A2 induces the expression of adhesion molecules on human umbilical vein endothelial cells and aorta of mice[J]. Front Cell Infect Microbiol, 2017, 7: 300.

[30] Kopeckova M, Pavkova I, Stulik J. Diverse localization and protein binding abilities of glyceraldehyde - 3 - phosphate dehydrogenase in pathogenic bacteria: the key to its multifunctionality? [J]. Front Cell Infect Microbiol, 2020, 10: 89.

[31] Fischetti VA. Surface proteins on gram-positive bacteria[J]. Gram-positive Pathogens, 2006: 12 - 25.

[32] Musyoki AM, Shi Z, Xuan C, et al. Structural and functional analysis of an anchorless fibronectin-binding protein FBPS from Gram-positive bacterium *Streptococcus suis* [J]. Proceedings of the

National Academy of Sciences，2016，113(48)：13869 - 13874.

[33] Matysik A，Kline KA. *Streptococcus pyogenes* capsule promotes microcolony-independent biofilm formation[J]. J Bacteriol，2019，201(18)：e00052 - 00019.

[34] Fiedler T，Riani C，Koczan D，et al. Protective mechanisms of respiratory tract *Streptococci* against *Streptococcus pyogenes* biofilm formation and epithelial cell infection[J]. Appl Environ Microbiol，2013，79(4)：1265 - 1276.

[35] Worthington RJ，Richards JJ，Melander C. Small molecule control of bacterial biofilms[J]. Org Biomol Chem，2012，10(37)：7457 - 7474.

[36] Rasmussen TB，Givskov M. Quorum-sensing inhibitors as anti-pathogenic drugs[J]. Int J Med Microbiol，2006，296(2 - 3)：149 - 161.

[37] Donlan RM，Costerton JW. Biofilms：survival mechanisms of clinically relevant microorganisms [J]. Clin Microbio Rev，2002，15(2)：167 - 193.

[38] Stewart PS，Costerton JW. Antibiotic resistance of bacteria in biofilms[J]. The lancet，2001，358 (9276)：135 - 138.

[39] Marks LR，Reddinger RM，Hakansson AP. Biofilm formation enhances fomite survival of *Streptococcus pneumoniae* and *Streptococcus pyogenes*[J]. Infect Immun，2014，82(3)：1141 - 1146.

[40] O'toole GA，Kolter R. Flagellar and twitching motility are necessary for *Pseudomonas aeruginosa* biofilm development[J]. Molecular Microbiology，1998，30(2)：295 - 304.

[41] Doern CD，Roberts AL，Hong W，et al. Biofilm formation by group A *Streptococcus*：a role for the streptococcal regulator of virulence (Srv) and streptococcal cysteine protease (SpeB)[J]. Microbiology (Reading，England)，2009，155(Pt 1)：46.

[42] Akiyama H，Morizane S，Yamasaki O，et al. Assessment of *Streptococcus pyogenes* microcolony formation in infected skin by confocal laser scanning microscopy[J]. J Dermatol Sci，2003，32(3)：193 - 199.

[43] Cho KH，Caparon MG. Patterns of virulence gene expression differ between biofilm and tissue communities of *Streptococcus pyogenes*[J]. Molecular Microbiology，2005，57(6)：1545 - 1556.

[44] Baldassarri L，Creti R，Recchia S，et al. Therapeutic failures of antibiotics used to treat macrolide-susceptible *Streptococcus pyogenes* infections may be due to biofilm formation[J]. J Clin Microbiol，2006，44(8)：2721 - 2727.

[45] Facinelli B，Spinaci C，Magi G，et al. Association between erythromycin resistance and ability to enter human respiratory cells in group A streptococci[J]. The Lancet，2001，358(9275)：30 - 33.

[46] Thenmozhi R，Balaji K，Kumar R，et al. Characterization of biofilms in different clinical M serotypes of *Streptococcus pyogenes*[J]. Journal of Basic Microbiology，2011，51(2)：196 - 204.

[47] Gogos A，Jimenez JC，Chang JC，et al. A quorum sensing-regulated protein binds cell wall components and enhances lysozyme resistance in *Streptococcus pyogenes*[J]. J Bacteriol，2018，200 (11)：e00701 - 00717.

[48] Morales TGP，Ratia K，Wang D-S，et al. A novel chemical inducer of *Streptococcus* quorum sensing acts by inhibiting the pheromone-degrading endopeptidase PepO[J]. J Biol Chem，2018，293(3)：931 - 940.

[49] Bernard PE，Kachroo P，Eraso JM，et al. Polymorphisms in regulator of Cov contribute to the molecular pathogenesis of serotype M28 group A *Streptococcus*[J]. Am J Pathol，2019，189(10)：2002 - 2018.

[50] Buckley SJ，Peter T，Davies MR，et al. In silico characterisation of the two-component system

regulators of *Streptococcus pyogenes*[J]. PLoS ONE, 2018, 13(6): e0199163.

[51] Bao Y, Liang Z, Mayfield J, et al. CovRS-regulated transcriptome analysis of a hypervirulent M23 strain of group A *Streptococcus pyogenes* provides new insights into virulence determinants[J]. J Bacteriol, 2015, 197(19): 3191-3205. DOI: 10.1128/jb.00511-15.

[52] Langshaw EL, Pandey M, Good MF. Cellular interactions of covR/S mutant group A Streptococci [J]. Journal of Microbes Infection, 2017, 20(9-10): 531-535.

[53] 韦德琴,张晓兰,宋英莉,等. 细菌酯酶研究进展[J]. 微生物学杂志,2018,38(1): 110-117.

[54] N. H, Tran CN, Brumlow C. Phosphatase activity of the control of virulence sensor kinase CovS is critical for the pathogenesis of group A *Streptococcus*[J]. PLoS Pathog, 2018, 14 (10): e1007354.

[55] Moraes JJ, Stipp RN, Harth-Chu EN, et al. Two-component system vicrk regulates functions associated with establishment of *Streptococcus sanguinis* in biofilms[J]. Infect Immun, 2014, 82 (12): 4941-4951.

[56] Cao TN, Liu Z, Cao TH, et al. Natural disruption of two regulatory networks in serotype M3 Group A *Streptococcus* isolates contributes to the virulence factor profile of this hypervirulent serotype[J]. Infect Immun, 2014, 82(5): 1744.

[57] Hondorp ER, Hou SC, Hause LL. PTS phosphorylation of Mga modulates regulon expression and virulence in the group A *Streptococcus*[J]. Molecular Microbiology, 2013, 88(6): 1176-1193.

[58] Valdes KM, Sundar GS, Belew AT, et al. Glucose levels alter the Mga virulence regulon in the Group A *Streptococcus*[J]. Sci Rep, 2018, 8(1): 4971.

[59] Jimenez JC, Federle MJ. Quorum sensing in group A *Streptococcus* [J]. Front Cell Infect Microbiol, 2014, 4: 127. DOI: 10.3389/fcimb.2014.00127.

[60] Sanson M, Makthal N, Gavagan M, et al. Phosphorylation events in the multiple gene regulator of Group A *Streptococcus* significantly influence global gene expression and virulence [J]. Infect Immun, 2015, 83(6): 2382-2395.

[61] 张晓兰,宋英莉,朱辉. 中性粒细胞胞外诱捕网的研究进展[J]. 国际免疫学杂志,2012,35(3): 183-186. DOI: 10.3760/cma.j.issn.16734394.2012.03.005.

[62] Anthony R, Flores, Randall J, et al. Natural variation in the promoter of the gene encoding the Mga regulator alters host-pathogen interactions in group A *Streptococcus* carrier strains[J]. Infect Immun, 2013, 81(11): 4128-4138.

[63] Beckert S, Kreikemeyer B, Podbielski A. Group A Streptococcal rofA gene is involved in the control of several virulence genes and eukaryotic cell attachment and internalization[J]. Infect Immun, 2001, 69(1): 534-537.

[64] Fogg GC, Caparon MG. Constitutive expression of fibronectin binding in *Streptococcus pyogenes* as a result of[J]. J Bacteriol, 1997, 179(19): 6172-6180.

[65] Calfee G, Danger JL, Jain I, et al. Identification and characterization of serotype-specific variation in Group A *Streptococcus* pilus expression[J]. Infect Immun, 2017, 86(2): IAI.00792-00717.

[66] Breton YL, Mistry P, Valdes K, et al. Genome-wide identification of genes required for fitness of group A *Streptococcus* in human blood[J]. Infect Immun, 2013, 81(3): 862-875.

[67] Ramalinga A, Danger JL, Makthal N, et al. Multimerization of the virulence-enhancing Group A *Streptococcus* transcription factor rivr is required for regulatory activity[J]. J Bacteriol, 2016, 199 (1): e00452-00416.

[68] Debroy S, Salda MA, Travisany D, et al. A multi-serotype approach clarifies the catabolite control protein a regulon in the major human pathogen Group A *Streptococcus* [J]. Sci Rep, 2016,

6：32442.

[69] Turner AG, Djoko KY, Ong CLY, et al. Group A *Streptococcus* coordinates manganese import and iron efflux in response to hydrogen peroxide stress[J]. Biochem J, 2019, 476(3)：595 - 611.

[70] Toukoki C, Gold KM, Mciver KS, et al. MtsR is a dual regulator that controls virulence genes and metabolic functions in addition to metal homeostasis in the group A *Streptococcus*[J]. Journal of Molecular Microbiology, 2010, 76(4)：971 - 989.

[71] Babitzke P, Lai Y, Renda A, et al. Posttranscription initiation control of gene expression mediated by bacterial rna-binding proteins[J]. Journal of Annual Review of Microbiology, 2019, 73：43 - 67. DOI：10. 1146/annurev-micro - 020518 - 115907.

[72] Danger JL, Makthal N, Kumaraswami M, et al. The FasX small regulatory rna negatively regulates the expression of two fibronectin-binding proteins in group A *Streptococcus*[J]. J Bacteriol, 2015, 197(23)：3720 - 3730.

[73] 王禄,郑欣,王诗达,等. 细菌非编码小 RNA 对细菌毒力的调控作用[J]. 华西口腔医学杂志,2016, 34(4)：433 - 438. DOI：10. 7518/hxkq. 2016. 04. 023.

[74] Zhou Y, Hanks TS, Feng W, et al. The *sagA/pel* locus does not regulate the expression of the M protein of the M1T1 lineage of group A *Streptococcus*[J]. Virulence, 2013, 4(8)：698 - 706.

[75] Bessen D, Jones K, Fischetti V. Evidence for two distinct classes of streptococcal M protein and their relationship to rheumatic fever[J]. J Exp Med, 1989, 169(1)：269 - 283. DOI：10. 1084/ jem. 169. 1. 269.

[76] Metzgar D, Zampolli A. The M protein of group A *Streptococcus* is a key virulence factor and a clinically relevant strain identification marker[J]. Journal of Virulence, 2011, 2(5)：402 - 412.

[77] Courtney H, Ofek I, Penfound T, et al. Relationship between expression of the family of M proteins and lipoteichoic acid to hydrophobicity and biofilm formation in *Streptococcus pyogenes* [J]. PLoS ONE, 2009, 4(1)：e4166. DOI：10. 1371/journal. pone. 0004166.

[78] Jenkinson H, Demuth D. Structure, function and immunogenicity of streptococcal antigen I/II polypeptides[J]. Journal of Molecular Microbiology, 1997, 23(2)：183 - 190. DOI：10. 1046/j. 1365 - 2958. 1997. 2021577. x.

[79] Maddocks SE, Wright CJ, Nobbs AH, et al. *Streptococcus pyogenes* antigen I/II-family polypeptide AspA shows differential ligand-binding properties and mediates biofilm formation[J]. Journal of Molecular Microbiology, 2011, 81(4)：1034 - 1049.

[80] Lukomski S, Nakashima K, Abdi I, et al. Identification and characterization of the scl gene encoding a group A *Streptococcus* extracellular protein virulence factor with similarity to human collagen[J]. Infect Immun, 2000, 68(12)：6542 - 6553. DOI：10. 1128/iai. 68. 12. 6542 - 6553. 2000.

[81] Luo F, Lizano S, Banik S, et al. Role of Mga in Group A Streptococcal Infection at the Skin Epithelium[J]. Journal of Microbial Pathogenesis, 2008, 45(3)：217 - 224.

[82] Döhrmann S, Anik S, Olson J, et al. Role for streptococcal collagen-like protein 1 in M1T1 group A *Streptococcus* resistance to neutrophil extracellular traps[J]. 2014, 82(10)：4011 - 4020. DOI：10. 1128/iai. 01921 - 14.

[83] Cunningham MW. Pathogenesis of group A streptococcal infections[J]. Clin Microbio Rev, 2000, 13(3)：470 - 511.

[84] Levin J, Wessels M. Identification of csrR/csrS, a genetic locus that regulates hyaluronic acid capsule synthesis in group A *Streptococcus*[J]. Journal of Molecular Microbiology, 1998, 30(1)：209 - 219. DOI：10. 1046/j. 1365 - 2958. 1998. 01057. x.

［85］ Kratovac Z，Manoharan A，Luo F，et al. Population genetics and linkage analysis of loci within the FCT region of *Streptococcus pyogenes*［J］. J Bacteriol，2007，189(4)：1299 - 1310. DOI：10. 1128/jb. 01301 - 06.

［86］ Abbot E，Smith W，Siou G，et al. Pili mediate specific adhesion of *Streptococcus pyogenes* to human tonsil and skin［J］. Journal of Cellular Microbiology，2007，9(7)：1822 - 1833. DOI：10. 1111/j. 1462 - 5822. 2007. 00918. x.

［87］ Manetti A，Köller T，Becherelli M，et al. Environmental acidification drives *S. pyogenes* pilus expression and microcolony formation on epithelial cells in a FCT - dependent manner［J］. PLoS ONE，2010，5(11)：e13864. DOI：10. 1371/journal. pone. 0013864.

［88］ Nolan M，Bouldin S，Bock P. Full time course kinetics of the streptokinase-plasminogen activation pathway［J］. J Biol Chem，2013，288(41)：29482 - 29493. DOI：10. 1074/jbc. M113. 477935.

［89］ Boxrud P，Bock P. Coupling of conformational and proteolytic activation in the kinetic mechanism of plasminogen activation by streptokinase［J］. J Biol Chem，2004，279(35)：36642 - 36649. DOI：10. 1074/jbc. M405265200.

［90］ Nordstrand A，Norgren M，Ferretti J，et al. Streptokinase as a mediator of acute post-streptococcal glomerulonephritis in an experimental mouse model［J］. Infect Immun，1998，66(1)：315 - 321. DOI：10. 1128/iai. 66. 1. 315 - 321. 1998.

［91］ Esmeralda Ramirez-Peña JT，Zhuyun Liu，Nataly Perez，Paul Sumby，editor The group A *Streptococcus* small regulatory RNA FasX enhances streptokinase activity by increasing the stability of the ska mRNA transcript. Its；2015.

［92］ Ly A，Noto J，Walwyn O，et al. Differences in SpeB protease activity among group A streptococci associated with superficial，invasive，and autoimmune disease［J］. PLoS ONE，2017，12(5)：e0177784. DOI：10. 1371/journal. pone. 0177784.

［93］ Honda-Ogawa M，Ogawa T，Terao Y，et al. Cysteine proteinase from *Streptococcus pyogenes* enables evasion of innate immunity via degradation of complement factors［J］. The Journal of biological chemistry，2013，288(22)：15854 - 15864. DOI：10. 1074/jbc. M113. 469106.

［94］ Sumitomo T，Nakata M，Higashino M，et al. Group A streptococcal cysteine protease cleaves epithelial junctions and contributes to bacterial translocation［J］. J Biol Chem，2013，288(19)：13317 - 13324. DOI：10. 1074/jbc. M113. 459875.

［95］ Sumitomo T，Mori Y，Nakamura Y，et al. Streptococcal cysteine protease-mediated cleavage of desmogleins is involved in the pathogenesis of cutaneous infection［J］. Front Cell Infect Microbiol，2018，8：10. DOI：10. 3389/fcimb. 2018. 00010.

［96］ Li J，G Liu，Feng W，et al. Neutrophils select hypervirulent CovRS mutants of M1T1 group A *Streptococcus* during subcutaneous infection of mice［J］. Infect Immun，2014，82(4)：1579 - 1590. DOI：10. 1128/iai. 01458 - 13.

［97］ Chella Krishnan K，Mukundan S，Landero Figueroa J，et al. Metal-mediated modulation of streptococcal cysteine protease activity and its biological implications［J］. Infect Immun，2014，82(7)：2992 - 3001. DOI：10. 1128/iai. 01770 - 14.

［98］ Zingaretti C，Falugi F，Nardi-Dei V，et al. *Streptococcus pyogenes* SpyCEP：a chemokine-inactivating protease with unique structural and biochemical features［J］. FASEB J，2010，24(8)：2839 - 2848. DOI：10. 1096/fj. 09 - 145631.

［99］ Kurupati P，Turner C，Tziona I，et al. Chemokine-cleaving *Streptococcus pyogenes* protease SpyCEP is necessary and sufficient for bacterial dissemination within soft tissues and the respiratory tract［J］. Journal of Molecular Microbiology，2010，76(6)：1387 - 1397. DOI：10. 1111/j. 1365 -

2958. 2010. 07065. x.

[100] Zhu H，Liu M，Sumby P，et al. The secreted esterase of group A *Streptococcus* is important for invasive skin infection and dissemination in mice[J]. Infect Immun，2009，77(12)：5225 - 5232. DOI：10. 1128/iai. 00636 - 09.

[101] Liu M，Zhu H，Li J，et al. Group A *Streptococcus* secreted esterase hydrolyzes platelet-activating factor to impede neutrophil recruitment and facilitate innate immune evasion[J]. PLoS Pathog，2012，8(4)：e1002624. DOI：10. 1371/journal. ppat. 1002624.

[102] Liu G，Liu M，Xie G，et al. Characterization of streptococcal platelet-activating factor acetylhydrolase variants that are involved in innate immune evasion[J]. Infect Immun，2013，81(9)：3128 - 3138. DOI：10. 1128/iai. 00398 - 13.

[103] Bernheimer A. Disruption of wall-less bacteria by streptococcal and staphylococcal toxins[J]. J Bacteriol，1966，91(5)：1677 - 1680. DOI：10. 1128/jb. 91. 5. 1677 - 1680. 1966.

[104] Hung C，Tsao N，Zeng Y，et al. Synergistic effects of streptolysin S and streptococcal pyrogenic exotoxin B on the mouse model of group A streptococcal infection[J]. Journal of Medical Microbiology Immunology，2012，201(3)：357 - 369. DOI：10. 1007/s00430 - 012 - 0241 - 6.

[105] Sumitomo T，Nakata M，Higashino M，et al. Streptolysin S contributes to group A Streptococcal translocation across an epithelial barrier[J]. Journal of Biological Chemistry，2011，286(4)

[106] Mozola C，Caparon M. Dual modes of membrane binding direct pore formation by Streptolysin O [J]. Journal of Molecular Microbiology，2015，97(6)：1036 - 1050. DOI：10. 1111/mmi. 13085.

[107] Harder J，Franchi L，Munoz-Planillo R，et al. Activation of the Nlrp3 inflammasome by *Streptococcus pyogenes* requires streptolysin O and NF-kappa B activation but proceeds independently of TLR signaling and P2X7 receptor[J]. J Immunol，2009，183(9)：5823 - 5829. DOI：10. 4049/jimmunol. 0900444.

[108] Nilsson M，Sørensen O，Mörgelin M，et al. Activation of human polymorphonuclear neutrophils by streptolysin O from *Streptococcus pyogenes* leads to the release of proinflammatory mediators [J]. Journal of Thrombosis Haemostasis，2006，95(6)：982 - 990. DOI：10. 1160/th05 - 08 - 0572.

[109] Sheeler R，Houston M，Radke S，et al. Accuracy of rapid strep testing in patients who have had recent streptococcal pharyngitis[J]. J Am Board Fam Pract，2002，15(4)：261 - 265.

[110] Chiarot E，Faralla C，Chiappini N，et al. Targeted amino acid substitutions impair streptolysin O toxicity and group A *Streptococcus* virulence[J]. mBio，2013，4(1)：e00387 - 00312. DOI：10. 1128/mBio. 00387 - 12.

[111] 王海滨，尤元海，王恒伟，等.北京市朝阳区2011年儿童A组溶血性链球菌超抗原基因的分子流行病学研究[J].中华实用儿科临床杂志，2013，28(10)：741 - 744. DOI：10. 3760/cma. j. issn. 2095 - 428X. 2013. 10. 007.

[112] Anand TD，Rajesh T，Rajendran J，et al. Superantigen profiles of emm and emm-like typeable and nontypedole pharyngeal strepococcal isolates of South India [J]. Ann Clin Microbiol Antimicrob，2012，11(Feb 2；11：3.).

[113] Stockmann C，Ampofo K，Hersh AL，et al. Evolving epidemiologic characteristics of invasive group A streptococcal disease in Utah，2002 - 2010[J]. Clin Infect Dis，2012，55(4)：479 - 487. DOI：10. 1093/cid/cis422.

[114] Shea PR，Ewbank AL，Gonzalez-Lugo JH，et al. Group A *Streptococcus emm* gene types in pharyngeal isolates，Ontario，Canada，2002 - 2010[J]. Emerg Infect Dis，2011，17(11)：2010 - 2017. DOI：10. 3201/eid1711. 110159.

［115］ Chang H，Shen X，Huang G，et al. Molecular analysis of *Streptococcus pyogenes* strains isolated from chinese children with pharyngitis［J］. Diagnostic Microbiology and Infectous Disease，2011，69(2)：117‐122. DOI：10.1016/j. diagmicrobio. 2010.09.011.

［116］ Tartof SY，Reis JN，Andrade AN，et al. Factors associated with group A *Streptococcus emm* type diversification in a large urban setting in Brazil：A cross-sectional study［J］. BMC Infectious Diseases，2010.

［117］ Banks DJ，Porcella SF，Barbian KD，et al. Progress toward characterization of the group A *Streptococcus* metagenome-complete genome sequence of a macrolide-resistant serotype M6 strain ［J］. The Journal of Infectious Diseases，2004，190：727‐738.

［118］ Nakagawa I，Kurokawa K，Yamashita A，et al. Genome sequence of an M3 strain of *Streptococcus pyogenes* reveals a large-scale genomic rearrangement in invasive strains and new insights into phage evolution［J］. Genome Res，2003，13：1042‐1055. DOI：10.1101/gr. 1096703.

［119］ Norrby-Teglund A，Nepom GT，Kotb M. Differential presentation of group A streptococcal superantigens by HLA class II DQ and DR alleles［J］. Eur J Immunol，2015，32(9)：2570‐2577.

［120］ Venturini C，Ong C，Gillen C，et al. Acquisition of the Sda1-encoding bacteriophage does not enhance virulence of the serotype M1 *Streptococcus pyogenes* strain SF370［J］. Infect Immun，2013，81(6)：2062‐2069. DOI：10.1128/iai. 00192‐13.

［121］ Wen YT，Wang JS，Tsai SH，et al. Label-free proteomic analysis of environmental acidification-influenced *Streptococcus pyogenes* secretome reveals a novel acid-induced protein histidine triad protein A (HtpA) involved in necrotizing fasciitis［J］. J Proteomics，2014，109：90‐103.

［122］ Starr C，Engleberg N. Role of hyaluronidase in subcutaneous spread and growth of group A *Streptococcus*［J］. Infect Immun，2006，74(1)：40‐48. DOI：10.1128/iai. 74.1.40‐48. 2006.

［123］ Nasser W，Beres S，Olsen R，et al. Evolutionary pathway to increased virulence and epidemic group A *Streptococcus* disease derived from 3,615 genome sequences［J］. J Pro Nat Aca Sci USA，2014，111(17)：E1768‐1776. DOI：10.1073/pnas. 1403138111.

［124］ B.，Trastoy，J.，et al. Crystal structure of *Streptococcus pyogenes* EndoS，an immunomodulatory endoglycosidase specific for human IgG antibodies［J］. J Pro Nat Aca Sci，2014，111(18)：6714‐6719.

［125］ Von Pawel-Rammingen U，Johansson B，Björck L. IdeS, a novel streptococcal cysteine proteinase with unique specificity for immunoglobulin G［J］. EMBO J，2002，21(7)：1607‐1615. DOI：10.1093/emboj/21.7.1607.

第七章

实验室诊断

第一节　概　　述

目前诊断 A 族链球菌(group A *Streptococcus*，GAS)感染主要依据细菌培养，最常用的方法是血琼脂培养法。先鉴别出有 β-溶血表型的菌落，然后用其他快速简便方法或自动化鉴定系统判定其是否为 GAS。急性 GAS 感染的病原学诊断还可以采用核酸检测、快速抗原检测。链球菌感染后继发疾病如肾小球肾炎、急性风湿热的诊断主要使用特异性抗体检测。在流行病学和暴发调查研究中，已有多种分子分型方法得以广泛应用。本章将着重介绍常用 GAS 实验室诊断方法，从标本采集到检测、再到各种分子分型方法的相关操作。

第二节　GAS 实验室诊断方法

一、标本采集

人类是 GAS 的唯一宿主，标本主要以咽拭子为主，对于皮肤感染患者可收集皮肤病灶脓液。

（一）咽拭子标本

可用于分离培养或直接检测链球菌抗原。咽拭子应在患者接受抗菌药物治疗前采集。用无菌拭子从咽后壁、扁桃体或发炎区域采样，在采集前后拭子不应接触口腔和咽部其他部位，否则会降低检出率。

（二）血液标本

患者患有菌血症或败血症时，采集血液标本先增菌后进行分离培养。应在使用抗菌药物之前采集血液标本，对已用药的患者也应在下次用药之前采集标本。最佳采集时间为发热初期或高峰期。在 24 h 内，送检标本不应多于 4 次，每天可对两个发热期进行鉴定。成人的采血量一般为 10 mL,婴幼儿为 1~5 mL,采血量越大,从标本中分离到病原菌的可能性将会增加。

（三）脓液标本

脓液标本可直接进行革兰染色涂片或分离培养。封闭性脓肿经表面消毒后,用无菌干燥注射器穿刺抽取,将采集的脓汁注入无菌试管中。开放性脓肿,首先用无菌纱布或棉布擦拭患部附近的皮肤或黏膜后,尽可能从深部抽取,或用拭子紧贴脓肿壁取样。拭子采样时应采集两个,分别做培养和革兰染色。

（四）脑脊液标本

脑脊液标本可直接进行革兰染色涂片及分离培养,或用肉汤增菌后再进行分离培养。通常通过腰椎穿刺获得,抽取 3~5 mL。

二、菌株保存与运输

（一）菌株保存

对 A 族链球菌的保存可采用甘油加胰蛋白大豆肉汤(tryptic soy broth，TSB)冻存的方法,−80℃可保存一年以上。也可用冻干法长期保存。

（二）菌株运输

一般采用含有 TSB 加葡萄糖、甘油的转运培养基进行菌株的运输。按照国际民航组织 Doc9284《危险品航空安全运输技术细则》的分类包装要求,GAS 相关标本属 B 类,对应的联合国编号分别为 UN3373。GAS 标本应按照 UN3373 的要求包装和空运,通过其他交通工具的可参照 UN3373 标准包装。按照原卫生部《人间传染的病原微生物名录》规定,A 族链球菌运输属于第三类 B 包装,根据相关规定进行运输。

（三）菌株复苏与传代

复苏甘油肉汤冻存菌株时,刮取甘油冻存菌株的冰屑接种于平板即可。（如果保存时菌没有充分悬浊开,可能沉于冻存管底部,刮取表层冰屑时可能没有菌,注意保菌质量。）如果用含有小珠子的保存管,每次挑出一枚小珠在平皿上涂开即可。菌株复苏时应注意避免反复冻融。

在平板上挑取单菌落划线,进行纯培养。复苏菌株由于第一代菌株生长状态不好,一般使用二代以后菌株进行实验研究。

三、GAS 分离培养相关鉴定

（一）形态学特征

GAS 镜下呈球形或卵圆形,直径 0.5~1.0 μm,呈链状排列,链长短不一,在液体培养基中易形成长链,无芽孢,无鞭毛。链球菌易被普通的碱性染料着色,自病灶新分离株为革兰染色阳性。

（二）不同培养基菌落生长形态特征

培养法仍为 GAS 感染诊断的金标准。GAS 为需氧或兼性厌氧，营养要求较高，常规用培养基为含 5%脱纤维羊血的胰蛋白大豆琼脂（tryptic soy agar，TSA）培养基或哥伦比亚琼脂培养基。在 35～37℃，5% CO_2 的气体环境下培养。在液体培养基中为絮状或颗粒状沉淀生长。在血平板上，经 37℃培养 24 h 后可形成灰白色、表面光滑、圆形、凸起、边缘整齐、直径为>0.5 mm 的细小菌落，少数菌落表面可呈干涩，菌落周围形成透明的 2～4 倍于菌落直径的溶血环。如果初代培养结果为阴性，应再培养 24 h 后重新观察，可显著提高 GAS 的检出率。液体培养基包括胰蛋白大豆肉汤（tryptic soy broth，TSB）和 Todd-Hewitt 肉汤（THB），也可自行配制葡萄糖磷酸缓冲液肉汤，其中 THB 肉汤特别用于血清分型的 GAS 培养。培养挑出的可疑菌落可用兰氏抗原测定、杆菌肽敏感性试验和 PYR 活性试验进行鉴定。GAS 分离培养主要是依靠识别 β 溶血性菌落，溶血性主要由其 *sls* 基因编码的溶血素产生，但临床上不携带 *sls* 基因的非溶血性 GAS 菌株已有报道，这类菌株用常规培养方法无法检出。

（三）兰氏抗原分群

根据表面的多糖抗原，链球菌可分为 18 个兰氏血清群。其中对人体致病的除了 A 群外，还有 B、C、D、F、G 群等。已有商品化的快速胶乳凝集试剂盒用于检测 β 溶血性链球菌的兰氏抗原[A、B、C、F、G 和（或）D 群]，B 群抗原似乎由无乳链球菌所特有，而大多数 F 群 β 溶血性链球菌属咽峡炎或米勒链球菌群。但 A、C、G 群链球菌根据菌落大小分为大菌落组和小菌落组。

（四）杆菌肽（bacitracin）敏感性试验

杆菌肽敏感试验有助于将酿脓链球菌与小菌落形态的 A 群链球菌或其他 PYR 阳性的 β 溶血性链球菌区分开来。在血平板上，刮取 3 个或 4 个纯培养的菌落，并大量接种，将 0.04 U 的杆菌肽药片置于培养基表面。37℃过夜培养后，药片周围出现任何抑菌环则可鉴定为 GAS。

四、GAS 核酸检测

单链化学发光核酸探针法可从咽拭子标本中直接识别 GAS 特异 rRNA 序列，与培养法相比，有较好的一致性，国外评价其敏感性和特异性分别为 89%～95%、98%～100%。该方法可用于 GAS 感染的初筛，也可用于对咽拭子培养物的批量筛检。其他基于核酸扩增的检测方法还包括环介导等温扩增法和实时荧光定量 PCR 法，前者特异性和敏感性均可达 99%以上，后者尚无可靠评价数据。

宏基因组分析主要是基于下一代基因组测序技术、测定样品中全部病原体序列的方法，与 PCR 相比，其成本较高，对操作和数据分析要求较高。目前，已有报道在 ICU 重症患者及不明原因暴发疫情中 GAS 的识别等方面发挥一定作用。

五、GAS 抗原检测

对 GAS 进行快速诊断、早期应用抗菌药物可以减轻临床症状、避免并发症发生、降低传播率。快速抗原检测（rapid antigen detection test，RADT）通过乳胶凝集或胶体金法等免疫检测方法，直接从咽拭子中检测 GAS 族特异性抗原，是最常用的 GAS 快速诊断方法，可为临床早期治疗提供重要参考。需要注意的是，某些菌种如停乳链球菌似马亚种、咽峡炎链球菌表面也能表达兰氏 A 抗原，因此对兰氏 A 抗原阳性菌株还需加做其他检测，如杆菌肽敏感性实验、PYR 试验，鉴定其是否为化脓性链球菌。另外 RADT 为阴性者仍需通过培养确认。国内报道 RADT 的敏感度为 89%～91%，特异度为 57%～94%。

六、GAS 感染抗体检测

GAS 急性感染后需要 1～2 周才可产生抗体并被检测到，故血清学检测不用于 GAS 急性感染诊断，而常用于风湿热和肾小球肾炎的辅助诊断。抗体滴度出现 4 倍升高可确定有 GAS 前驱感染，抗体滴度通常在出现风湿热和肾小球肾炎临床症状时达到峰值。抗体水平还受多种因素影响，如感染部位、患者年龄、特定地区链球菌感染的背景水平、季节变化等。年龄是决定抗体水平的最重要因素，与婴幼儿和成年人相比，6～15 岁儿童因频繁的 GAS 暴露，抗体滴度最高，因此该年龄段儿童的抗体水平要高于成人。抗体升高仅见于 GAS 感染者，携带者抗体滴度一般不升高。

链球菌感染最常用的诊断抗体是抗链球菌溶血素 O（anti-streptolysin O，ASO）和抗 DNA 酶 B。链球菌溶血素 O（streptolysin O，SLO）是 GAS 产生的一种胆固醇依赖性溶血素。ASO 抗体一般于感染一周后开始上升，3～6 周后达到最高水平。通常呼吸道 GAS 感染产生的 ASO 抗体水平高于皮肤感染的抗体水平。C 族链球菌（group C *streptococcus*，GCS）和 G 族链球菌（group G *streptococcus*，GGS）也可产生链球菌溶血素 O，因此 ASO 滴度升高并非 GAS 感染的特异性检测指标。DNA 酶 B（DNase B）是 GAS 产生的一种核酸酶，对细菌免疫逃逸至关重要。抗 DNase B 抗体滴度一般在感染 2 周后出现，与 ASO 相比，抗 DNase B 抗体滴度维持时间更长，6～8 周可能仍未达到峰值，对于前驱皮肤感染的确认比 ASO 更可靠，且 DNase B 是 GAS 特异性的成分，在 GCS 和 GGS 中不存在。风湿热患者出现 ASO 滴度升高的比例一般只占 80%～85%，因此 ASO 联合使用抗 DNase B 有助于确诊，若两者均升高，提示为 GAS 感染；若 ASO 升高而抗 DNase B 不变，有可能为 GAS 感染或 GCS 或 GGS 感染。

七、质谱检测

利用基质辅助激光解析电离飞行时间质谱（matrix-assisted laser desorption

ionization-time of flight mass spectrometry，MALDI-TOF MS)进行菌种鉴定具有快速、低成本的特点，但不易直接对临床标本进行检测，需要培养出菌落后鉴定。该方法对GAS鉴定具有较高的特异性，可用于菌落快速筛查。

八、GAS其他病原学特征鉴定

(一) GAS毒力基因筛检

1. DNA提取

刮取菌苔溶于0.5 mL生理盐水，置于1.5 mL Eppendorf管中，10 000 r/min离心2 min，弃上清，经溶菌酶、变溶菌素、透明质酸酶处理后，使用细菌基因组提取试剂盒或组织、血核酸提取试剂盒提取DNA。为长时间保存DNA，使用TE或试剂盒配套的洗脱液洗脱。由于提取的DNA仅用于普通PCR反应，洗脱体积可达到200 μL，DNA浓度10 mg/mL以上即可。提取的DNA于-20℃或以下冻存，可保存1年以上。

2. 筛检目的基因

链球菌致热外毒素(streptococcal pyrogenic exotoxin，SPE)又称为猩红热毒素(erythrogenic toxin)，是猩红热或链球菌毒素休克综合征(streptococcal toxic shock syndrome)的主要致病物质，作为超抗原，还可能是链球菌感染后自身免疫性并发症的重要致病因素。目前，已发现的致热外毒素有SpeA～C、SpeF～J、SpeK～SpeM以及SSA (streptococal superantigen)和SmeZ(streptococcal mitogenic exotoxin Z)等。其中SpeA、SpeC、SpeH、SpeI、SpeK、SpeL、SpeM和SSA位于噬菌体基因组，而其余致热外毒素基因则位于染色体基因组。另外，GAS还分泌其他多种胞外蛋白，SLO可破坏白细胞和血小板，并对机体多种组织细胞有毒性作用，如损伤心肌细胞和阻断心脏神经传导作用等；由前噬菌体编码的secreted phospholipase A2(SLA)也属于胞外蛋白，并参与细菌与宿主间的相互作用；sil基因主要与GAS的侵袭和基因的转移有关。

3. 引物序列及退火温度

见表7-1。

表7-1 毒力基因PCR扩增引物序列

基因名称		引物序列(5'-3')	扩增大小(bp)	退火温度(℃)
speA	上游	ACTTAAGAACCAAGAGATGG	353	55
	下游	CTTTATTCTTAGGTATGAAC		
speB	上游	GTCAACATGCAGCTACAGGA	257	55
	下游	AATACCAACATCAGCCATCA		

基因名称		引物序列(5'-3')	扩增大小(bp)	退火温度(℃)
speC	上游	TCTAGTCCCTTCATTTGGTG	459	55
	下游	GTAAATTTTTCAACGACACA		
speF	上游	CGAAATTAGAAAAGAGGAC	1 193	50
	下游	GGCTGAGCAAAAGTGTGTG		
speG	上游	CTGGATCCGATGAAAATTTAAAAGATTTAA	652	55
	下游	AAGAATTCGGGGGGAGAATAG		
speH	上游	GTGAATGTCCAGGGAAAAGG	317	55
	下游	GCATGCTATTAAAGTCTCCATTG		
speI	上游	AATGAAGGTCCGCCATTTTC	516	55
	下游	TCTCTCTGTCACCATGTCCTG		
speK	上游	GTGTGTCTAATGCCACCGTCT	564	55
	下游	GGAACATATATGCTCCTAGAT		
speM	上游	GGATGAGTGAATAAATCGGTAAAC	425	55
	下游	AGTCTGGGACGATGATAA		
ssa	上游	TGATCAAATATTGCTCCAGGTG	502	55
	下游	TCCACAGGTCAGCTTTTACAG		
smez	上游	CGGGATCCTTAGAAGTAGATAATA	630	52
	下游	AAGAATTCTTAGGAGTCAATTTC		
sil	上游	GGAGTTGGTTTATCAAATGTCAG	637	55
	下游	ATCTGCCACAAAGACTGATCAAG		
slaA	上游	ACCATGGAAGGGATAAATGATAAAA TGG	496	45
	下游	CGAATTCTTAACATCCTATAGAACCT AC		
slo	上游	AATATCAACACTACACCAGT	220	55
	下游	CTGTTGAAACATTGGCATAG		

4. PCR 扩增参数

94℃：5 min；

以下参数循环 30 次：

94℃：30 s；

退火温度：30 s；

72℃：1 min。

最后 72℃延伸 5 min。

5. 电泳结果判读

1.5%琼脂糖凝胶电泳。

（二）生化反应

可利用商品化的生化鉴定条，简要工作流程为：将菌液与 20 个生化反应底物进行显色反应，将所有反应赋值，每 3 个反应一组，把每组阳性反应的值求和，形成一个 0～7 的数值，按板条顺序排列为一个 7 位编码，查阅编码，找到相应菌种。

（三）血清分型

早期的 GAS 血清学分型方法主要包括 T 分型、M 分型及混浊因子（opacity factor，OF）分型。其中最经典的分型方法是 M 分型，1962 年由丽贝卡·兰斯菲尔德建立。目前已有 200 多个血清型。M 分型曾经在 GAS 疾病的流行病学研究和 GAS 疾病的预防和控制中发挥了非常重要的作用。但因存在很多缺点如抗 M 蛋白血清制备难、血清效价容易降低、部分菌株无法鉴定出 M 型、菌株经多次传代后易丢失 M 蛋白、M 型种类多、操作烦琐等，目前已被 emm 基因分型法完全替代。

（四）emm 基因分型

20 世纪 90 年代中期由美国 CDC 建立。是目前最常用的 GAS 分型方法，emm 基因编码 M 蛋白，其 5′端为可变区，3′端为保守区，5′端可变区的高度变异性是 M 型多样性的分子基础。emm 分型是通过 PCR 扩增及测序，获得 GAS 的 5′高变区序列，通过搜索 emm 基因型数据库确定（https：//www.cdc.gov/streplab）。

emm 分型不仅可以预测相关的 M 型，且分辨率大远高于 M 分型。

1. GAS 核酸提取

（1）将 GAS 在含 5% 脱纤维羊血的 TSA 培养基中复苏，37℃，培养 24 h 后挑取单菌落转种于血平板，37℃，培养 24 h。

（2）用取菌环刮取菌苔转入 1.5 mL 离心管中（约半环），加入 300 μL 生理盐水重悬。

（3）70℃，加热 15 min。

（4）高速离心 2 min，弃上清。

（5）加入 50 μL TE（10 mM Tris，1 mM EDTA，pH8.0），10 μL 变溶菌素（3 000 units/mL），2 μL 透明质酸酶（30 mg/mL），重悬，充分混匀。

（6）37℃，孵育 15 min。

（7）100℃，加热 10 min 中后取上清，作为 PCR 模板，剩余于−80℃保存备用。

注：也可以直接用溶菌酶＋变溶菌素＋透明质酸酶＋Qiagen 试剂盒的方法精提。

2. PCR 扩增

（1）扩增引物

e1：5′- tatt(c/g)gcttagaaaattaa - 3′。

e2：5′- gcaagttcttcagcttgtttt - 3′。

（2）反应体系见表 7 - 2

表 7 - 2 *emm* 基因 PCR 体系

成　　分	体　　积
10×Buffer(含 15 mmol/L MgCl$_2$)	10 μL
dNTP(2.5 mmol/L)	8 μL
Taq 酶(2.5 U/μL)	1 μL
上游引物 e1(70 μmol/L)	1 μL
下游引物 e2(70 μmol/L)	1 μL
模板	1 μL
纯水	78 μL

（3）循环参数如下：

1）94℃：1 min。

2）10 个循环：94℃：15 s;46.5℃：30 s;72℃：1 min 15 s。

3）20 个循环：94℃：15 s;46.5℃：30 s;72℃：1 min 15 s(每循环增加 10 s)。

4）72℃延伸 10 min。

（4）PCR 产物鉴定

1.5%琼脂糖凝胶电泳,120 V 电泳 30 min,最后作凝胶成像分析。鉴定完毕后 PCR 产物－20℃保存备用。

3. PCR 产物测序

（1）PCR 扩增产物大小在 1.5 kb 左右,送测序公司进行单向测序。

（2）测序引物：emmseq2 - TATTCGCTTAGAAAATTAAAAACAGG。

4. *emm* 基因型/亚型的确定

（1）截取测序序列至少前 240 个碱基或更长,提交至 *emm* 数据库（https：//www2. cdc. gov/vaccines/biotech/strepblast. asp）,进行型特异性 BLAST。大部分的搜索,将会得到序列中 150 个碱基(编码成熟 M 蛋白的前 50 个氨基酸)完全匹配于某亚型的结果（*emm*1.1 指 *emm*1 型中的 *emm*1.1 亚型,而 *emm*1.0 型指的是 M1 型参照菌株的 *emm* 基因序列)。如果 BLAST 结果还显示完全匹配于该亚型的 180 个碱基(包括 10 个信号肽序列及 50 个成熟 M 蛋白氨基端序列),则可以确定亚型,无需做进一步的 BLAST。

（2）如果第一次 BLAST 后,未显示完全匹配(180/180)的结果,应选择原始 *emm* 序列(full untrimmed emm sequence)数据库再做一次 BLAST,来确定 150 个碱基 5′以外的 30 个碱基是否也能完全匹配(例如,首次 BLAST 中,序列的 70～219 个碱基完全匹配于某亚型后,在第二次 BLAST 中应得到 30～219 个碱基序列完全匹配于该亚型序列),才能得出正确的分型结果。

（3）如果两次 BLAST 均未得到完全匹配的结果，需把序列的测序彩图提交给数据库负责人，来确定是否为新的型和（或）亚型，鉴定后的新亚型或型特异性序列将被添加至 *emm* 序列数据库。

（五）脉冲场凝胶电泳（PFGE）操作程序

GAS 的 PFGE 操作步骤主要参考单核细胞增生李斯特氏菌的标准化程序，具体步骤如下。所用 Marker(H9812)的制备按照沙门氏菌的标准化程序。

（1）细菌培养：从检测培养基上挑取单菌落，接种于含 5% 去纤维蛋白羊血的哥伦比亚琼脂平板上培养。37℃培养 18～24 h。

（2）胶块制备：在 1.5 mL eppendorf 管上标记好对应样品的名称，从培养皿上刮取适量细菌，悬浊于 TE 中，用 eppendorf 分光光度计测其 OD 值，调整至 6.5～7.5 之间。取 240 μL 菌悬液于相应的 1.5 mL eppendorf 管中，加入 60 μL 溶菌酶(10 mg/mL)，用移液枪吹打。注：不需振荡摇匀。37℃水浴，10 min。准备 10 mL 的 1.2% SKG。按表 7-3 准备 SSP。

表 7-3　SSP 的配制

菌株数量	SDS(10%)	SKG(1.2%)	蛋白酶 K(20 mg/mL)
1	30 μL	267 μL	3 μL
11	330 μL	2.9 mL	33 μL
13	390 μL	3.5 mL	39 μL
16	480 μL	4.3 mL	48 μL
25	750 μL	6.7 mL	75 μL

从 37℃水浴拿出菌悬液。取 300 μL 预热(53～56℃)的 SSP，与 300 μL 菌悬液混合，用移液枪轻轻吹打 5 次左右至液体混匀，避免产生气泡。将混合物立即加入模具，避免产生气泡，在室温下凝固 10～15 min 或置于 4℃冰箱 5 min。

（3）细胞裂解：配制细胞裂解液(CLB)，每个管子加入 5 mL 细胞裂解液和 25 μL 蛋白酶 K(20 mg/mL)。将胶块放入模具的 screw-cap 管中，在 55℃水浴摇床中振荡孵育 2 h，转速 150～200 r/min。洗胶块：从水浴摇床中拿出管，轻轻倒掉 CLB。每管中加入 15 mL 预热的纯水 54℃水浴摇床中 15 min。倒掉水，加入 15 mL 预热的 TE，在 54℃的水浴摇床中重复洗 3 次，时间分别为 15 min，15 min，30 min。倒掉 TE，加入 5 mL TE，放在 4℃冰箱保存备用。

（4）染色体 DNA 的酶切：准备 30℃和 37℃水浴。配制 SmaI、XbaI 的稀释缓冲液

（含 100 μg/mL BSA，不含酶），混匀。在每个样品管中加入 200 μL 酶切缓冲液。小心从 TE 中取出胶块放在干净的培养皿上，用刀片切下 2 mm 宽的胶块放入 1.5 mL eppendorf 管中。分别放在 30℃ 和 37℃ 水浴中孵育 15 min。孵育完，吸出液体，每管加入 200 μL 酶切缓冲液（含 50USmaI、XbaI）。30℃ 和 37℃ 孵育 2～4 h。

（5）加样和电泳：制备 1% 胶，调整梳子的高度，使梳子齿与胶槽的底面相接触。用水平仪调整胶槽使其水平。从 37℃ 水浴中取出胶块，平衡到室温。用枪头吸出酶切混合液，枪头应贴至管底，避免损伤或吸出胶块。每管加入 200 μL 0.5×TBE，用枪头冲洗胶块。把梳子平放在胶槽上，把胶块加在梳子齿上。把梳子放入胶槽，确保所有的胶块在一条线上，并且胶块与胶槽的底面相接触。从胶槽的下部中央缓慢倒入 100 mL 熔化的在 53～56℃ 平衡的 1% SKG。在室温下凝固 30 min。设置电泳参数。大、小胶均用此参数。初试切换时间=4.0 s，最后切换时间=40.0 s，宽 14 cm×长 13 cm 的胶，电泳时间为 19 h。

（6）染色、脱色和成像：电泳后将胶放入相应浓度的 Gelred 染液或者含 1 μg/mL 溴化乙啶（EB）染色 25～30 min，置纯水中脱色 90 min，每 30 min 换一次纯水。在读胶仪中成像，并转换成 TIFF 图像格式保存，TIFF 文件大小约为 340 k，不得小于 300 k，否则影响数据分析。

（六）多位点序列分析(MLST)方法

多位点序列分型（multilocus sequence typing，MLST）不仅可应用于分子流行病学研究，还可用于分析微生物的种群结构（population structure）。GAS 的 MLST 方法是由 Brian Spratt 和 Debra Bessen 的两个实验室共同合作研究建立，扩增 GAS 的 7 个管家基因内部片断进行序列比对，并通过不同等位基因的排列组合来确定序列型。目前 GAS 的 MLST 数据库包含 4 253 个不同来源的菌株及其背景资料（截至 2023 年 1 月 26 日）。GAS 的 MLST 标准化方法和数据库资料详见如下链接（https://pubmlst.org/organisms/streptococcus-pyogenes）。

（1）管家基因引物：用于 MLST 分型的 GAS 7 个管家基因及其扩增引物如表 7-4。

表 7-4　GAS 的 7 个管家基因扩增引物

基 因 名 称		引物序列(5'-3')	片段大小(bp)
葡萄糖激酶(*gki*)	gki-up	GGCATTGGAATGGGATCACC	498
	gki-dn	TCTCCTGCTGCTGACAC	
谷氨酰胺转运蛋白(*gtr*)	gtr-up	GAGGTTGTGGTGATTATTGG	450
	gtr-dn	GCAAAGCCCATTTCATGAGTC	
谷氨酸外消旋酶(*murI*)	murI-up	TGCTGACTCAAAATGTTAAAATGATTG	438
	murI-dn	GATGATAATTCACCGTTAATGTCAAAATAG	

续　表

基因名称		引物序列(5′-3′)	片段大小(bp)
DNA 错配修复蛋白(*mutS*)	mutS-up	GAAGAGTCATCTAGTTTAGAATACGAT	405
	mutS-dn	AGAGAGTTGTCACTTGCGCGTTTGATTGCT	
转酮醇酶(*recP*)	recP-up	GCAAATTCTGGACACCCAGG	459
	recP-dn	CTTTCACAAGGATATGTTGCC	
黄嘌呤磷酸核糖转移酶基因(*xpt*)	xpt-up	TTACTTGAAGAACGCATCTTA	450
	xpt-dn	ATGAGGTCACTTCAATGCCC	
乙酰辅酶 A 乙酰基转移酶(*yiqL*)	yiqL-up	TGAACAGTATGGACTGACCAGAGAACAAGATGC	434
	yiqL-dn	CAAGGTCTCGTGAAACCGCTAAAGCCTGAG	

（2）PCR 扩增

参数如下：

95℃：5 min。

以下参数循环 28 次：

95℃：1 min。

55℃：1 min。

72℃：1 min。

反应完毕后，PCR 产物−20℃保存备用或进行测序。测序引物与 PCR 引物相同，因此为了得到良好的测序结果，PCR 产物最好为单一条带，有必要时可调整 PCR 参数来优化扩增条件如调整退火温度。

（3）等位基因的比对：由于等位基因的鉴定是通过 7 个管家基因内部片断的序列比对来进行，所以扩增产物经测序后得到的序列必须经过剪切才能在数据库中进行比对。7 个管家基因的参考序列可从 MLST 网站下载（https://pubmlst.org/organisms/streptococcus-pyogenes）。由于单碱基变异也能产生新的等位基因，所以基因序列必须通过双向测序获得，并保证 100% 正确。剪切后的 7 个管家基因序列可以单独或同时进行网上数据库比对，得到相应的等位基因号（allele number）。

（七）耐药基因检测

GAS 对大环内脂类药物的耐药机制主要与靶点修饰和药物的主动泵出有关。靶点修饰主要是由 *erm*（erythromycin resistance methylase）家族编码的甲基化酶使 23S rRNA 的腺嘌呤甲基化，导致红霉素不能与靶点结合而造成耐药，目前已发现的引起 GAS 对红霉素耐药的甲基化酶有两种，分别由 *ermB* 和 *ermTM* 编码，这两种甲基化酶还与 GAS 对林可酰胺类（克林霉素）和链阳菌素类（奎奴普汀/达福普汀）药物的耐药有关；药物的主动泵出机制主要与 *mef* 基因有关，目前与链球菌耐药相关的 *mef* 有两种变异型

(variants)，分别为 *mefA* 和 *mefE*，分别发现于 GAS 和肺炎链球菌。GAS 3 种耐药基因的扩增引物序列见表 7 - 5。

1. PCR 扩增程序

参数如下：

(1) *ermB* 与 *mefA*

    94℃：4 min；

    以下参数循环 30 次：

    94℃：1 min；

    57℃：1 min；

    72℃：1 min；

    72℃：1 min。

(2) ermTM

    94℃：4 min；

    以下参数循环 35 次：

    94℃：30 s；

    42℃：30 s；

    72℃：1 min；

    72℃：5 min。

2. PCR 扩增引物

见表 7 - 5。

表 7 - 5　耐药基因 PCR 扩增引物序列

引　　物	引物序列(5′→3′)	产物大小	退火温度
ermB			
Forward	GAAAAGGTACTCAACCAAATA	525 bp	57℃
Reverse	AGTAACGGTACTTAAATTGTTTAC		
ermTM			
Forward	GAAGTTTAGCTTTCCTAA	420 bp	42℃
Reverse	GCTTCAGCACCTGTCTTAATTG		
mefA			
Forward	AGTATCATTAATCACTAGTGC	345 bp	57℃
Reverse	TTCTTCTGGTACTAAAAGTGG		

（尤元海　撰写，郑跃杰　审阅）

参考文献

［1］ 禹定乐，卢清华，尤元海，等.中国儿童 A 族链球菌感染相关疾病的诊断、治疗与预防专家共识［J］.中华实用儿科临床杂志，2022，37（21）：1604－1618.

［2］ Shulman ST，Bisno AL，Clegg HW，et al. Clinical practice guideline for the diagnosis and management of group A streptococcal pharyngitis：2012 update by the Infectious Diseases Society of America［J］. Clin Infect Dis，2012，55（10）：e86－102. 10.1093/cid/cis629.

［3］ Murray，PR，Wold AD，Hall MM，and J. A. Washington. 1976. Bacitracin differentiation for presumptive identification of group A beta-hemolytic streptococci：comparison of primary and purified plate testing. J. Pediatr. 89：576－579.

［4］ Tyler，SD，Johnson WM，Huang JC，F. E. Ashton，G. Wang，D. E. Low，and K. R. Rozee. 1992. Streptococcal erythrogenic toxin genes：detection by polymerase chain reaction and association with disease in strains isolated in Canada from 1940 to 1991. J. Clin. Microbiol. 30：3127－3131.

［5］ Norrby-Teglund A，Newton D，Kotb M，et al. 1994. Superantigenic properties of the group A streptococcal exotoxin SpeF（MF）. Infect. Immun. 62：5227－5233.

［6］ Proft，T，Moffatt SL，Berkahn CJ，et al. 1999. Identification and characterization of novel superantigens from *Streptococcus pyogenes*. J. Exp. Med. 189：89－102.

［7］ Green，NM，Beres SB，Graviss EA，et al. 2005. Genetic diversity among type *emm*28 group A *Streptococcus* strains causing invasive infections and pharyngitis. J. Clin. Microbiol. 43：4083－4091.

［8］ Jing，HB，Ning BA，Hao HJ，et al. 2006. Epidemiological analysis of group A streptococci recovered from patients in China. J. Med. Microbiol. 55：1101－1107.

［9］ Lancefield，R. C. 1962. Current knowledge of type-specific M antigens of group A streptococci. J. Immunol. 89：307－313.

［10］ Facklam，R，Beall B，Efstratiou A，et al. Tyrrell. 1999. *emm* typing and validation of provisional M types for group A streptococci. Emerg. Infect. Dis. 5：247－253.

［11］ Johnson，DR，Kaplan EL，VanGheem A，et al. 2006. Characterization of group A streptococci（*Streptococcus pyogenes*）：correlation of M-protein and *emm*-gene type with T-protein agglutination pattern and serum opacity factor. J. Med. Microbiol. 55：157－164.

［12］ Enright MC，Spratt BG，Kalia A，et al. Multilocus sequence typing of *Streptococcus pyogenes* and the relationships between *emm* type and clone. Infect Immun. 2001；69（4）：2416－2427.

第八章

抗菌药物耐药机制

A 族链球菌(group A *streptococcus*, GAS)是一种重要的人类病原体,每年可导致 6 亿多人感染。它可定植于人体呼吸道和皮肤,也可导致一系列感染性和免疫性疾病。抗感染是 GAS 的主要治疗方法。GAS 作为革兰阳性球菌,β-内酰胺类、大环内酯类、林可酰胺类、四环素类、喹诺酮类、磺胺类、糖肽类等抗菌药物对其均有疗效。就抗菌药物药性而言,GAS 对大多数抗菌药物仍然高度敏感。β 内酰胺类是治疗 GAS 感染的首选药物;自 β 内酰胺类抗菌药物产生以来,GAS 始终保持对其敏感性。虽未有报道显示 GAS 对青霉素有耐药性,但相关研究证实青霉素在 GAS 咽炎的治疗中失败率达 20%～40%。头孢菌素类是青霉素过敏个体一线替代药物,大环内酯类、林可酰胺类和链阳霉素 B 类是部分国家和地区对 β-内酰胺类过敏、治疗失败和重度侵袭性感染个体的首位替代治疗或辅助治疗药物。临床需依据个体化原则合理应用抗菌药物。下面详细介绍 GAS 对各类常见抗菌药物的耐药机制。

一、β-内酰胺类

β-内酰胺类抗菌药物具有安全和价廉的优点,是 GAS 感染的首选药物,目前尚未发现对青霉素耐药的 GAS。尽管自 20 世纪 40 年代以来,GAS 对 β-内酰胺类仍然普遍敏感,但却有大量的治疗失败的报道。例如,一项治疗研究的荟萃分析显示,从 1953 年到 1993 年,GAS 咽炎的细菌学治疗失败率约为 12%。在过去的 15 年中,世界上一些地区的青霉素治疗失败率飙升至近 40%。青霉素治疗失败的可能原因包括:① GAS 在细胞内持久存在,而青霉素对扁桃体组织包括扁桃体上皮细胞的渗透性差;② 产 β-内酰胺酶的细菌,如金黄色葡萄球菌属、嗜血杆菌属、卡他莫拉菌属和厌氧菌等,通常是口腔微生物群的一部分,它们对 GAS 起到一定的保护作用;③ 卡他莫拉菌和 GAS 之间共同聚集,可能会通过促进 GAS 对人类上皮细胞的黏附而加强其定植;④ 共生细菌微生物群的改变,可以竞争营养素。

虽然青霉素是治疗 GAS 咽扁桃体炎的首选药物,但一项荟萃分析表明,口服头孢菌素(如头孢羟氨苄和头孢泊肟酯)似乎比口服青霉素更有效,其细菌学治疗失败和临床治疗失败率要低两倍。此外,在头孢菌素更有效的复治病例中,青霉素的治疗失败率最高。头孢菌素的卓越抗菌活性似乎与其对 GAS 的根除能力有关,这可能是源于它们在杀死被摄入的细菌细胞方面的效力更高。

从机制上讲,β-内酰胺类抗菌药物通过与高分子量青霉素结合蛋白(penicillin-binding proteins,PBPs)结合,抑制肽聚糖合成的最后步骤。在肺炎链球菌和草绿色链球菌中,对β-内酰胺类抗菌药物的耐药性是通过产生低亲和力酶而改变 PBP 结合位点介导的。相比之下,尽管广泛应用青霉素来治疗 GAS 感染,但在β-溶血性链球菌中,还没有β-内酰胺类抗菌药物临床耐药的报道。产生这种差异的一个可能解释是,GAS 交换遗传物质和获得新耐药基因的能力有限。与肺炎链球菌不同,GAS 本身并不具有获得外源 DNA 的能力,也不容易获得外源 DNA,尽管它确实能产生多种类型的胞外 DNA 酶。此外,GAS 的接合基因转移似乎非常罕见,因为临床分离株很少含有质粒。最后,在用甲烷磺酸乙酯(ethyl methane sulfonate)处理后,在体外分离出青霉素耐药(penicillin-resistant)和青霉素耐受(penicillin-tolerant)的 GAS 实验室突变体。这些菌株大体形态异常,表达低活性 PBPs,青霉素的最低抑菌浓度(minimum inhibitory concentration,MIC)增加了 32 倍(从 0.006 $\mu g/mL$ 到 0.2 $\mu g/mL$),但表现出严重的生理缺陷,生长速度极差,形态严重异常。这一发现表明,这些菌株作为临床分离株的可能性很低,而在这些突变株中观察到的耐受性(tolerance)似乎没有临床意义。与粪肠球菌株相比,在任一 GAS 中均未发现β-内酰胺酶基因。

GAS 对β-内酰胺类抗菌药物始终保持高度敏感性,尽管对青霉素类药物的临床耐药性还未有报道,但近些年出现与 *pbp2x* 基因突变相关的对β-内酰胺类抗菌药物敏感性降低的 GAS 菌株。GAS 对β-内酰胺类抗菌药物敏感性降低问题不容小觑。2020 年美国报道了两株对β-内酰胺类药物敏感性降低的 GAS 克隆株。这两株 GAS 均为 *emm*43.4/ST3 型,并含有 *pbp2x* 错义突变(T553K),导致对氨苄西林和头孢噻肟的 MIC 分别是无 *pbp2x* 突变的近缘菌株的 8 倍和 3 倍。这种 MIC 的增加是由于 *pbp2x* 基因内的一个单点突变,导致 Thr553Lys 在一个保守的位置上被取代。通过调查地理上广泛分布的 GAS 分离株(*emm*1、*emm*28 和 *emm*89 型)的 7 000 多个基因组序列,马瑟(Musser)等人发现 137 个菌株(~2%),在 *pbp2x* 中有 37 个非同义的突变(相当于 36 个密码子)。作者显示一些 *pbp2x* 突变之间存在关联,而β-内酰胺在一些遗传背景中降低了敏感性。通过研究近 10 000 个 GAS 基因组(115 个 *emm* 类型,321 个 ST)的 PBPs(即 PBP1a、PBP1b、PBP2a 和 PBP2x)的序列变异,其他作者表明,只有 4 个 GAS 分离株(0.04%)在 PBP2x 和 PBP1a 的转肽酶活性位点图案内有替换,而未发现 Thr553Lys。这些发现表明,这些 PBP 突变在 GAS 临床分离株中极为有限。此外,β-内酰胺类药物的 MIC 仍在敏感范围内,这种敏感性降低的临床影响尚不清楚。尽管如此,有研究表明,在使用坏死性肌炎的小鼠模型时,PBP2X 中的一个氨基酸替换(Pro601Leu)所赋予的亚临床 β-内酰胺耐受性导致了竞争性优势。

除此之外,由于国内外有些学者对 GAS 及其耐药的认识不够,出现了一些不严谨的报道。美国临床实验室标准化研究所(Clinical and Laboratory Standards Institute, CLSI)抗菌药物敏感性测定分会制定的抗微生物药物敏感性试验操作方法和判断标准,在全球范围内被广泛认可,被许多国家和地区所采用。CLSI 的标准中,青霉素对 β-溶血性链球菌感染的标准多年来从未改变:认为最小抑菌圈直径≥24 mm 或 MIC≤0.12 μg/mL 表明对青霉素敏感,以及对其他 β-内酰胺类抗菌药物(氨苄西林、阿莫西林、头孢克洛、头孢泊肟、头孢丙烯、头孢地尼等)亦敏感。对于青霉素中介或耐药,尚无具体的 CLSI 标准。据 CLSI 2022 介绍,青霉素和氨苄西林是治疗溶血性链球菌感染的首选药物。经美国食品和药物管理局批准,在治疗溶血性链球菌感染时,不需常规进行青霉素和其他 β-内酰胺类抗菌药物的敏感性检测,因为非敏感的分离株(即青霉素 MIC>0.12 μg/mL 和氨苄西林 MIC>0.25 μg/mL)在任何 β-溶血性链球菌中都极为罕见。国内有不少对 β-内酰胺类"中介""耐药"的 GAS 相关报道,且大多数来自国内研究和国内主要细菌耐药监测网。除国内的报道外,我们还发现,国外亦有一些类似的报道。比如,2001 年墨西哥的一项研究报道了 10 株(5%)对青霉素敏感性降低(diminished susceptibility toward penicillin)的 GAS 菌株,其 MIC 值有增高(0.25~0.75 μg/mL)。2006 年印度的一项研究发现,34 株 GAS 中有 7 株(20.6%)对青霉素不敏感(MIC 0.19~0.25 μg/mL)(penicillin nonsusceptible)。2011 年在日本的一项研究发现在 93 株 GAS 中有 2 株对青霉素"耐药"(MIC>2.0 U/mL),在此文中作者直接将青霉素 MIC 值增高的 GAS 判断为"耐药"(resistant);2018 年一项印度西南部南卡纳塔克邦的研究报道中提出,GAS 头孢噻肟耐药率为 4.2%。这两项研究直接给出"耐药"的结论,显然是不严谨的。

近些年在多个国家出现青霉素敏感性降低(MIC 值增高)的 GAS 的报道。这些报道引起了国际传染病、医学微生物学和公共卫生界的极大关注,青霉素敏感性降低的 GAS 的出现是令人极为担忧的,因为 PBP 突变被认为是最终完全青霉素耐药的第一步,正如以前在其他链球菌中观察到的那样。

二、大环内酯类-林可酰胺类-链阳霉素 B 类

大环内酯类、林可酰胺类和链阳霉素 B 类(macrolides, lincosamides, and streptogramins B, MLS$_B$)是部分国家和地区对 β-内酰胺类过敏、治疗失败和重度侵袭性感染个体的首位替代治疗或辅助治疗药物。随着这类抗菌药物的广泛应用,GAS 逐渐对 MLS$_B$ 类产生耐药性。由于 GAS 菌株对抗菌药物耐药性及其相关表型在不同年代和/或

地区具有很大区别,在某些国家和(或)地区 MLS$_B$ 不能作为对 β-内酰胺类过敏个体的替代治疗。

GAS 对 MLS$_B$ 耐药主要包括靶位点修饰(MLS 型)及主动外排(M 型)两种机制。MLS 型耐药机制是由甲基化酶基因介导,通过降低 GAS 核糖体与抗菌药物作用靶点亲和力,联合抵抗 MLS$_B$ 抗菌药物。MLS 型耐药可由 *ermB* 及 *ermA* 甲基化酶基因介导,分为结构型(cMLS)及诱导型(iMLS)两种表型。iMLS 表型 GAS 诱导前对林可酰胺类敏感,诱导后对林可酰胺类高水平耐药,可分为 iMLS-A、iMLS-B、iMLS-C 和 iMLS-D4 种亚型。cMLS 表型及 iMLS-A 亚型携带 *ermB* 甲基化酶基因,iMLS-B 亚型携带 *ermA* 甲基化酶基因及 1 个新颖外排泵基因,iMLS-C 亚型携带 *ermA* 甲基化酶基因,iMLS-D 亚型携带 *ermB* 甲基化酶基因,M 表型携带 *mefA* 外排泵基因。其他不常见的大环内酯类耐药机制包括 23SrRNA 基因序列的突变和(或)L4 和 L22 核糖体蛋白改变、细胞侵入性与红霉素抗性之间的关联等。此外,由 *lsaE-lnuB* 基因岛介导的 GAS 菌株表达对林可酰胺类耐药、大环内酯类敏感的 L 耐药表型。

值得注意的是,毒力和大环内酯类耐药性之间的关系已经出现。具体来说,红霉素耐药性与 GAS 的细胞侵袭性增加有关。事实上,这种联系可能是由于 *prtF1* 基因的存在,该基因在大环内酯类耐药的菌株中更常见。*prtF1* 基因编码纤维连接蛋白结合蛋白 F1,这是一种使 GAS 能被人呼吸细胞有效内化并在其中存活的黏附物。相反,生物膜的形成可能是解释大环内酯类对 GAS 临床分离株治疗失败和复发的重要因素。此外,红霉素敏感菌株形成的生物膜显著厚于耐药菌株,而携带 *erm* 类基因的菌株的生物膜组织比 *mefA* 阳性菌株的要少。最后,*prtF1* 的存在似乎与形成生物膜的能力呈负相关。

大环内酯类常作为阻断 GAS 外毒素产生的手段或对 β 内酰胺类过敏患者替代治疗药物而被推荐;而对大环内酯类敏感的 GAS 会利用生物膜形成隔离,成为逃避抗菌药物素治疗的机制从而在宿主体内产生严重的 GAS 侵袭性感染,如链球菌毒性休克综合征和坏死性筋膜炎。20 世纪 90 年代始,由于 MLS$_B$ 抗菌药物作为二线治疗儿童 GAS 感染药物被广泛使用,使其在世界范围内达到高比例耐药。伴随着 GAS 对大环内酯类耐药率增加,大环内酯类耐药的 GAS 在全球范围内播散,成为全球关注的问题。GAS 的多重耐药现象日益严重,给临床治疗带来极大挑战,中国尤其是重灾区。我国 GAS 对第一代和第二代大环内酯类耐药,使得它们的应用受到了限制,对第三代大环内酯类酮内酯类(以泰利霉素为代表)也耐药。大环内酯类的应用仍面临许多难题,比如至今尚无一种大环内酯类抗菌药物能够很好地抑制临床分离的高水平 cMLS 耐药的 GAS,且细菌的耐药性将由一二代大环内酯类向第三代大环内酯类渗透,多重耐药问题仍难以避免。而阿奇霉素近年来被广泛用于治疗非 GAS 感染的咽扁桃体炎和其他的上呼吸道感染和急性支气管炎。国外已有许多报道提示,大环内酯类抗菌药物的广泛应用是其耐药率增加的主要原因。

GAS 对大环内酯类的耐药率增加及高水平耐药使得大环内酯类抗菌药物不能很好地控制 GAS 感染,很可能会导致临床治疗失败,甚至会出现 GAS 的严重感染或感染后疾病如风湿热、肾小球肾炎等。我国 GAS 对大环内酯类及克林霉素的耐药率一直较高。研究显示,2005—2008 年我国 5 个城市(北京、上海、重庆、深圳、广州)来源的 GAS 菌株对阿奇霉素和克林霉素的耐药率分别高达 98% 和 97%,2016—2018 年我国深圳地区 GAS 对阿奇霉素、克林霉素的耐药率分别为 91.5%、90.6%,均高于北美及部分欧洲国家,且 GAS 菌株对抗菌药物耐药性及其相关表型在不同年代和(或)地区具有很大差别,故在我国,用大环内酯类及克林霉素作为对 β-内酰胺类抗菌药物过敏个体的替代治疗可能面临治疗失败的风险。如做了药敏试验,可据药敏结果选择敏感的抗菌药物。对青霉素类或头孢类抗菌药物过敏患者,可考虑万古霉素和利奈唑胺作为备选药物。

三、氨基糖苷类

氨基糖苷类抗菌药物是杀菌剂,主要通过与 30S 核糖体小亚基的 16SrRNA 结合来抑制细菌蛋白质的生物合成。这些分子引起的其他代谢紊乱包括干扰呼吸链电子传输系统、诱导离子紊乱、破坏细菌细胞膜完整性以及干扰 DNA/RNA 合成等。氨基糖苷类抗菌药物对大量需氧的革兰阴性杆菌和革兰阳性球菌具有活性,但对厌氧菌则具有高度耐药性。与肠球菌一样,链球菌对低浓度氨基糖苷类抗菌药物(MIC 为 $4\sim64\ \mu g/mL$)具有内在抗药性,这是由于它们的药物吸收有限。然而,氨基糖苷类抗菌药物与细胞壁抑制剂(如青霉素和糖肽类等)的联合使用会产生显著的协同杀菌作用。事实上,这些分子介导的肽聚糖合成的抑制会增加氨基糖苷类的摄取并诱导活性氧物种的形成。由于氨基糖苷类修饰酶(aminoglycoside-modifying enzymes,AMEs)介导的酶失活,对氨基糖苷类的高水平耐药性(MIC>2 000 $\mu g/mL$)完全消除了协同杀菌活性,而较不常见的机制对应于核糖体改变。值得注意的是,编码 AMEs 的基因位于质粒上。根据所催化的反应,AMEs有三类:氨基糖苷乙酰转移酶(aminoglycoside acetyltransferases,AACs)、氨基糖苷磷酸转移酶(aminoglycoside phosphotransferases,APHs)和氨基糖苷核苷酸转移酶(aminoglycoside nucleotidyltransferases,ANTs)。在肠球菌(均与链球菌密切相关)中,主要的 AME 酶是:APH(3′)-Ⅲa,介导高水平的卡那霉素抗性;ANT(4′)-Ⅰa,介导对卡那霉素、阿米卡星和妥布霉素的抗性;AAC(6′)-Ⅰe-APH(2′)-Ⅰa 是一种双功能酶,介导对几乎所有临床可用的氨基糖苷类的耐药性,包括卡那霉素、阿米卡星、妥布霉素、庆大霉素和奈替米星,但链霉素除外。在 A 族链球菌中,对氨基糖苷类的高水平耐药似乎很少见,只有少数同时对卡那霉素和链霉素耐药的菌株被报道。这种抗性是由于产生了APH(3′)-Ⅲa 和 ANT(6)-Ⅰa 酶,并已被证明可通过结合转移进行转移。迄今为止,尚未发现对庆大霉素耐药的临床分离株。

四、氟喹诺酮类

氟喹诺酮类(fluoroquinolones，FQs)作为杀菌剂广泛应用于人医和兽药领域。FQ分子的靶标是Ⅱ型拓扑异构酶(即 DNA 回旋酶和 DNA 拓扑异构酶Ⅳ)，它们都是由GyrA2B2 和 ParC2E2 两个亚基组成的异四聚体。由于 FQ 在临床上的广泛应用，在过去的 30 年中，细菌对这些化合物的耐药性越来越高。在革兰阳性球菌中，氟喹诺酮耐药是由于 parC 和 gyrA 基因的 120 bp 保守片段，即所谓的喹诺酮类耐药决定区(QRDRs)发生点突变导致的靶标改变。亲水性 FQ 分子的活性外排也是可能的。值得注意的是，质粒介导的耐药最近在肠杆菌科细菌中被描述，但在革兰阳性球菌中尚未发现。

在链球菌中，高水平的 FQ 耐药性仅由靶标修饰介导，而在肺炎链球菌和草绿色链球菌中，活性外排可能赋予低水平的耐药。然而，在 GAS 中尚未检测到后一种机制。重要的是，FQ 耐药的产生和传播还可能是由于 parC QRDR 内的种间重组，以及与 A 族链球菌共享一个全球基因库的 S. dysgalactiae subsp. equisimilis 通过水平基因转移获得耐药性。由于 A 族链球菌缺乏天然的转化能力，其遗传信息很可能通过噬菌体进行转导。在 GAS 的临床分离株中已经报道了如下突变：Ser81Ala/Tyr/Phe、GyrA 的 Glu85Ala 和Met99Leu、Ser79Ala/Tyr/Phe、Asp83Asn、Asp91Asn、Ala121Val、Gly128Val 和 Ser140Pro。值得注意的是，高耐药菌株(左氧氟沙星 MIC≥16 mg/L)在 gyrA 和 parC 基因的QRDRs 中通常存在多个突变，而低水平耐药(左氧氟沙星 MIC 2～4 mg/L)通常是由于ParC 中的单一替代。

在临床分离株中，高水平耐药的菌株仍然是罕见的，但在一些国家，表现出低水平耐药(通常定义为环丙沙星 MIC 2～8 mg/L)的 FQ 不敏感株可能很常见，如比利时(1999—2002 年为 5%，2003—2006 年为 7%)、美国(2002—2003 年为 11%)、西班牙(1999—2004年为 3%，2005—2007 年为 13%)、葡萄牙(1999—2006 年为 5%)、日本(2010—2012 年为16%)和意大利(2012 年为 9%)。值得注意的是，这些分离株绝大多数属于 emm6 基因型，同时也记录了一些其他基因型(如 emm75 和 emm89)。事实上，由于 parC 基因第 79位的多态性，emm6 型 GAS 似乎对 FQs 的内在敏感性有所降低。然而，尽管存在这种多态性，但与其他 emm 类型相比，这些菌株不太可能产生高水平的 FQ 耐药性。

五、四环素类

四环素类是具有抑菌活性的广谱抗菌药物。它们通过与细菌 30S 核糖体亚基结合，阻断氨基酰基 tRNA 进入核糖体的 A 位点，从而抑制蛋白质合成。四环素的耐药率差异很大(在 10%～40% 之间)，这取决于报告的国家或地区。

四环素耐药有 3 种机制：药物灭活、主动外排和核糖体保护。在革兰阳性菌中，四环

素耐药是由 *tetM* 基因编码，由 *tetO*、*tetQ*、*tetS*、*tetT* 和 *tetW* 基因编码的四环素耐药较少，这些基因均编码核糖体保护蛋白。单独的四环素耐药通常是由于外排基因 *tetK* 和 *tetL*。GAS 相关的四环素耐药性是由核糖体保护基因（如 *tetM* 或 *tetO*）和外排泵基因（*tetK*）产生的，且四环素和大环内酯类耐药基因常共存于同一 GAS 菌株中，*tetO* 常与 *mefA* 共存，*tetM* 常与 *ermB* 共存。在 GAS 中，*tetM* 也是主要的耐药决定因子，而 *tetO*、*tetS* 和 *tetT* 均已被报道。*tetM* 的优势可能是由于该基因由接合转座子（如 Tn916）或复合结构（如 Tn3701）携带，可很容易地从染色体转移到染色体。虽然 *tetM* 和 *ermB* 之间存在高度显著的关联，但也有证据表明 *tetO* 和 *ermTR/mefA* 之间存在遗传联系。链球菌对四环素耐药基因常由编码核糖体保护基因 *tetM* 及 *tetO* 编码或由 *tetK* 及 *tetL* 基因编码的外排泵介导。近 10 年来研究表明，对大环内酯类耐药 GAS 常同时对四环素类耐药。导致这种现象的原因是大环内酯类及四环素类两类抗菌药物耐药基因由相同移动元件携带。携带 *ermB* 基因 GAS 常携带 *tetM* 基因，携带 *mefA* 或 *ermA* 基因 GAS 常携带 *tetO* 基因。GAS 对四环素类耐药率伴随着对大环内酯类耐药 GAS 流行菌株增多而增加，随着对大环内酯类耐药 GAS 流行菌株减少而下降，转座子在 GAS 对大环内酯类及四环素类联合耐药方面发挥作用。

由于四环素类会影响儿童牙齿和骨发育，已很少被应用于儿科临床。四环素在我国呈高度耐药，我们应该重视。其原因可能与农业、养殖业过度使用此类抗菌药物有关。也有报道称 GAS 对四环素耐药菌株中均携带 *tetM* 基因。转座子可携带 *ermB*、*tetM* 等，在细菌间进行接合转移并整合到受体菌的染色体或质粒上。*ermB* 基因和 *tetM* 基因阳性的菌株与结合型转座子 Tn916 家族有关，*ermB* 和 *tetM* 基因联合转移，提示两者之间存在基因连锁成分。GAS 携带 *ermB* 基因致大环内酯类耐药的菌株中，四环素也呈耐药。在北美，由于 GAS 对大环内酯类的耐药机制主要为 *mefA* 基因介导的耐药表型为 M 表型的主动外排机制，为低水平耐药，大环内酯类及四环素被推荐为 GAS 感染的口服治疗药物。而我国是 *ermB* 和 *tetM* 基因占主导地位，GAS 对大环内酯类及四环素耐药率高，且耐药水平高，因此，不宜使用大环内酯类及四环素类治疗 GAS 感染。

六、其他

氯霉素、喹诺酮类、磺胺甲噁唑-甲氧苄啶、万古霉素和利奈唑胺是某些国家或地区 β-内酰胺类抗菌药物过敏个体其他替代治疗或没有并发症 GAS 血流感染的备选药物。GAS 对氯霉素、喹诺酮类、磺胺甲噁唑 甲氧苄啶和对万古霉素耐药机制各不相同，耐药性问题相对较少见。氯霉素通过 *cat* 编码的不同类型的氯霉素乙酰转移酶（chloramphenicol acetyltransferases，CATs）对氯霉素进行酶灭活是氯霉素耐药性产生最常见的机制。CATs 分为经典型、新型及非经典非新型，位于质粒上、编码经典型 CATs

的 *catS* 和 *catQ* 基因与 GAS 氯霉素耐药性有关。*mefI-catQ* 基因整合共轭元件与 GAS 菌株同时抵抗大环内酯类抗菌药物和氯霉素有关。但携带 *mefI* 变异体- *tetM* - *catQ* 遗传元件的 GAS 菌株仅表现出四环素耐药表型。磺胺甲噁唑-甲氧苄啶通过水平获取甲氧苄啶耐药二氢叶酸还原酶 *dfrF*、*dfrG* 基因和内在二氢叶酸还原酶位置 100 处的氨基酸取代介导 GAS 对磺胺甲噁唑-甲氧苄啶耐药性。在 2017—2019 年,以色列出现对克林霉素-四环素- SXT 同时耐药 GAS 菌株。

在我国,GAS 对大环内酯类及克林霉素耐药率高,如选其作为替代治疗可能有治疗失败的风险。对青霉素类或头孢类抗菌药物过敏患者,可考虑万古霉素和利奈唑胺作为备选药物。临床需依据个体化原则合理应用抗菌药物。因磺胺类和糖肽类有肾毒性,四环素类及喹诺酮类对儿童牙釉质及骨骼发育有影响,这都不同程度限制了它们在儿科的应用。如在上述推荐的各种抗菌药物治疗效果欠佳时,在征得家长同意后,可考虑选择使用。

综上所述,在抗菌药物治疗和免疫接种的双重选择压力下,GAS 可能加速发生抗原变异,从而可能导致菌株耐药性和克隆群发生变化,甚至有出现新的菌株克隆群流行的可能。近些年出现对 β-内酰胺类抗菌药物敏感性降低的 GAS 菌株,该现象需格外重视。解决耐药问题的有效途径首先是重视临床合理用药,除此之外,也有必要加快新的抗菌药物的研究。因此,有必要密切监测和研究 GAS 的耐药性、血清型及分子流行病学的动态变化规律,为临床诊治和防控儿童 GAS 感染提供精准依据。

（禹定乐　撰写,张海邻　审阅）

参考文献

［1］ Lynskey NN, Lawrenson RA, Sriskandan S. New understandings in *Streptococcus pyogenes*［J］. Curr Opin Infect Dis,2011,24(3):196-202. DOI: 10. 1097/QCO. 0b013e3283458f7e.

［2］ Bourbeau P, Campos JM. Current antibiotic susceptibility of group A beta-hemolytic *streptococci*［J］. J Infect Dis,1982,145(6):916.

［3］ Kayser FH. In vitro activity of cefpodoxime in comparison with other oral β-lactam antibiotics［J］. Infection,1994,22(5):370-375.

［4］ Chin NX, Gu JW, Yu KW, et al. In vitro activity of spar oxacin［J］. Antimicrob Agents Chemother,1991,35(3):567-571.

［5］ Cohen MA, Huband MD, Mailloux GB, et al. In vitro activity of sparfloxacin (CI-978,AT-4140,and PD 131501)-A quinolone with high activity against gram-positive bacteria［J］. Diagn Microbiol Infect Dis,1991,14(5):403-415.

［6］ Bouanchaud DH. In-vitro and in-vivo antibacterial activity of quinupristin:dalfopristin［J］. J Antimicrob Chemother,1997,39:Suppl A:15-21.

［7］ Blondeau JM, Church D, Yaschuk Y, et al. In vitro activity of several antimicrobial agents against

1003 isolates of *Streptococcus pyogenes* collected from Western Canada[J]. Int J Antimicrob Agents, 1999, 12(1): 67 - 70.

[8] Khademi F, Vaez H, Sahebkar A, et al. Group A *streptococcus* antibiotic resistance in Iranian children: a Meta-analysis[J]. Oman Medical Journal, 2021, 36(1): e222. DOI: 10.5001/omj. 2020.79.

[9] Babiker A, Li X, Lai YL, et al. Effectiveness of adjunctive clindamycin in β - lactam antibiotic-treated patients with invasive β - haemolytic streptococcal infections in US hospitals: a retrospective multicentre cohort study[J]. Lancet Infect Dis, 2021, 21(5): 697 - 710. DOI: 10.1016/s1473 - 3099(20)30523 - 5.

[10] Ron M, Brosh-Nissimov T, Korenman Z, et al. Invasive Multidrug-Resistant *emm* 93.0 *Streptococcus pyogenes* Strain Harboring a Novel Genomic Island, Israel, 2017 - 2019[J]. Emerg Infect Dis, 2022, 28(1): 118. DOI: 10.3201/eid2801.210733.

[11] Yu D, Zheng Y, Yang Y. Is there emergence of β - lactam antibiotic-resistant *Streptococcus pyogenes* in China? [J]. Infect Drug Resist, 2020, 13: 2323 - 2327. DOI: 10.2147/IDR.S261975.

[12] Gillespie SH. Failure of penicillin in *Streptococcus pyogenes* pharyngeal infection[J]. The Lancet, 1998, 352(9145): 1954 - 1956. DOI: 10.1016/s0140 - 6736(05)61327 - x.

[13] Markowitz M, Gerber MA, Kaplan EL. Treatment of streptococcal pharyngotonsillitis-reports of penicillin's demise are premature[J]. Pediatrics, 1993, 123(5): 679 - 685.

[14] Brook I. Penicillin failure in the treatment of streptococcal pharyngo-tonsillitis[J]. Curr Infect Dis Rep, 2013, 15(3): 232 - 235. DOI: 10.1007/s11908 - 013 - 0338 - 0.

[15] Kaplan EL, Chhatwal GS, Rohde M. Reduced ability of penicillin to eradicate ingested group A streptococci from epithelial cells-clinical and pathogenetic implications[J]. Clinical Infectious Diseases 2006, 43(11): 1398 - 1406.

[16] Pichichero ME, Casey JR. Systematic review of factors contributing to penicillin treatment failure in *Streptococcus pyogenes* pharyngitis[J]. Otolaryngology-Head Neck Surgery, 2007, 137(6): 851 - 857.

[17] Schaar V, Uddback I, Nordstrom T, et al. Group A streptococci are protected from amoxicillin-mediated killing by vesicles containing-lactamase derived from Haemophilus influenzae[J]. J Antimicrob Chemother, 2013, 69(1): 117 - 120. DOI: 10.1093/jac/dkt307.

[18] Casey JR, Pichichero ME. Meta-analysis of cephalosporins versus penicillin for treatment of group A streptococcal tonsillopharyngitis in adults[J]. Clin Infect Dis, 2004, 38(11): 1526 - 1534.

[19] Rice LB. Mechanisms of resistance and clinical relevance of resistance to β - Lactams, glycopeptides, and fluoroquinolones[J]. Mayo Clin Proc, 2012, 87(2): 198 - 208. DOI: 10.1016/j.mayocp.2011.12.003.

[20] Horn DL, Zabriskie JB, Robert Austrian, et al. Why have group A streptococci remained susceptible to penicillin? Report on a symposium[J]. Clin Infect Dis, 1998, 26(6): 1241 - 1345.

[21] Gutmann L, Tomasz A. Penicillin-resistant and penicillin-tolerant mutants of group A *streptococci* [J]. Antimicrob Agents Chemother, 1982, 22(1): 128 - 136.

[22] Murray BE. Beta-lactamase-producing enterococci[J]. Antimicrob Agents Chemother, 1992, 36(11): 2355 - 2359.

[23] Johnson AF, Larock CN. Antibiotic treatment, mechanisms for failure, and adjunctive therapies for infections by group A *streptococcus*[J]. Front Microbiol, 2021, 12: 760255. DOI: 10.3389/fmicb.2021.760255.

［24］ Hayes A，Lacey JA，Morris JM，et al. Restricted sequence variation in *Streptococcus pyogenes* penicillin binding proteins［J］. mSphere，2020，5(2)DOI：10.1128/mSphere.00090-20.

［25］ Musser JM，Beres SB，Zhu L，et al. Reduced in vitro susceptibility of *Streptococcus pyogenes* to beta-lactam antibiotics associated with mutations in the *pbp2x* gene is geographically widespread ［J］. J Clin Microbiol，2020，58(4)：e01993-01919. DOI：10.1128/JCM.01993-19.

［26］ Ikeda T，Suzuki R，Jin W，et al. Isolation of group A Streptococci with reduced *in vitro* β-lactam susceptibility harboring amino acid substitutions in penicillin-binding proteins in Japan［J］. Antimicrob Agents Chemother，2021，65(12)：e01482-01421. DOI：10.1128/AAC.01482-21.

［27］ Beres SB，L Zhu，L Pruitt，et al. Integrative reverse genetic analysis identifies polymorphisms contributing to decreased antimicrobial agent susceptibility in *Streptococcus pyogenes*［J］. Mbio，2022，13(1)：e03618-03621. DOI：10.1128/mbio.03618-21.

［28］ 禹定乐，郑跃杰，杨永弘. 重视 A 群链球菌对 β-内酰胺类抗生素敏感性降低的问题［J］. 中国感染与化疗杂志，2022，22(3)：371-374. DOI：10.16718/j.1009-7708.2022.03.025.

［29］ Vannice KS，Ricaldi J，Nanduri S，et al. *Streptococcus pyogenes pbp2x* mutation confers reduced susceptibility to β-lactam antibiotics［J］. Clin Infect Dis，2020，71(1)：201-204. DOI：10.1093/cid/ciz1000.

［30］ Hanage WP，SaS Iii. *Streptococcus pyogenes* with reduced susceptibility to beta-lactams：how big an alarm bell？［J］. Clin Infect Dis，2019，DOI：10.1093/cid/ciz1006.

［31］ Olsen RJ，L Zhu，JM Musser. A single amino acid replacement in penicillin-binding protein 2x in *Streptococcus pyogenes* significantly increases fitness on subtherapeutic benzylpenicillin treatment in a mouse model of necrotizing myositis［J］. Am J Pathol，2020，190(8)：1625-1631. DOI：10.1016/j.ajpath.2020.04.014.

［32］ 禹定乐，鲍燕敏，张交生，等. A 族溶血性链球菌之于 β-内酰胺类抗菌药物的检测误区［J］. 中华检验医学杂志，2021，44(2)：103-106. DOI：10.3760/cma.j.cn114452-20200914-00727.

［33］ Amábile-Cuevas CF，Hermida-Escobedo C，Vivar RL. Comparative in vitro activity of moxifloxacin by E-test against *Streptococcus pyogenes*［J］. Clin Infect Dis，2001，32(Suppl 1)：S30-32. DOI：10.1086/319373.

［34］ Capoor MR，Nair D，Deb M，et al. Resistance to erythromycin and rising penicillin MIC in *Streptococcus pyogenes* in India［J］. Jpn J Infect Dis，2006，59(5)：334-336. DOI：10.1097/01.qai.0000246035.86135.c0.

［35］ Ogawa T，Terao Y，Sakata H，et al. Epidemiological characterization of *Streptococcus pyogenes* isolated from patients with multiple onsets of pharyngitis［J］. FEMS Microbiol Lett，2011，318 (2)：143-151. DOI：10.1111/j.1574-6968.2011.02252.x.

［36］ Berwal A，Chawla K，Shetty S，et al. *Streptococcus pyogenes* trend of antibiotic susceptibility of isolated from respiratory tract infections in tertiary care hospital in south Karnataka［J］. Iran J Microbiol，2018，11：13-18.

［37］ Kimura K，Suzuki S，Wachino J，et al. First molecular characterization of group B streptococci with reduced penicillin susceptibility［J］. Antimicrob Agents Chemother，2008，52(8)：2890-2897. DOI：10.1128/AAC.00185-08.

［38］ Jamin M，Hakenbeck R，Frere J-M. Penicillin binding protein 2x as a major contributor to intrinsic β-lactam resistance of *Streptococcus pneumoniae*［J］. FEBS Lett，1993，331(1-2)：101-104.

［39］ Hayes K，O'halloran F，Cotter L. A review of antibiotic resistance in Group B *Streptococcus*：the story so far［J］. Crit Rev Microbiol，2020，46(3)：253-269. DOI：10.1080/1040841X.

2020. 1758626.

[40] Ubukata K, Wajima T, Morozumi M, et al. Changes in epidemiologic characteristics and antimicrobial resistance of *Streptococcus pyogenes* isolated over 10 years from Japanese children with pharyngotonsillitis[J]. J Med Microbiol, 2020, 69(3): 443 - 450. DOI: 10. 1099/jmm. 0. 001158.

[41] Kebede D, Admas A, Mekonnen D. Prevalence and antibiotics susceptibility profiles of *Streptococcus pyogenes* among pediatric patients with acute pharyngitis at Felege Hiwot Comprehensive Specialized Hospital, Northwest Ethiopia[J]. BMC Microbiol, 2021, 21(1): 1 - 10. DOI: 10. 1186/s12866 - 021 - 02196 - 0.

[42] Yu D, Liang Y, Zheng Y, et al. Clindamycin-resistant *Streptococcus pyogenes* in Chinese children [J]. Lancet Infect Dis, 2021, 21(12): 1631 - 1632. DOI: 10. 1016/S1473 - 3099(21)00699 - X.

[43] Bhardwaj N, Mathur P, Behera B, et al. Antimicrobial resistance in beta-haemolytic streptococci in India: A four-year study[J]. Indian J Med Res, 2018, 147(1): 81 - 87. DOI: 10. 4103/ijmr. IJMR_1517_16.

[44] Leclercq R, Courvalin P. Bacterial resistance to macrolide, lincosamide and streptogramin antibiotics by target modification[J]. Antimicrob Agents Chemother, 1991, 35(7): 1267 - 1272.

[45] Weisblum B. Erythromycin resistance by ribosome modification[J]. Antimicrob Agents Chemother, 1995, 39(3): 577 - 585.

[46] Giovanetti E, Brenciani A, Burioni R, et al. A novel efflux system in inducibly erythromycin-resistant strains of *Streptococcus pyogenes*[J]. Antimicrob Agents Chemother, 2002, 46(12): 3750 - 3755. DOI: 10. 1128/aac. 46. 12. 3750 - 3755. 2002.

[47] Mingoia M, Morici E, Brenciani A, et al. Genetic basis of the association of resistance genes *mef* (I) (macrolides) and *catQ* (chloramphenicol) in streptococci[J]. Front Microbiol, 2014, 5: 747. DOI: 10. 3389/fmicb. 2014. 00747.

[48] Berbel D, Camara J, Garcia E, et al. A novel genomic island harbouring *lsa*(E) and *lnu*(B) genes and a defective prophage in a *Streptococcus pyogenes* isolate resistant to lincosamide, streptogramin A and pleuromutilin antibiotics[J]. Int J Antimicrob Agents, 2019, 54(5): 647 - 651. DOI: 10. 1016/j. ijantimicag. 2019. 08. 019.

[49] Facinelli B, Spinaci C, Magi G, et al. Association between erythromycin resistance and ability to enter human respiratory cells in group A streptococci[J]. Lancet, 2001, 358(9275): 30 - 33. DOI: 10. 1016/s0140 - 6736(00)05253 - 3.

[50] Haller M, Fluegge K, Arri SJ, et al. Association between resistance to erythromycin and the presence of the fibronectin binding protein F1 gene, prtF1, in *Streptococcus pyogenes* isolates from German pediatric patients[J]. Antimicrob Agents Chemother, 2005, 49(7): 2990 - 2993. DOI: 10. 1128/aac. 49. 7. 2990 - 2993. 2005.

[51] Baldassarri L, Creti R, Recchia S, et al. Therapeutic failures of antibiotics used to treat macrolide-susceptible *Streptococcus pyogenes* infections may be due to biofilm formation[J]. J Clin Microbiol, 2006, 44(8): 2721 - 2727. DOI: 10. 1128/jcm. 00512 - 06.

[52] Liang Y, Shen X, Huang G, et al. Characteristics of *Streptococcus pyogenes* strains isolated from Chinese children with scarlet fever[J]. Acta Paediatr, 2008, 97(12): 1681 - 1685. DOI: 10. 1111/ j. 1651 - 2227. 2008. 00983. x.

[53] Liu X, Shen X, Chang H, et al. High macrolide resistance in *Streptococcus pyogenes* strains isolated from children with pharyngitis in China[J]. Pediatric Pulmonology, 2009, 44(5): 436 - 441. DOI: 10. 1002/ppul. 20976.

[54] Yu D, Liang Y, Lu Q, et al. Molecular characteristics of *Streptococcus pyogenes* isolated from Chinese children with different diseases[J]. Front Microbiol, 2021, 12: 1 - 10. DOI: 10. 3389/fmicb. 2021. 722225.

[55] Stevens DL, Bryant AE. Necrotizing soft-tissue infections[J]. N Engl J Med, 2018, 377(23): 2253 - 2265.

[56] Li H, Zhou L, Zhao Y, et al. Molecular epidemiology and antimicrobial resistance of group A *streptococcus* recovered from patients in Beijing, China[J]. BMC Infectious Diseases, 2020, 20(1): 507. DOI: 10. 1186/s12879 - 020 - 05241 - x.

[57] Behnamfar Z, Shahkarami V, Sohrabi S, et al. Cost and effectiveness analysis of the diagnostic and therapeutic approaches of group A *Streptococcus* pharyngitis management in Iran[J]. Journal of Family Medicine and Primary Care, 2019, 8(9): 2942. DOI: 10. 4103/jfmpc. jfmpc_487_19.

[58] Arensman K, Shields M, Beganovic M, et al. Fluoroquinolone versus beta-lactam oral step-down therapy for uncomplicated streptococcal bloodstream infections[J]. Antimicrob Agents Chemother, 2020, 64(11): e01515 - 01520. DOI: 10. 1128/AAC. 01515 - 20.

[59] Becker B, Cooper MA. Aminoglycoside antibiotics in the 21 st century[J]. ACS Chem Biol, 2013, 8(1): 105 - 115.

[60] Kotra LP, Haddad J, Mobashery S. Aminoglycosides-perspectives on mechanisms of action and resistance and strategies to counter resistance[J]. Antimicrob Agents Chemother, 2000, 44(12): 3249 - 3256.

[61] Zembower TR, Noskin GA, Postelnick MJ, et al. The utility of aminoglycosides in an era of emerging drug resistance[J]. Int J Antimicrob Agents, 1998, 10(2): 95 - 105.

[62] Barnes AI, Herrero IL, Albesa I. New aspect of the synergistic antibacterial action of ampicillin and gentamicin[J]. Int J Antimicrob Agents, 2005, 26(2): 146 - 151. DOI: 10. 1016/j. ijantimicag. 2005. 04. 014.

[63] Jana S, Deb JK. Molecular understanding of aminoglycoside action and resistance[J]. Appl Microbiol Biotechnol, 2006, 70(2): 140 - 150. DOI: 10. 1007/s00253 - 005 - 0279 - 0.

[64] Chow JW. Aminoglycoside resistance in enterococci[J]. Clin Infect Dis, 2000, 31(2): 586 - 589.

[65] Horodniceanu T, A Buu-Hoï, F Delbos, et al. High-level aminoglycoside resistance in group A, B, G, D (*Streptococcus bovis*), and *viridans streptococci*[J]. Antimicrob Agents Chemother, 1982, 21(1): 176 - 179.

[66] Lakshmi TM, Kim KS. Conjugative co-transfer of penicillin tolerance and high-level resistance to kanamycin in group A streptococci[J]. FEMS Microbiol Lett, 1989, 57(3): 329 - 333.

[67] Van Asselt GJ, Vliegenthart JS, Petit PLC, et al. High-level aminoglycoside resistance among enterococci and group A streptococci[J]. J Antimicrob Chemother, 1992, 30(5): 651 - 659.

[68] Hawkey PM. Mechanisms of quinolone action and microbial response[J]. J Antimicrob Chemother, 2003, 51(90001): 29 - 35. DOI: 10. 1093/jac/dkg207.

[69] Hooper DC. Fluoroquinolone resistance among Gram-positive cocci[J]. Lancet Infect Dis, 2002, 2(9): 530 - 538. DOI: 10. 1016/s1473 - 3099(02)00369 - 9.

[70] Poole K. Efflux-mediated antimicrobial resistance[J]. J Antimicrob Chemother, 2005, 56(1): 20 - 51. DOI: 10. 1093/jac/dki171.

[71] V. C, N P. Plasmid-mediated quinolone resistance in gram-negative bacterial species: an update[J]. Curr Med Chem, 2009, 16(8): 1028 - 1046.

[72] F. G, V E. , HA B. , et al. Fluoroquinolone resistance associated with target mutations and active eÀux in oropharyngeal colonizing isolates of viridans group streptococci[J]. Antimicrob Agents

Chemother，2000，44(8)：2197 - 2200.

[73] Malhotra-Kumar S，Lammens C，Chapelle S，et al. Clonal spread of fluoroquinolone non-susceptible *Streptococcus pyogenes*[J]. J Antimicrob Chemother，2005，55(3)：320 - 325. DOI：10. 1093/jac/dki011.

[74] Pletz MW，Mcgee L，Van Beneden CA，et al. Fluoroquinolone resistance in invasive *Streptococcus pyogenes* isolates due to spontaneous mutation and horizontal gene transfer[J]. Antimicrob Agents Chemother，2006，50(3)：943 - 948. DOI：10. 1128/AAC. 50. 3. 943 - 948. 2006.

[75] Duesberg CB，Malhotra-Kumar S，Goossens H，et al. Interspecies recombination occurs frequently in quinolone resistance-determining regions of clinical isolates of *Streptococcus pyogenes* [J]. Antimicrob Agents Chemother，2008，52(11)：4191 - 4193. DOI：10. 1128/AAC. 00518 - 08.

[76] Pinho MD，Melo-Cristino J，Ramirez M. Fluoroquinolone resistance in *Streptococcus dysgalactiae* subsp. *equisimilis* and evidence for a shared global gene pool with *Streptococcus pyogenes*[J]. Antimicrob Agents Chemother，2010，54(5)：1769 - 1777. DOI：10. 1128/aac. 01377 - 09.

[77] Yan SS，Fox ML，Holland SM，et al. Resistance to multiple uoroquinolones in a clinical isolate of *Streptococcus pyogenes*-identification of *gyrA* and *parC* and specification of point mutations associated with resistance[J]. Antimicrob Agents Chemother，2000，44(11)：3196 - 3198.

[78] Alonso R，Galimand M，Courvalin P. parC mutation conferring ciprofloxacin resistance in *Streptococcus pyogenes* BM4513[J]. Antimicrob Agents Chemother，2002，46(11)：3686 - 3687. DOI：10. 1128/aac. 46. 11. 3686 - 3687. 2002.

[79] Richter SS，Diekema DJ，Heilmann KP，et al. Fluoroquinolone resistance in *Streptococcus pyogenes*[J]. Clin Infect Dis，2003，36(3)：380 - 383.

[80] Reinert RR，Lütticken R，Al-Lahham A. High-level uoroquinolone resistance in a clinical *Streptoccoccus pyogenes* isolate in Germany[J]. Clin Microbiol Infect，2004，10(7)：659 - 662.

[81] Alberti S，Cortes G，Garcia-Rey C，et al. *Streptococcus pyogenes* pharyngeal isolates with reduced susceptibility to ciprofloxacin in Spain：mechanisms of resistance and clonal diversity [J]. Antimicrob Agents Chemother，2004，49 (1)：418 - 420. DOI：10. 1128/aac. 49. 1. 418 - 420. 2005.

[82] Orscheln RC，Johnson DR，Olson SM，et al. Intrinsic reduced susceptibility of serotype 6 *Streptococcus pyogenes* to fluoroquinolone antibiotics[J]. J Infect Dis，2005，191(8)：1272 - 1279.

[83] Rivera A，Rebollo M，Sánchez F，et al. Characterisation of uoroquinolone-resistant clinical isolates of *Streptococcus pyogenes* in Barcelona，Spain[J]. Clin Microbiol Infect，2005，11(9)：759 - 761.

[84] Alonso R，Mateo E，Ezpeleta G，et al. Characterisation of levofloxacin-resistant clinical isolates of *Streptococcus pyogenes* in Bilbao，Spain[J]. Int J Antimicrob Agents，2007，30(2)：183 - 185.

[85] Wajima T，Morozumi M，Chiba N，et al. Associations of macrolide and fluoroquinolone resistance with molecular typing in *Streptococcus pyogenes* from invasive infections，2010 - 2012[J]. Int J Antimicrob Agents，2013，42(5)：447 - 449. DOI：10. 1016/j. ijantimicag. 2013. 06. 022.

[86] Yan SS，Schreckenberger PC，Zheng X，et al. An intrinsic pattern of reduced susceptibility to fluoroquinolones in pediatric isolates of *Streptococcus pyogenes*[J]. Diagn Microbiol Infect Dis，2008，62(2)：205 - 209. DOI：10. 1016/j. diagmicrobio. 2008. 04. 018.

[87] Malhotra-Kumar S，Mazzariol A，Van Heirstraeten L，et al. Unusual resistance patterns in macrolide-resistant *Streptococcus pyogenes* harbouring erm（A）[J]. J Antimicrob Chemother，2009，63(1)：42 - 46. DOI：10. 1093/jac/dkn432.

[88] Malhotra-Kumar S，Wang S，Lammens C，et al. Bacitracin-resistant clone of *streptococcus pyogenes* isolated from pharyngitis patients in Belgium[J]. J Clin Microbiol，2003，41(11)：5282 -

5284. DOI：10. 1128/jcm. 41. 11. 5282 - 5284. 2003.

［89］Petrelli D, Di Luca MC, Prenna M, et al. Characterization of levofloxacin non-susceptible clinical *Streptococcus pyogenes* isolated in the central part of Italy［J］. European Journal of Clinical Microbiology infectious Diseases，2014，33(2)：241 - 244.

［90］Montes M, Tamayo E, Orden B, et al. Prevalence and clonal characterization of *Streptococcus pyogenes* clinical isolates with reduced fluoroquinolone susceptibility in Spain［J］. Antimicrob Agents Chemother，2010，54(1)：93 - 97.

［91］Alonso R, Mateo E, Galimand M, et al. Clonal spread of pediatric isolates of ciprofloxacin-resistant, *emm* type 6 *streptococcus pyogenes*［J］. J Clin Microbiol，2005，43(5)：2492 - 2493. DOI：10. 1128/jcm. 43. 5. 2492 - 2493. 2005.

［92］Billal DS, Fedorko DP, Yan SS, et al. In vitro induction and selection of fluoroquinolone-resistant mutants of *Streptococcus pyogenes* strains with multiple *emm* types［J］. J Antimicrob Chemother，2006，59(1)：28 - 34. DOI：10. 1093/jac/dkl428.

［93］Chopra I, Roberts M. Tetracycline antibiotics：mode of action，applications，molecular biology，and epidemiology of bacterial resistance［J］. Microbiol Mol Biol Rev，2001，65(2)：232 - 260；second page，table of contents. DOI：10. 1128/MMBR. 65. 2. 232 - 260. 2001.

［94］Brown SD, Rybak MJ. Antimicrobial susceptibility of *Streptococcus pneumoniae*，*Streptococcus pyogenes* and *Haemophilus influenzae* collected from patients across the USA，in 2001 - 2002，as part of the PROTEKT US study［J］. J Antimicrob Chemother，2004，54(suppl - 1)：i7-i15. DOI：10. 1093/jac/dkh313.

［95］Al-Lahham A, De Souza NJ, Patel M, et al. Activity of the new quinolones WCK 771，WCK 1152 and WCK 1153 against clinical isolates of *Streptococcus pneumoniae* and *Streptococcus pyogenes* ［J］. J Antimicrob Chemother，2005，56(6)：1130 - 1133. DOI：10. 1093/jac/dki361.

［96］Jasir A, A Tanna, A Noorani, et al. High rate of tetracycline resistance in *Streptococcus pyogenes* in Iran：an epidemiological study［J］. J Clin Microbiol，2000，38(6)：2103 - 2107.

［97］Jones RN, Sader HS, Flamm RK. Update of dalbavancin spectrum and potency in the USA：report from the SENTRY Antimicrobial Surveillance Program（2011）［J］. Diagn Microbiol Infect Dis，2013，75(3)：304 - 307. DOI：10. 1016/j. diagmicrobio. 2012. 11. 024.

［98］Hammerum AM, Nielsen HK, Agersø Y, et al. Detection of tet(M)，*tet*(*O*) and *tet*(*S*) in tetracycline/minocycline-resistant *Streptococcus pyogenes* bacteraemia isolates［J］. J Antimicrob Chemother，2003，53(1)：118 - 119. DOI：10. 1093/jac/dkh043.

［99］Ayer V, Tewodros W, Manoharan A, et al. Tetracycline resistance in group a streptococci：emergence on a global scale and influence on multiple-drug resistance［J］. Antimicrob Agents Chemother，2007，51(5)：1865 - 1868. DOI：10. 1128/AAC. 01341 - 06.

［100］Del Grosso M, Camilli R, Barbabella G, et al. Genetic resistance elements carrying mef subclasses other than *mef*（A）in *Streptococcus pyogenes*［J］. Antimicrobial Agents and Chemotherapy，2011，55(7)：3226 - 3230. DOI：10. 1128/AAC. 01713 - 10.

［101］Tsai W, Shen C, Lin Y, et al. Emergence of macrolide-resistant *Streptococcus pyogenes emm*12 in southern Taiwan from 2000 to 2019［J］. Journal of Microbiology，Immunology，Infection，2020，DOI：10. 1016/j. jmii. 2020. 08. 019.

［102］Clermont D, Chesneau O, De Cespédès G, et al. New tetracycline resistance determinants coding for ribosomal protection in streptococci and nucleotide sequence of tet（T）isolated from *Streptococcus pyogenes* A498［J］. Antimicrob Agents Chemother，1997，41(1)：112 - 116.

［103］Betriu C, Culebras E, Redondo M, et al. Prevalence of macrolide and tetracycline resistance mechanisms in *Streptococcus pyogenes* isolates and in vitro susceptibility to telithromycin[J]. J Antimicrob Chemother，2002，50(3)：436 – 438. DOI：10. 1093/jac/dkf128.

[104] Betriu C，Culebras E，Rodriguez-Avial I，et al. In vitro activities of tigecycline against erythromycin-resistant *Streptococcus pyogenes* and *streptococcus agalactiae*：mechanisms of acrolide and tetracycline resistance[J]. Antimicrob Agents Chemother，2003，48(1)：323 – 325. DOI：10. 1128/aac. 48. 1. 323 – 325. 2004.

[105] Nielsen HU，Hammerum AM，Ekelund K，et al. Tetracycline and macrolide co-resistance in *Streptococcus pyogenes*：co-selection as a reason for increase in macrolide-resistant *S. pyogenes*? [J]. Microbial Drug Resistance，2004，10(3)：231 – 238.

[106] Dundar D，Sayan M，Tamer GS. Macrolide and tetracycline resistance and *emm* type distribution of *Streptococcus pyogenes* isolates recovered from Turkish patients［J］. Microbial Drug Resistance，2010，16(4)：279 – 284. DOI：10. 1089/mdr. 2010. 0021.

[107] Le Bouguénec C，De Cespédès G，Horaud T. Molecular analysis of a composite chromosomal conjugative element (Tn3701) of *Streptococcus pyogene*s[J]. J Bacteriol，1988，170(9)：3930 – 3936.

[108] Burdett V. Nucleotide sequence of the *tet* (*M*) gene of *Tn916*[J]. Nucleic Acids Res，1990，18 (20)：6137.

[109] Giovanetti E，Brenciani A，Lupidi R，et al. Presence of the tet(O) gene in erythromycin- and tetracycline-resistant strains of *Streptococcus pyogenes* and linkage with either the *mef*(*A*) or the *erm*(*A*) gene[J]. Antimicrob Agents Chemother，2003，47(9)：2844 – 2849. DOI：10. 1128/aac. 47. 9. 2844 – 2849. 2003.

[110] Brenciani A，Ojo KK，Monachetti A，et al. Distribution and molecular analysis of mef(A)-containing elements in tetracycline-susceptible and -resistant *Streptococcus pyogenes* clinical isolates with efflux-mediated erythromycin resistance[J]. J Antimicrob Chemother，2004，54(6)：991 – 998. DOI：10. 1093/jac/dkh481.

[111] Brenciani A，Bacciaglia A，Vecchi M，et al. Genetic elements carrying *erm*(*B*) in *Streptococcus pyogenes* and association with *tet*(*M*) tetracycline resistance gene［J］. Antimicrob Agents Chemother，2007，51(4)：1209 – 1216. DOI：10. 1128/aac. 01484 – 06.

[112] Feng L，Lin H，Ma Y，et al. Macrolide-resistant *Streptococcus pyogenes* from Chinese pediatric patients in association with *Tn916* transposons family over a 16-year period[J]. Diagn Microbiol Infect Dis，2010，67(4)：369 – 375. DOI：10. 1016/j. diagmicrobio. 2010. 03. 014.

[113] Hupkova H，Zaborska M，Sisovsky V，et al. Clinical and microbiological characteristics of severe infections caused by group A streptococci［J］. Epidemiol Mikrobiol Imunol，2014，63 (3)：164 – 167.

[114] Trieu-Cuot P，De Cespedes G，Bentorcha F，et al. Study of heterogeneity of chloramphenicol acetyltransferase (CAT) genes in streptococci and enterococci by polymerase chain reaction：characterization of a new CAT determinant[J]. Antimicrob Agents Chemother，1993，37(12)：2593 – 2598. DOI：10. 1128/AAC. 37. 12. 2593.

[115] Hashiyama T，Mori N，Fukushima Y，et al. Non-necrotizing soft tissue infection and streptococcal toxic shock syndrome caused by a novel *Sreptococcus pyogenes* subtype (*emm*76. 10) [J]. Jpn J Infect Dis，2020，73(5)：373 – 376. DOI：10. 7883/yoken. JJID. 2020. 006.

[116] Shen Y，Cai J，Davies MR，et al. Identification and characterization of fluoroquinolone non-susceptible *Streptococcus pyogenes* clones harboring tetracycline and macrolide resistance in Shanghai，China[J]. Front Microbiol，2018，9. DOI：10. 3389/fmicb. 2018. 00542.

[117] Bergmann R, Van Der Linden M, Chhatwal GS, et al. Factors that cause trimethoprim resistance in *Streptococcus pyogenes*[J]. Antimicrob Agents Chemother, 2014, 58(4): 2281 - 2288. DOI: 10. 1128/AAC. 02282 - 13.

[118] Mingoia M, Morici E, Morroni G, et al. Tn*5253* family integrative and conjugative elements carrying *mef*(I) and *catQ* determinants in *Streptococcus pneumoniae* and *Streptococcus pyogenes*[J]. Antimicrob Agents Chemother, 2014, 58(10): 5886 - 5893. DOI: 10. 1128/aac. 03638 - 14.

第九章

A 族链球菌疫苗研发进展

GAS 疾病的全球负担是巨大的，急性风湿热、风湿性心脏病和侵袭性感染造成的死亡率很高，因此迫切需要一种安全、经济、有效的 GAS 疫苗。早在 20 世纪，全球范围内就对 GAS 疫苗进行了大规模的研究。几十年来，人们一直在寻找安全有效的疫苗来预防GAS 感染。GAS 是研究最多的人类细菌病原体之一，但始终未获得批准上市的疫苗这一事实值得深思。由于 GAS 血清型众多且某些免疫原性强的表面蛋白可能与人的蛋白存在交叉反应，这是疫苗研究中的一大障碍。本章重点介绍当前 GAS 疫苗研发的进展。

一、GAS 疫苗中有效成分的选择

关于 GAS 疫苗的研究是基于链球菌的各种蛋白及成分，如 M 蛋白、C5a 肽酶、外毒素 B、A 族碳水化合物、链球菌纤连蛋白结合蛋白 1、血清不透明因子和纤连蛋白结合蛋白54 等构建并制备的亚单位疫苗。但因各种原因，迄今为止仍然没有安全有效的 GAS 疫苗供人类使用。最近一个时期，对 GAS 疫苗的研制进入了新时代。通过计算机辅助，利用反向疫苗学、蛋白质组学、生物信息学、全基因测序和 DNA 微阵列等先进技术，能快速发现并推断毒力因子、表面相关蛋白和可能的候选疫苗。但 GAS 疫苗的发展仍然面临着挑战性。导致这一现象的原因可归结为以下 3 点：① GAS 的血清型众多，而它们之间又很少存在交叉，很难制备针对所有流行菌株的疫苗；② 缺乏合适有效的动物模型加以评价也是限制疫苗发展的原因之一；③ 在 GAS 疫苗应用中，最大的障碍是 GAS某些免疫原性强的表面蛋白如 M 蛋白，与人体组织蛋白存在交叉反应，使得疫苗的应用面临着诱发自身免疫病的风险。20 世纪 60 年代末期，在使用天然的 M 蛋白制备疫苗试验中发现，接种疫苗组较对照组儿童风湿热的发病率明显增加。但是，其他 GAS蛋白亚单位疫苗所诱发的免疫应答及预防作用都不及 M 蛋白，故截至目前为止，M 蛋白依然是 GAS 亚单位疫苗研究的重要的备选蛋白，但显然对于 GAS 疫苗的研究策略有待改善。

二、M 蛋白

对 GAS 疫苗研究的一个重要方向是 GAS 表面的 M 蛋白,它是一个主要的毒力决定因子,也是一种保护性抗原。由于 M 蛋白有较好的免疫原性和免疫保护性,可刺激机体产生保护性抗体,成为疫苗研究的重点。M 蛋白是 GAS 所有血清型都表达的一个重要致病因子。它是 GAS 细胞壁的蛋白抗原成分,以二聚体形式存在,由 2 条多肽链复合成一条 α 螺旋卷曲固定在细胞表面,每条多肽链包含多达 4 个重复区域(记为 A~D)。C 端为高度保守区,N 端通常是由一个高变区 A 区和一个半可变区 B 区构成(图 9-1)。

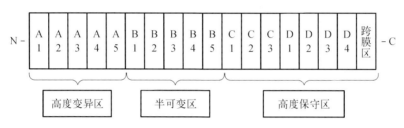

图 9-1　M 蛋白结构示意图

M 蛋白是 GAS 抗吞噬作用的主要决定因素。M 蛋白不同区段的抗原异质性使其呈现出不同的功能,M 蛋白的 N 端高变区可结合 H 因子、H 因子样蛋白和 C4bp 结构,C 端保守区也可结合 H 因子,这些因子均是经典补体途径的调节因子,有助于抗吞噬作用,故 GAS 通过 M 蛋白结合补体调节蛋白以干扰补体介导的调理吞噬作用。另外,M 蛋白的许多血清型的 B 区都可结合纤维蛋白原,同样有助于抗吞噬作用。

三、基于多价 M 蛋白的疫苗

M 蛋白不仅包含保护性(调理)表位,而且在某些情况下还包含人体组织交叉反应表位,换言之,M 蛋白的抗原决定簇与人体多种组织抗原存在交叉免疫,包括心脏、骨骼肌球蛋白、原肌球蛋白、层粘连蛋白和角蛋白等。有研究发现,M 蛋白的调理性表位与自身免疫性表位是相分隔开的,大多数组织的交叉性表位被定位在 B 区、A-B 侧翼区或 B-C 侧翼区,而在 A 区和 C 区中存在着与人体组织交叉反应同时又可以诱导机体产生调理性抗体的表位。由于诱导自身抗体的理论上的可能性,将保护性表位与自身免疫表位分开以使疫苗制剂仅包含保护性 M 蛋白肽,这很具有挑战性。所以对 M 蛋白的研究有 3 种方向:一是以 M 蛋白不同血清型 N 端可变区片段制备多价表位疫苗;二是以 M 蛋白 C 端保守区片段制备多价表位疫苗;三是将 M 蛋白融合 GAS 其他表面蛋白制备多价多肽融合疫苗。

GAS 的 M 蛋白是细菌的主要毒力决定因素,它含有保护性表位,这些表位可引发抗体,调节细菌并促进吞噬细胞的杀灭。现在有超过 200 种 *emm* 类型,由编码成熟蛋白质 N 末端或高变区(hypervariable region,HVR)的 5′*emm* 基因序列定义。既往的研究表明,HVR 包含的表位能够激发具有最大杀菌活性的抗体,也最不可能引发潜在有害的组织交叉反应抗体,这促使研究了含有 4~30 种不同 HVR M 肽的重组多价亚单位疫苗。最近研制的 30 价疫苗含有 M 型,有可能对在美国、加拿大和欧洲流行的约 85% 的咽炎和侵袭性感染病例提供免疫力。30 价疫苗最近在一项针对成人参与者的 Ⅰ 期研究中进行了评估,结果表明,该药物安全、耐受性好、具有免疫原性,且不会引发自身免疫。

由 30 价疫苗促进的多种非疫苗类型 GAS 的交叉调理在很大程度上是无法解释的,直到全球 M 蛋白研究小组提供了一系列 GAS 分离株用于 M 蛋白的结构分析。功能性抗体活性和新的簇分型系统的综合结果导致了簇特异性免疫的修正假设,而不是类型特异性免疫。这些观察结果可能为额外的计算设计研究奠定基础,这些研究可能能够在世界范围内配制具有广泛功效的最佳 M 蛋白疫苗。

(一) 基于 M 蛋白 N 端(可变区)的相关疫苗

M 蛋白 N 端可变区具有能够激发产生最大杀菌活性抗体的表位,并且几乎没有与人体组织蛋白发生交叉反应的表位,所以对于该种疫苗的研究备受追捧。早在 1999 年科特洛夫(Kotloff)等人成功重组构建了含有 M24、M1、M3、M5、M6 和 M19 蛋白血清型 N 端片段的基因序列,该疫苗的动物实验显示,免疫血清中含有相应 GAS 血清型的调理性抗体,表明该抗体在大多情况下是针对 M 蛋白保护性抗原表位所产生的。该种疫苗的 Ⅰ 期试验结果显示六价 M 蛋白血清型片段所诱导的抗体滴度显著增加,同时未检测到该抗体与人体组织存在交叉反应。在此基础上,由美国 ID Biomedical Corporation 公司研制出了 26 价多肽疫苗,采用明矾佐剂免疫家兔,可产生特异性血清 IgG 抗体,在临床 Ⅰ 期试验中观察到该疫苗具有良好的免疫原性及显示出良好的安全性。2000—2004 年,从美国 5 400 例 GAS 侵袭性感染病例中分离出的 79% 的血清型与该 26 价疫苗一致,提示该疫苗所包含的表位广泛分布于该地区流行的 GAS 菌株表面,提示该疫苗具有应用于该地区临床的可能性。戴尔(Dale)等基于北美和欧洲当时流行的 GAS 血清型成功制备出 30 价疫苗,用此疫苗免疫家兔可得到能调理该 30 种血清型的抗血清。然而该疫苗的 30 种血清型仅能覆盖马里和南非 GAS 感染血清型中的 40%~59%。由此可见,该种疫苗制备方法也存在弊端,M 蛋白血清型众多,不可能构建一种疫苗可包含所有血清型,这就要求根据某一地区、某一时段 GAS 的流行趋势选取相应血清型设计疫苗,而该种疫苗只能对当地 GAS 感染有效,而且一旦流行菌株发生变化或出现新的菌株则保护效果大大降低。

(二) 基于 M 蛋白 C 端(保守区)的相关疫苗

仍然使用 M 蛋白胞外域的 N 端 M 肽疫苗的另一种策略是考虑保守的 C 端区域,特别是 C 重复区域。C-重复区在不同的 GAS 菌株之间高度保守,因此代表了一种可能的候选疫苗,可以预防多种 GAS 菌株。到目前为止,已经有多种方法针对 M 蛋白 C 端保守区保护性表位制备相关 GAS 疫苗。

第 1 种方法是合成了 4 个涵盖 M6 蛋白 C 端重复区的重叠肽。使用该多肽滴鼻免疫 Swiss CD1 小鼠后,再用同源 M6 和异源 M14 GAS 分离株分别鼻内攻击小鼠,结果显示 GAS 咽部定植均显著减少。

第 2 种方法是合成了 M5 蛋白 C 端重复区的 2 种多肽。通过动物实验的主动免疫和被动免疫发现,针对 M5 多肽的血清 IgG 水平升高,但却无法在体外诱导调理吞噬作用。

第 3 种方法是通过识别 M5 蛋白 C 端重复区内的 T、B 细胞表位,构建了长度为 55 个氨基酸的序列(StreptlnCor)。对 BALB/c 小鼠皮下接种,StreptlnCor 和完全弗氏佐剂/不完全弗氏佐剂共同给予,结果发现可以诱导高滴度的血清 IgG。

第 4 种方法是从 M5 蛋白 C 端筛选出一段 20 个氨基酸的多肽(P145),并通过实验衍生出 2 个序列,即:含有 M 蛋白保守的 B 细胞表位及不与人体发生交叉反应的 T 细胞表位,分别命名为 J8 和 J14。研究证明,J8 和 J14 可以诱导小鼠血清特异性 IgG 和 IgA 水平增高。J8(及相关肽 J14 和 p145)已被确定为来自 CRR 一段的最小 B 细胞表位,并诱导小鼠对黏膜、软组织和全身感染的保护性免疫,与 M 型无关。自然感染后,M 蛋白的 J8 表位似乎不具有免疫优势,然而,与白喉类毒素(diphtheria toxoid,DT)偶联的 J8 肽在小鼠体内引发促进调理和吞噬作用的抗体。目前已经开发了两种候选疫苗来预防多种 GAS 感染。候选疫苗是由 M 蛋白表位(J8 或 p＊17)和非 M 蛋白表位(K4S2)组成的组合合成肽疫苗。为了增强免疫原性,每种肽与载体蛋白 CRM197(CRM)结合,并与氢氧化铝佐剂铝水凝胶(明矾)配制成最终疫苗,即 J8－CRM＋K4S2－CRM/明矾和 p＊17－CRM＋K4S2－CRM/明矾。所有接种疫苗的大鼠都产生了强烈而持久的免疫反应。在大鼠中缺乏临床毒性和免疫反应的发展表明,在健康人的 I 期临床试验中使用疫苗是安全的。J14 亲本肽 p145 已通过系统性氨基酸替代物进行结构改造,成为"超级免疫原",从而产生更有效的免疫应答和对小鼠的保护作用。当用 c-di-AMP 或 BPPCysMPEG 作为佐剂配制肽并使用脂肽纳米载体通过黏膜途径输送时,观察到 J14 的免疫原性增强。

第 5 种方法是基于 M 蛋白 C 端重复区序列制备活疫苗。首先对 CD1 小鼠鼻内免疫接种了表达 M6 蛋白 C 端重复序列的牛痘病毒,再进行同源 M6 和异源 M14 GAS 分离株的鼻内攻击,结果显示可显著减少 GAS 咽部定植。乳酸乳球菌是一种肠道共生菌群,也被用来作为活疫苗的载体,携带 M6 蛋白 C 端重复区编码的基因序列,对 CD1 小鼠行鼻内免疫接种该活疫苗后,导致唾液 IgA 和血清 IgG 水平增高。

(三) M 蛋白融合其他蛋白的多肽疫苗

M 蛋白是迄今为止研究最多的候选蛋白,但由于其血清型众多及其与宿主组织抗原存在交叉性,阻碍了其作为疫苗的发展,期待新的疫苗的产生。FbaA(Fibronectin-binding protein a)是 2001 年发现的 GAS 表面的一种相关蛋白,它存在于近乎 90% 不同血清型的 GAS 表面(如 M1、M2、M4、M9、M13、M22、M28、M44、M49、M60、M67、M75、M77、M79、M80、M82、M87 和 M89 型等),在不同的 GAS 血清型中有很高的同源性,且具有较好的免疫原性,可诱发与 M 蛋白相当的保护性免疫应答。已知它具有侵入上皮细胞、逃避补体攻击、抵抗巨噬细胞的调理吞噬的能力。研究发现它具有辅助 GAS 侵入上皮细胞、抵抗巨噬细胞吞噬、逃避补体攻击等多种功能,并且也具有较好的免疫原性和免疫保护性。有报道显示,FbaA 通过结合 Fn 可以介导 GAS 对 HEp-2 细胞的内化,表明 FbaA 有助于 GAS 逃避中性粒细胞的吞噬,帮助其进入人体上皮细胞并且也具有较好的免疫原性和免疫保护性。此外,FbaA 中含有非 M 样蛋白,可以结合 FH 和 FHL-1,表明 FbaA 可能有助于 GAS 逃避补体攻击。因此,FbaA 蛋白成为新晋的 GAS 疫苗候选蛋白。

将纯化的 FbaA 蛋白和 M 蛋白分别皮下免疫小鼠,两组的血清 IgG 水平相似且 FbaA 免疫组的保护效果仅次于 M 蛋白免疫组,差异无统计学意义。国内一研究团队利用噬菌体肽库及单克隆抗体技术筛选出 7 个 FbaA 优势表位,通过 PCR 技术将该表位同中国南方地区流行的 4 个 GAS 血清型的 M 蛋白相融合,构建出含有 7 个 FbaA 优势表位和 5 个 M 蛋白片段的 GAS 疫苗(F7M5)。其中包括的 5 个 M 蛋白片段分别来自 M1、M3、M6、M18 的 N 端和 C 端的共同保守序列 J14,将此多肽疫苗免疫小鼠,结果显示小鼠血清 IgG 水平相较单纯应用上述 5 个血清型的多肽疫苗显著升高。攻毒试验显示 F7M5 蛋白免疫组的保护率明显高于其他对照组,表明该种融合疫苗诱导了较高的抗体水平和较好的保护率。

四、非 M 蛋白候选疫苗

20 多年来,多数疫苗研究集中于 GAS 的 M 蛋白,虽说它的免疫原性及免疫保护性都很好,但因其血清型众多及其可能诱导有害的自身免疫反应,阻碍了以它为基础的疫苗的应用,近期人们已把目光投向其他 GAS 表面蛋白。

(1)碳水化合物疫苗:缺乏 N-乙酰氨基葡萄糖侧链的 GAC 与 GAS ADI 结合,用明矾配制并用于小鼠主动免疫研究,免疫小鼠可抵抗皮肤 GAS 感染,但不能抵抗侵袭性 GAS 的感染。

(2)多组分疫苗:以 CpG 寡核苷酸为佐剂制备了一种名为 5CP 的 5 组分疫苗(sortase a、C5a 肽酶、SpyAD、SpyCEP 和 SLO),并用于鼻内免疫研究。这种疫苗可以抵抗鼻内、皮肤和全身的挑战。

五、全球流行病学和疫苗设计

（一）基于 *emm* 类型的菌株多样性和疫苗覆盖率

分子流行病学研究表明，国家和全球区域级别的 *emm* 类型分布存在相当大的差异。系统评价曾显示了 GAS *emm* 类型分布的差异，特别是在高收入国家和资源贫乏的主要热带地区之间。虽然在高收入国家流行的主要 *emm* 类型相对较少，但低收入国家中与疾病相关的毒株的多样性要大得多，这导致特定类型疫苗覆盖率低的可能性。此外，低收入国家的 *emm* 类型因一个国家而异，这是阻碍疫苗开发的一个因素。在高收入国家，25 种 *emm* 类型占所有致病菌株的 90.3%，3 种最常见的 *emm* 类型（*emm* 1、*emm* 12 和 *emm* 28）占菌株的 40%。相比之下，26 种 *emm* 类型仅占太平洋地区所有分离株的 61.8%，没有主要的 *emm* 类型。在非洲观察到类似的分布，26 种 *emm* 类型仅占所有分离株的 62.5%。在亚洲、中东和拉丁美洲，注意到与在高收入国家观察到的 *emm* 类型分布存在明显相似之处，但在这些地区之间、在国家之间观察到 *emm* 类型的分布依然存在差异。例如，巴西的一项研究发现，同一萨尔瓦多市的贫民窟和富裕郊区之间的 *emm* 类型分布有很大不同；郊区 *emm* 类型的多样性与高收入国家的情况相似，而贫民窟的情况更像资源贫乏国家的情况。这一发现表明社会经济因素对轮替 GAS 的多样性有相当大的影响。

太平洋地区的特点是 GAS 疾病负担重，*emm* 类型多。对 2006 年和 2012 年新喀里多尼亚侵袭性 GAS 疾病的两项前瞻性监测研究的分析发现，2012 年在新喀里多尼亚收集的菌株中有 70% 与 6 年前收集的菌株不同。这一观察结果明显不同于北美的观察结果，在过去 10 年中，整体 *emm* 类型的总体分布保持相对稳定，只有少数菌株导致了大多数感染。在一些太平洋国家检测到的大量菌株以及 *emm* 类型分布随时间的广泛变化，对基于 *emm* 类型的每个区域的疫苗覆盖率预测产生影响。2009 年太平洋地区 26 价型特异性 M 蛋白疫苗的理论保护率估计为 23.9%。同样，在夏威夷进行的一项研究表明，GAS 的咽分离株代表了多种 *emm* 类型，其中 50% 包含在 26 价疫苗中。相比之下，非热带高收入国家的疫苗覆盖率为 72.8%。因此，在 GAS 流行的国家中，大量的 *emm* 型 GAS 轮替已成为全球疫苗开发的主要障碍。

（二）基于 *emm*-cluster 和交叉保护假设的菌株多样性

emm-cluster 分型系统尚未广泛应用于全球流行病学数据集。然而，当应用于上述来自新喀里多尼亚的数据时，分析表明与 *emm* 类型相比，与侵袭性感染相关的 *emm* 簇在 6 年间无变化。此外，对澳大利亚、斐济和新喀里多尼亚的 *emm* 集群分布的分析发现，这 3 个国家的大部分疾病负担仅由数量有限的 *emm* 集群负责，而在 *emm* 类型之间几乎未发现相似之处。

虽然针对 GAS 的类型特异性免疫的概念是一个被广泛接受的范式，但仅使用有限数量的 emm 类型进行了验证；特别是那些在高收入国家常见的 emm 类型，而不是那些存在于低收入环境中的 emm 类型。既往研究表明，免疫的类型特异性范式可能不能直接适用于目前在低收入国家流行的许多 GAS 菌株。首先，对 51M 蛋白的完整序列的初步分析表明，在低收入国家发现的 emm 类型具有高度相关的完整 M 蛋白序列。这表明这些 emm 类型之间针对整个 M 蛋白的免疫反应可能相似。其次，30 价 M 蛋白疫苗的临床前开发已证明疫苗中未包含的 emm 类型的体外交叉调理作用。值得注意的是，这种 emm-cluster 类型似乎在很大程度上预测了 emm 集群内 emm 类型的交叉调理，但有一些例外。因此，emm 集群系统可以作为研究这种交叉保护现象的框架。重要的是，emm 集群系统并不与类型特异性的概念相矛盾，因为许多"高收入 emm 类型"出现在它们自己的 emm 集群中或仅与少数其他 emm 类型一起出现。跨众多 GASemm 类型的交叉保护概念可能会导致 M 蛋白疫苗在高收入和低收入环境中提供广泛的覆盖。

（三）基于 M 蛋白 C 重复区的疫苗

人类 GAS 感染的主要途径是通过咽黏膜上皮的定植，其中免疫球蛋白 A(IgA)提供抵御细菌感染的防御机制。通过关注 M 蛋白，贝森(Bessen)和菲谢蒂(Fischetti)证明了代表 M6 GAS 分离株 M 蛋白保守区的肽能够诱导 IgA 抗体，当肽抗血清与 GAS 混合时被动保护小鼠和鼻内给药。扩展这一概念，这些肽与霍乱毒素 B 亚基(CTB)结合。与对照组小鼠相比，接种这些肽-CTB 偶联物的小鼠在鼻内 GAS 攻击后的咽部定植显著减少。

类似地，将对应于 M6 的 C 重复区的肽与霍乱毒素 B 亚基(CTB)结合，并通过口服或鼻内方式用于小鼠。与仅施用 CTB 的对照队列相比，用这些保守区肽缀合物免疫的小鼠队列显著免受同源 M6 或异源 M14 链球菌的鼻内定植。综合起来，这些数据突出了保守区肽特异性 Ig 在控制咽喉的 GAS 定植中的作用。布龙泽(Bronze)等还强调了局部黏膜免疫反应在防止链球菌感染方面的重要性。局部给药时 M24 GAS 减毒，保护小鼠免受随后的同源 M24 和异源 M6 GAS 的鼻内感染。

将 C 重复区作为候选疫苗的一个优势是可以诱导宿主针对所有 GAS 菌株的保护作用；然而，有学者已经提出了对免疫原性和保守区域表位有效性的担忧。琼斯(Jones)和菲谢蒂研究了 19 种单克隆抗体调理 M6 链球菌的潜力。19 种单克隆抗体中只有一种能够调理 M6 菌株，并且该抗体显示靶向 M 蛋白的氨基末端区域。值得注意的是，靶向 C 重复区域的单克隆抗体虽然不是调理性的，但能够固定补体。相比之下，针对 M5GAS 的 M 蛋白羧基末端区域的肽 SM5(164-197)能够诱导可以调理 M5、M6、M18、M19 和 M49 链球菌的抗体。针对这种肽 SM5(164-197)的抗血清可识别肌膜和心脏组织，但不能识别肌球蛋白。产生针对 M6 链球菌 C 重复区的四种重叠肽的兔抗血清，以确定抗 C 重复抗体是否识别肌球蛋白。本研究中针对所选肽的低水平抗体确实与裂解或变性的肌球蛋白结合。这突出了定义包含在 GAS 疫苗中的最小表位的重要性。

（四）其他

其他研究相对较少的还有基于最小 B 细胞表位的疫苗和包含 B 和 T 细胞表位的疫苗，在此不作过多介绍。

六、GAS 疫苗研发面临的挑战

GAS 疫苗的开发历史可以追溯到 90 多年前。儿童和成人接种了各种疫苗，从静脉注射完整的热灭活链球菌到肌肉注射高度纯化的 M 蛋白片段。自 1960 年以来的大部分临床试验都是使用相对粗制的 M 蛋白或 GAS 细胞壁进行的。与这些疫苗相关的主要问题是免疫原性，这在许多情况下限制了可以输送的疫苗总量。

有证据表明，GAS 的自然感染会导致保护性免疫，这可以通过适当构建的疫苗进行模拟。GAS 感染的高峰发生在学龄期儿童，并在成年后下降。成人的相对抵抗力归因于针对 M 蛋白的类型特异性区域、保守 M 表位或其他保守抗原的保护性抗体的积累，这些抗原在儿童期多次 GAS 感染后。疫苗开发受到以下事实的阻碍，即没有明确定义的人类免疫相关性对 GAS 感染的保护作用。除了生物学和技术障碍之外，GAS 疫苗的研发还在某种程度上"受到阻碍"。主要的一个问题是，GAS 疫苗抗原可能包含可能引发急性风湿热的自身免疫表位，而急性风湿热正是疫苗旨在预防的疾病之一。另一个障碍是 GAS 感染流行病学的复杂性，包括 *emm* 分型众多、感染部位不同（咽喉和皮肤），以及在流行病学和疾病负担方面的地理差异。一个主要的经济障碍是，95% 的严重 GAS 疾病发生在低收入和中等收入国家，在这些国家，疫苗制造商的投资回报预计为不足以匹配开发成本。此外，鉴于成本效益分析，人们认为高收入国家对疫苗的需求会降低。疫苗研发面临的挑战众多，比如疫苗设计问题、免疫原性问题、安全性问题和有效性问题。

（一）疫苗设计问题

与任何疫苗一样，潜在的 GAS 疫苗需要首先进行 I 期临床试验，以证明它们在人类中的初步安全性。剂量范围研究将根据临床前动物研究的结果探索疫苗抗原的最佳剂量。还将确定剂量数和剂量间隔，这通常基于具有相似抗原成分的疫苗的动物研究和临床试验。例如，纯化的或重组的基于蛋白质的疫苗最初可以使用三剂方案进行研究，类似于乙型肝炎疫苗所使用的方案（两次紧密间隔注射，第三次注射间隔较长）。与单独的抗原相比，包含佐剂需要证明免疫原性提高。纳入对照（安慰剂或获得许可的非 GAS 疫苗）将允许对研究进行盲法并提供对不良事件的公正评估。虽然较小的 I 期研究通常使用安慰剂，但较大的 II 期研究和儿童研究可能会受益于使用获得许可的非 GAS 疫苗作为对照疫苗，以便所有参与者都可以从参与研究中获得潜在益处。虽然 GAS 疫苗的目标年龄很可能是学龄前儿童，但在 GAS 咽炎和风湿热的高峰期之前，GAS 候选疫苗的临床试验将在必要时首先在成人中进行。尽管监管机构经常要求首先在年龄较大的儿童中研究针对婴儿的疫苗,但尚不清楚是否可以在学龄前儿童的第 Ⅰ 期和 Ⅱ 期研究之后立即对 GAS 疫苗进行后续在成人中研究。可以提出的论点是,在对大约 100 名成人接种候选 GAS 疫苗的经验之后,可以开始在 3～5 岁儿童中进行的 Ⅱ 期研究。

(二) 免疫原性问题

免疫原性是 GAS 疫苗任何临床试验的重要组成部分。无论采用何种抗原,都需要使用经过验证的免疫学分析来证明对抗原的特异性免疫反应的诱导。对于 M 蛋白候选疫苗,需要评估针对每种成分 M 型的抗体反应;对于目前正在开发的 30 价 GAS 疫苗,这将需要每个参与者在每个时间点进行 30 次检测。相比之下,单抗原 GAS 疫苗候选物,例如来自 M 蛋白保守 C 重复部分的 J8 疫苗,只需要一次血清学检测。候选疫苗,例如使用来自 C 重复部分的 B 和 T 细胞表位的 StrepInCor 疫苗,可能需要测定除抗体反应之外的 T 细胞反应。

由于对 GAS 疫苗缺乏明确的保护相关性,因此开发了许多功能测定法来测量引发的抗体的生物活性。使用基于 6 价和 26 价 M 蛋白的 GAS 疫苗进行的临床试验通过酶免疫测定和功能性调理吞噬测定测量了抗体反应。功能测定执行起来很乏味,并且不容易适应高通量方法。虽然在 30 价 M 蛋白 GAS 候选疫苗的早期开发中可能需要进行功能检测,但出于可行性原因,可能需要在更大的后期研究中限制此类检测。例如,在大型 Ⅱ 或 Ⅲ 期研究中,每次采血时对每位参与者进行 30 次调理吞噬检测相当于数万次检测。目前尚不清楚是否需要对使用非 M 蛋白抗原的 GAS 候选疫苗进行功能检测的开发和验证。使用易于执行的高通量测定来鉴定保护的相关性将大大缓解这些问题。或者,对一部分参与者(以及在多价 M 蛋白疫苗的情况下使用 M 蛋白子集)进行功能检测可能是一个可接受的选择。

(三) 安全性问题

由于安全问题的历史,GAS 疫苗临床试验中的不良事件监测将受到比其他疫苗临床试验更严格的审查。需要定期监测不良事件,包括注射部位反应(如红斑、肿胀、压痛)和全身不良事件(如发热、头痛、疲劳、厌食)。除了这些常见的不良事件和所有严重不良事件的报告之外,还需要监测对 GAS 疫苗特别感兴趣的不良事件,包括心脏炎和关节炎。在早期阶段的试验中,监测将需要定期进行体格检查、基线和常规血清化学和血液学,以及测量补体(C3)和炎症标志物(C 反应蛋白)的化验。在 26 价 M 蛋白疫苗的临床试验中,进行了基线和随访心电图和超声心动图,以及组织交叉反应抗体(心脏、肾脏、软骨和大脑)的基线和随访检测。与功能性血清学检测一样,组织交叉反应抗体不是常规可用的,并且这些测试执行起来很繁重。需要与监管机构和科学专家进一步讨论,以确定在临床开发过程中不再需要这些检测的阶段。使用超声心动图作为筛查工具是有问题的,因为在 26 价 M 蛋白疫苗的临床试验中使用表明，在正常、健康的个体中，非病理结果的正常变异范围很广。对健康成人的超声心动图进行标准化、可重复的解释也被证明是一个挑战。对于健康的学龄前儿童来说，这些挑战可能更大。在临床疫苗的所有阶段进行超声心动图和心电图的必要性也将成为与监管机构讨论的重要话题。

（四）有效性问题

在缺乏明确的免疫相关保护的情况下，候选 GAS 疫苗的Ⅲ期研究将需要有效性结果。在理想情况下，这些有效性结果易确认且普遍，因此样本量可控。咽炎的有效性结果最易测得，因其临床症状易观察，可通过快速抗原检测和培养进行实验室确认易进行且可重复。然而，无症状 GAS 携带及咽炎在学龄期儿童中最常见，而接种疫苗的目标人群是学龄前期儿童，这是必须考虑的重要因素，因为这可能会影响对有效性的评估。可通过关注年龄较大的学龄前期儿童的入学率、延长随访时间和增加样本量来解决。脓疱病是 GAS 感染的另一种常见疾病，但尚不清楚疫苗接种是否能防止皮肤感染，且难以通过实验室检测进行诊断。然而，J8 疫苗在皮下注射时确实可保护小鼠免受由多株 GAS 引起的脓疱病。

急性风湿热和侵袭性链球菌感染是最严重的 GAS 感染形式，将成为候选 GAS 疫苗预防的重要目标。然而，急性风湿热和侵袭性感染并不常见，即使在发展中国家，这些并发症的发生率远远超过工业化国家的发病率。以预防风湿热为结果的Ⅲ期有效性研究存在弊端，因为它需要对参与者进行随访以确定急性风湿热的病例。在随访中，如果发现咽炎发作，则需要使用抗菌药物治疗并避免风湿热病例。因此，设计此类研究涉及的伦理问题将具有挑战性。GAS 疫苗对抗急性风湿热的效果最好在许可后的第 4 阶段研究中进行评估。

GAS 人类攻击模型的开发可能提供机会来确定可用于设计 3 期 GAS 疫苗现场试验的保护相关性。在 20 世纪 60 年代和 20 世纪 70 年代，在 FDA 暂停 GAS 疫苗临床试验之前，经常使用对 GAS 的挑战研究。这些研究只能在成人中进行，并将用于为儿童关键 3 期研究的设计提供信息，而非直接支持候选疫苗的许可。

七、总结与展望

在过去的几十年里，对 GAS 疫苗的研究取得了很大进展，但目前仍没有安全有效的商用疫苗问世。总之，GAS 疫苗研制中的一些影响因素需要综合考虑，包括 GAS 血清型的地理分布差异、该抗原包含自身免疫表位的可能性、人类疫苗佐剂的选择、设计合理有效的实验动物模型等。就我国 GAS 疫苗研究领域而言，GAS 相关流行病学资料的不足也是影响疫苗研发制备的因素。GAS 疫苗开发的总体目标是引入显著影响全球疾病负担的疫苗。事实证明，将有效且可负担的疫苗推向市场的障碍重重，但并非不可克服。最大的挑战将是开发满足全球需求并有效预防可能引发急性风湿热和风湿性心脏病的感染以及严重侵袭性感染的疫苗。这可能需要一种系统的实验方法来开发包含多种保护性抗原的联合疫苗，以实现所需的保护性免疫水平。安全且可负担的疫苗在全球的成功部署可能会对降低 GAS 感染的发病率和死亡率产生显著的积极影响。目前，全球正在共同努力提高人们对 GAS 疫苗需求的认识，并不断取得进展。根据 GAS 疫苗首选产品特点 (preferred product characteristics，PPC)文件中表达的愿景，建立一个合作伙伴关系网络，领导实施世界卫生组织 GAS 疫苗开发技术路线图，可以指导、促进和加速 GAS 疫苗的研发。

（禹定乐　李莉　撰写，郑跃杰　审阅）

参考文献

[1] Courtney HS，Hasty DL，Dale JB. Serum opacity factor (SOF) of *Streptococcus pyogenes* evokes antibodies that opsonize homologous and heterologous SOF-positive serotypes of group A streptococci[J]. Infect Immun，2003，71(9)：5097 - 5103.

[2] Massell BF，Honikman LH，Amezcua J. Rheumatic fever following streptococcal vaccination：report of three cases[J]. JAMA，1969，207(6)：1115 - 1119.

[3] Cunningham MW. Pathogenesis of group A streptococcal infections[J]. Clin Microbio Rev，2000，13(3)：470 - 511.

[4] Cunningham MW. Autoimmunity and molecular mimicry in the pathogenesis of post-streptococcal heart disease[J]. Frontiers in Bioscience-Landmark，2003，8(6)：533 - 543.

[5] Samanidou V，Nika M，Papadoyannis I. HPLC as a tool in medicinal chemistry for the monitoring of tricyclic antidepressants in biofluids[J]. Mini Rev Med Chem，2008，8(3)：256 - 275.

[6] CDC Streptococcal Reference Page[Available from：ftp://ftp. cdc. gov/pub/infectious_diseases/biotech/tstransl/].

[7] Dale JB，Penfound TA，Chiang EY，et al. New 30-valent M protein-based vaccine evokes cross-opsonic antibodies against non-vaccine serotypes of group A streptococci[J]. Vaccine，2011，29(46)：8175 - 8178.

[8] Pastural E，Mcneil SA，Mackinnon-Cameron D，et al. Safety and immunogenicity of a 30-valent M protein-based group A streptococcal vaccine in healthy adult volunteers：A randomized，controlled phase I study[J]. Vaccine，2020，38(6)：1384 - 1392. DOI：10. 1016/j. vaccine. 2019. 12. 005.

[9] Sanderson-Smith M，De Oliveira DM，Guglielmini J，et al. A systematic and functional classification of *Streptococcus pyogenes* that serves as a new tool for molecular typing and vaccine development[J]. J Infect Dis，2014，210(8)：1325 - 1338. DOI：10. 1093/infdis/jiu260.

[10] Kotloff KL，Corretti M，Palmer K，et al. Safety and immunogenicity of a recombinant multivalent group A streptococcal vaccine in healthy adults：Phase I trial[J]. JAMA，2004，292(6)：709 - 715.

[11] Mcneil SA，Halperin SA，Langley JM，et al. Safety and immunogenicity of 26-valent Group A *Streptococcus* vaccine in healthy adult volunteers[J]. Clinical Infectious Diseases，2005，41(8)：1114 - 1122.

［12］ O'loughlin RE，Roberson A，Cieslak PR，et al．The epidemiology of invasive group A streptococcal infection and potential vaccine implications：United States，2000 - 2004［J］．Clin Infect Dis，2007，45(7)：853 - 862．

［13］ Bessen D，Fischetti VA．Influence of intranasal immunization with synthetic peptides corresponding to conserved epitopes of M protein on mucosal colonization by group A streptococci［J］．Infect Immun，1988，56(10)：2666 - 2672．

［14］ Bronze M，Courtney H，Dale J．Epitopes of group A streptococcal M protein that evoke cross-protective local immune responses［J］．J Immunol，1992，148(3)：888 - 893．

［15］ Guilherme L，Postol E，De Barros SF，et al．A vaccine against S. pyogenes：design and experimental immune response［J］．Methods，2009，49(4)：316 - 321．

［16］ Batzloff MR，Hartas J，Zeng W，et al．Intranasal vaccination with a lipopeptide containing a conformationally constrained conserved minimal peptide，a universal T cell epitope，and a self-adjuvanting lipid protects mice from group A Streptococcus challenge and reduces throat colonization［J］．The Journal of Infectious Diseases，2006，194(3)：325 - 330．

［17］ Campbell PT，Frost H，Smeesters PR，et al．Investigation of group A Streptococcus immune responses in an endemic setting，with a particular focus on J8［J］．Vaccine，2018，36(50)：7618 - 7624．

［18］ Reynolds S，Pandey M，Dooley J，et al．Preclinical safety and immunogenicity of Streptococcus pyogenes（Strep A）peptide vaccines［J］．Sci Rep，2021，11(1)：1 - 13．

［19］ Nordström T，Pandey M，Calcutt A，et al．Enhancing vaccine efficacy by engineering a complex synthetic peptide to become a super immunogen［J］．The Journal of Immunology，2017，199(8)：2794 - 2802．

［20］ Schulze K，Ebensen T，Chandrudu S，et al．Bivalent mucosal peptide vaccines administered using the LCP carrier system stimulate protective immune responses against Streptococcus pyogenes infection［J］．Nanomedicine：Nanotechnology，Biology and Medicine，2017，13(8)：2463 - 2474．

［21］ Mannam P，Jones KF，Geller BL．Mucosal vaccine made from live，recombinant Lactococcus lactis protects mice against pharyngeal infection with Streptococcus pyogenes［J］．Infect Immun，2004，72(6)：3444 - 3450．

［22］ Terao Y，Kawabata S，Kunitomo E，et al．FbaA，a novel fibronectin-binding protein from Streptococcus pyogenes，promotes bacterial entry into epithelial cells，and the fba gene is positively transcribed under the Mga regulator［J］．Molecular Microbiology，2001，42(1)：75 - 86．

［23］ Ramachandran V，Mcarthur JD，Behm C，et al．Two distinct genotypes of prtF2，encoding a fibronectin binding protein，and evolution of the gene family in Streptococcus pyogenes［J］．J Bacteriol，2004，186(22)：7601 - 7609．

［24］ Olivier C．Rheumatic fever — is it still a problem？［J］．J Antimicrob Chemother，2000，45(suppl _1)：13 - 21．

［25］ Mcneil SA，Halperin SA，Langley JM，et al．Safety and immunogenicity of 26-valent group A Streptococcus vaccine in healthy adult volunteers［J］．Clin Infect Dis，2005，41(8)：1114 - 1122．

［26］ Roggiani M，Stoehr J，Olmsted S，et al．Toxoids of streptococcal pyrogenic exotoxin A are protective in rabbit models of streptococcal toxic shock syndrome［J］．Infect Immun，2000，68(9)：5011 - 5017．DOI：10. 1128/iai. 68. 9. 5011 - 5017. 2000．

［27］ 李彩虹，马翠卿，王锦，等.A族链球菌表面新发现蛋白Fba真核表达质粒的构建及其诱导的免疫应答［J］.中国免疫学杂志，2007，23(9)：835 - 838．

［28］ 马翠卿，李彩虹，王秀荣，等.A族链球菌表面蛋白Fba的原核表达及免疫原性分析［J］.中华传染

病杂志，2008，26(3)：146-150.

[29] Cue D，Dombek P，Lam H，et al. *Streptococcus pyogenes* serotype M1 encodes multiple pathways for entry into human epithelial cells[J]. Infect Immun，1998，66(10)：4593-4601.

[30] Ma C，Li C，Wang X，et al. Similar ability of FbaA with M protein to elicit protective immunity against group A *Streptococcus* challenge in mice[J]. Cell Mol Immunol，2009，6(1)：73-77.

[31] Ma C，Liu Z，Li W，et al. FbaA-and M protein-based multi-epitope vaccine elicits strong protective immune responses against group A *Streptococcus* in mouse model[J]. Microbes and Infection，2014，16(5)：409-418.

[32] Rivera-Hernandez T，Pandey M，Henningham A，et al. Differing efficacies of lead group A streptococcal vaccine candidates and full-length M protein in cutaneous and invasive disease models [J]. MBio，2016，7(3)：e00618-00616.

[33] Bi S，Xu M，Zhou Y，et al. A multicomponent vaccine provides immunity against local and systemic infections by group A *Streptococcus* across serotypes[J]. mBio，2019，10(6)：e02600-02619. DOI：10.1128/mBio.02600-19.

[34] Steer AC，Law I，Matatolu L，et al. Global *emm* type distribution of group A streptococci：systematic review and implications for vaccine development[J]. Lancet Infect Dis，2009，9(10)：611-616.

[35] Smeesters PR，Dramaix M，Van Melderen L. The *emm*-type diversity does not always reflect the M protein genetic diversity — is there a case for designer vaccine against GAS[J]. Vaccine，2009，28(4)：883-885.

[36] Dey N，Mcmillan DJ，Yarwood PJ，et al. High diversity of group A Streptococcal *emm* types in an Indian community：the need to tailor multivalent vaccines[J]. Clin Infect Dis，2005，40(1)：46-51.

[37] Abdissa A，Asrat D，Kronvall G，et al. High diversity of group A streptococcal *emm* types among healthy schoolchildren in Ethiopia[J]. Clin Infect Dis，2006，42(10)：1362-1367.

[38] Smeesters PR，Vergison A，Campos D，et al. Differences between Belgian and Brazilian group A *Streptococcus* epidemiologic landscape[J]. PLoS ONE，2006，1(1)：e10.

[39] Steer AC，Batzloff MR，Mulholland K，et al. Group A streptococcal vaccines：facts versus fantasy [J]. Curr Opin Infect Dis，2009，22(6)：544-552.

[40] Baroux N，D'ortenzio E，Amedeo N，et al. The *emm*-cluster typing system for Group A *Streptococcus* identifies epidemiologic similarities across the Pacific region[J]. Clin Infect Dis，2014，59(7)：e84-92. DOI：10.1093/cid/ciu490.

[41] Le Hello S，Doloy A，Baumann F，et al. Clinical and microbial characteristics of invasive *Streptococcus pyogenes* disease in New Caledonia，a region in Oceania with a high incidence of acute rheumatic fever[J]. J Clin Microbiol，2010，48(2)：526-530.

[42] Shulman ST，Tanz RR，Dale JB，et al. Seven-year surveillance of North American pediatric group A streptococcal pharyngitis isolates[J]. Clin Infect Dis，2009，49(1)：78-84.

[43] Erdem G，Mizumoto C，Esaki D，et al. Streptococcal *emm* types in Hawaii：a region with high incidence of acute rheumatic fever[J]. The Pediatric Infectious Disease Journal，2009，28(1)：13.

[44] Mcdonald MI，Towers RJ，Fagan P，et al. Molecular typing of *Streptococcus pyogenes* from remote Aboriginal communities where rheumatic fever is common and pyoderma is the predominant streptococcal infection[J]. Epidemiol Infect，2007，135(8)：1398-1405.

[45] Smeesters PR，Mardulyn P，Vergison A，et al. Genetic diversity of Group A *Streptococcus* M protein：implications for typing and vaccine development[J]. Vaccine，2008，26(46)：5835-5842.

[46] Dale JB, Penfound TA, Tamboura B, et al. Potential coverage of a multivalent M protein-based group A streptococcal vaccine[J]. Vaccine, 2013, 31(12): 1576 - 1581.

[47] Bessen D, Fischetti VA. Passive acquired mucosal immunity to group A streptococci by secretory immunoglobulin A[J]. J Exper Med, 1988, 167(6): 1945 - 1950.

[48] Bessen D, Fischetti V. Synthetic peptide vaccine against mucosal colonization by group A streptococci. I. Protection against a heterologous M serotype with shared C repeat region epitopes [J]. J Immunol, 1990, 145(4): 1251 - 1256.

[49] Bronze M, Mckinsey D, Beachey E, et al. Protective immunity evoked by locally administered group A streptococcal vaccines in mice[J]. J Immunol, 1988, 141(8): 2767 - 2770.

[50] Jones K, Fischetti V. The importance of the location of antibody binding on the M6 protein for opsonization and phagocytosis of group A M6 streptococci[J]. J Exper Med, 1988, 167(3): 1114 - 1123.

[51] Sargent S, Beachey E, Corbett C, et al. Sequence of protective epitopes of streptococcal M proteins shared with cardiac sarcolemmal membranes[J]. J Immunol, 1987, 139(4): 1285 - 1290.

[52] Vashishtha A, Fischetti VA. Surface-exposed conserved region of the streptococcal M protein induces antibodies cross-reactive with denatured forms of myosin[J]. J Immunol, 1993, 150(10): 4693 - 4701.

[53] Batzloff MR, Hayman WA, Davies MR, et al. Protection against group A Streptococcus by immunization with J8-diphtheria toxoid: contribution of J8-and diphtheria toxoid-specific antibodies to protection[J]. The Journal of Infectious Diseases, 2003, 187(10): 1598 - 1608.

[54] Guilherme L, Faé K, Higa F, et al. Towards a vaccine against rheumatic fever[J]. Clin Dev Immunol, 2006, 13(2 - 4): 125 - 132.

[55] Pandey M, Langshaw E, Hartas J, et al. A synthetic M protein peptide synergizes with a CXC chemokine protease to induce vaccine-mediated protection against virulent streptococcal pyoderma and bacteremia[J]. The Journal of Immunology, 2015, 194(12): 5915 - 5925.

[56] Polly S, Waldman R, High P, et al. Protective studies with a group A streptococcal M protein vaccine. II. Challenge of volunteers after local immunization in the upper respiratory tract[J]. J Infect Dis, 1975, 131(3): 217 - 224.

[57] D'alessandri R, Plotkin G, Kluge R, et al. Protective studies with group A streptococcal M protein vaccine. III. Challenge of volunteers after systemic or intranasal immunization with Type 3 or Type 12 group A Streptococcus[J]. J Infect Dis, 1978, 138(6): 712 - 718.

[58] Dale JB, Walker MJ. Update on group A streptococcal vaccine development[J]. Curr Opin Infect Dis, 2020, 33(3): 244.

[59] Vekemans J, Gouvea-Reis F, Kim JH, et al. The path to group A Streptococcus vaccines: WHO research and development technology roadmap and preferred product characteristics[J]. Clin Infect Dis, 2019.

第十章

A 族链球菌无症状携带

A 族链球菌（group A *streptococcus*，GAS）属于革兰阳性细菌，又称为化脓性链球菌。GAS 携带者的典型特征是咽部证实存在 GAS，却无任何急性咽炎的临床表现。本章主要介绍 GAS 无症状携带的定义、流行病学、产生无症状携带的因素、诊断、鉴别诊断与根除治疗等。

一、定义

GAS 引起的儿童急性咽扁桃体炎的典型临床表现有发热伴咽痛，无腹泻或其他呼吸道卡他症状，如咳嗽、流涕等，咽拭子培养或快速抗原检测，可证实 GAS。无上述临床表现的儿童则为 GAS 咽部无症状携带者，该类儿童无咽痛症状，咽部查体无扁桃体炎症表现，即咽部携带并定植了 GAS 病原体，但并未引起疾病。如对该类儿童进行血液连续检测，可发现该类儿童血清学抗体无上升。由于对儿童进行反复抽血采样检测并不可行，因此专家常基于快速抗原检测和（或）咽拭子培养结果来判定。

二、流行病学

咽部分离的 β-溶血性链球菌中，最常见的是 GAS，咽部 GAS 感染易发展为慢性携带状态。GAS 无症状携带很常见，特别是在冬春季。一项基于 29 项研究的荟萃分析，对所有年龄段的咽痛儿童进行研究分析发现，咽拭子检测 GAS 阳性率为 37%，在无咽扁桃体炎症状或体征的健康儿童中，GAS 携带率为 12%。另有研究表明，15%～20% 的无症状学龄期儿童咽部定植 GAS，25% 的无症状携带儿童的家庭接触者咽部培养出 GAS。不同国家和地区、不同年龄组 GAS 无症状携带率不同，健康成人携带率较低（<5%），健康儿童咽部携带率为 2%～17%，在流行期可高达 21.4%。我国上海市一项针对 3～15 岁儿童 2011—2015 年咽部 GAS 带菌率的调查显示为 7.6%；我国新疆维吾尔自治区一项针对 9～12 岁儿童咽部 GAS 带菌率检查显示为 8.7%～12.6%。

三、GAS 无症状携带的纵向研究

美国进行了一项 GAS 纵向研究,对 100 名学龄儿童进行了长达 4 年的随访,平均年龄为 9.6 岁,范围为 5～15 岁。在学年期间,这些儿童大约每 2 周进行 1 次咽拭子培养以检测 GAS 的存在。在采集标本时进行了咽部检查,并询问了孩子上呼吸道症状。如果咽部分泌物培养显示存在 GAS,则联系父母并再次询问孩子是否存在咽痛。当咽部分泌物培养结果显示 GAS 感染,且具有 GAS 咽扁桃体炎典型症状的儿童,则接受抗菌药物治疗;无症状或体征的儿童未接受抗菌药物治疗。如连续监测 2 次或以上咽部培养 GAS 阳性的间隔时间超过 1 周,且无呼吸道症状,则该儿童被归为无症状携带者。在研究的每一年中,GAS 携带者占 27%～32%。按月计算,携带者平均患病率为 15.9%。如在参与研究的第一年被确定为 GAS 携带者,则与在第一年未被确定为 GAS 携带者相比,他们在随后观察第一年成为携带者的可能性要大得多(P<0.000 1)。53% 的随访儿童在研究期间的某个时间点成为 GAS 携带者。

所有的 GAS 分离株都通过现场反转凝胶电泳(field inversion gel electrophoresis,FIGE)进行了分子分型。将代表每种不同 FIGE 模式的 GAS 分离株送到参考实验室进行 emm 分型。通常发现 GAS 携带者从一种 emm 分型转变为另一种 emm 分型定植。对于大多数人而言,当发生 emm 分型转换时,并无临床症状或体征。然而,在发生分型转换时,15% 的儿童出现了与 GAS 咽炎一致的临床症状。有时携带一种 emm 分型 GAS 的儿童因另一种 emm 分型 GAS 而出现明显的临床疾病。emm 分型与携带或感染无关。在研究期间,每年都能检测出 6～11 种 emm 分型,而每种 emm 分型在各种临床表型中均能出现。

在这项纵向研究的第三年,由于红霉素耐药 GAS 分离株,出现了一次克隆性感染的暴发。该菌株为 emm6 型。同一分离株导致了几种不同的临床表现,有典型症状(以咽痛为主诉者)(50%)、非典型症状(有鼻涕无咽痛者)(11%)以及无症状儿童(39%),而在本研究的前两个学年中并未观察到这种分离株。

四、产生无症状携带的因素

(一) 宿主、环境因素

宿主因素和菌株因素在产生无症状携带的作用目前尚不完全清楚。菌株型特异性免疫并不能预防急性咽扁桃体炎发作或无症状携带,特别是考虑到 GAS 有众多不同的 M 型。早期研究表明,如果 GAS 感染患者未接受抗菌药物治疗,50% 的患者在数周内可根除 GAS,分析可能是由于宿主反应。在一项纵向研究中,马丁(Martin)发现,随着时间的推移,儿童 GAS 携带者很可能仍然是携带者,而其他人则不会成为携带者。该研究还表

明,如果兄弟姐妹被GAS定植,那么该儿童更大可能会成为GAS携带者。反复的环境接触也可能发挥潜在作用。这些观察结果表明,可能存在特定宿主和暴露因素,增加了儿童成为无症状GAS携带者的可能性。

(二) 细菌因素

M蛋白由emm基因编码,用于对GAS分离株进行分型。一项纵向研究在GAS临床分类中检测到各种emm型:典型感染、非典型感染或携带者状态,并未发现emm分型与成为GAS携带者的可能性之间存在关联。孟格洛格鲁(Mengeloglu)研究了分离自感染患者($n=79$)和携带者($n=60$)的GAS临床分离株,发现通过emm分型比较各组时未发现差异。

一些GAS分离株具有荚膜,被描述为黏液样。荚膜的产生可被上调,如在侵袭性感染中所见,也可被下调。虽然GAS的黏液株与急性风湿热的暴发有关,但荚膜较少的分离株更有可能分离自GAS携带者。

GAS是一种细胞外病原体,它可通过黏附在上皮细胞上而引起咽炎,一些研究已证明可内吞到上皮细胞中。有研究表明,GAS无症状儿童更有可能分离出含有prtF(fibronectin-binding protein F genes)基因的GAS。PrtF1和PrtF2是主要的链球菌毒力因子,可使GAS进入呼吸道上皮细胞,在细菌的黏附和内吞中起作用,可能在侵袭性GAS感染中起关键作用。内曼(Neeman)检测了咽炎患儿GAS分离株prtF1基因的携带频率,54名儿童在经过一个疗程的抗菌药物治疗后,30%(16/54)的分离株为prtF1阳性,而90%(9/10)的分离株在抗菌药物治疗前后为同一株菌,推测为GAS携带者。另外一些研究也支持类似的发现。穆苏梅西(Musumeci)比较了从无症状携带者($n=30$)和咽炎患者($n=32$)中分离的GAS,发现prtF1基因携带率比较并无差异(70% vs. 69%),但对分离自无症状携带者GAS分析,携带prtF2基因的比例更高(80% vs. 53%,$P<0.05$)。研究人员使用HEp-2细胞模型进一步检测了prtF1阳性GAS分离株,与那些经历了根除治疗的菌株相比,GAS携带者菌株的黏附性和内化性更高,而另有研究也支持prtF2阳性分离株与更高的内化效率相关。这支持了GAS的内化可能导致细菌学治疗失败和GAS持续携带的假设。

对红霉素耐药的GAS分离株与其侵入呼吸道上皮细胞的能力之间可能存在关联。法奇内利(Facinelli)研究发现,红霉素耐药菌株比敏感菌株更可能是prtF1基因阳性株(89% vs. 21%)。prtF1基因还与细胞侵袭效率更好有关。科库扎(Cocuzza)检测了分离自咽炎患儿抗菌药物治疗前后的GAS分离株($n=837$),33%为prtF1阳性。在对红霉素耐药的分离株中,prtF1携带率较高(45%),在诱导耐药的iMLS表型中比例最高(84%)。毒力因子和大环内酯耐药基因的存在可能与emm分型有关,而不是与分离株的来源有关。这可以解释,具有相同emm分型GAS的活动性感染的人群中可出现各种临床表现。

通常认为,被 GAS 感染后,GAS 会通过呼吸道飞沫在儿童之间传播。然而,数周后,即使儿童咽部依然有 GAS 定植,也不再具有传染性。做出这种假设基于几个原因:首先,与 GAS 引起的急性感染者相比,携带者咽部 GAS 的密度较低,这可能会降低传染他人的能力。其次,无呼吸道症状和(或)呼吸道分泌物,也可能会降低其将细菌传染给他人的能力。最后,随着时间的推移,细菌可能会发生变化,毒力会减弱,并逐渐失去引起感染的能力。

通常认为能定植的细菌一般毒力低。Davies 在对 1992—1993 年 GAS 引起的侵袭性疾病进行了一项基于人群的监测研究。在此期间,有 323 例侵袭性疾病被发现,表现形式多样。在确定侵袭性疾病后的两周内,从 46 名患者的家庭接触者(包括成人和儿童)中获得了咽部分泌物标本,结果显示,有 12% 的咽部分泌物培养结果显示 GAS 阳性。通过分子分型方法,均与从确诊患者中分离鉴定的菌株相同。在这些家庭接触者中,有 33% 在取咽部培养物时患有咽炎,无人患侵袭性疾病或皮肤或其他组织感染。单变量分析表明,年龄较小者及与患者接触 4 h 以上者更可能与 GAS 定植有关,将侵袭性疾病传播给其他家庭成员的风险很低(2.9/1 000)。

五、诊断与鉴别诊断

(一) 诊断

符合 GAS 无症状携带者的定义:儿童无咽痛症状,咽部查体无扁桃体炎表现,快速抗原检测和/或咽拭子培养证实有 GAS 存在,或连续检测儿童血清学抗体无上升。

在临床实践中识别 GAS 携带者,有两种主要方式。一是儿童可能有一次 GAS 咽扁桃体炎发作,接受抗菌药物治疗并在治疗结束后进行咽部分泌物培养,以确定是否存在 GAS。如培养结果提示有 GAS 生长,则假定该患者为细菌学治疗失败。对这种情况有几种可能的解释:① 存在产生 β-内酰胺酶的口腔菌群;② GAS 对青霉素耐受(tolerance);③ 扁桃体隐窝或其他抗菌治疗无效的区域的感染;④ 存在相对不可复制的微生物。然而,许多专家一致认为,一种最可能的解释是,GAS 咽扁桃体炎患儿在接受合适的抗菌药物治疗后出现细菌学失败者为 GAS 携带者。实际上,该儿童最初的疾病可能是由 GAS 引起的,但 GAS 并未被一个疗程的抗菌药物所根除,GAS 随后定植在咽部,却并无疾病或炎症的证据。另一种可能的情况是,最初的疾病可能并非 GAS 引起的,而可能是由病毒引起的,且在最近的咽扁桃体炎发作之前,该儿童是 GAS 携带者。

(二) 鉴别 GAS 反复感染与 GAS 携带

将 GAS 咽炎反复发作与 GAS 携带区分开来很重要,因为两者处理方式不同。儿童急性咽炎时,咽部 GAS 培养阳性或快速抗原检测阳性并不能证明该病是由 GAS 引起的。

GAS 咽炎的确诊需连续监测抗体滴度随时间升高,这在临床实践中并不实际。如过早抗感染治疗可能会中止或减弱抗体反应。最需要的是,详细记录每次疾病发作的症状以及儿童对抗菌药物治疗的临床效果。GAS 咽炎反复发作的儿童很可能在每次疾病发作时均会出现一些典型症状(如咽痛,而无咳嗽、流涕、声音嘶哑),且在抗菌药物开始治疗后症状会迅速缓解。相比之下,病毒感染的儿童,则更有可能出现病毒症状(如声音嘶哑、咳嗽和流涕),且通过抗菌药物治疗不能快速改善症状,这类患儿即使其咽部培养 GAS 为阳性,其依然为 GAS 携带者。区分上述两种情况的最佳方法是,在患者完成一个疗程的抗菌药物治疗后,在患者无任何症状的情况下,进行咽部分泌物培养,真正反复感染者,其 GAS 培养结果为阴性,而 GAS 携带者培养结果为阳性。

(三) 并发症

Kaplan 认为,GAS 携带者不会有因 GAS 出现并发症的风险。急性风湿热的发病机制尚不完全清楚,但大量研究支持免疫反应是关键因素的理论。GAS 的免疫反应与机体心脏、滑膜或脑组织之间存在分子模拟。由于 GAS 携带者无 GAS 引起疾病的证据,也无对 GAS 的免疫反应,因此认为,GAS 携带者无发生 GAS 免疫并发症的风险。海史密斯(Hysmith)等人连续收集了 41 名儿童的血清和咽拭子,其中 65% 的儿童在最初感染 GAS 时并无症状,但却表现出了免疫反应。这一数据表明,有亚临床感染的儿童可能有发展免疫后遗症的风险。与链球菌感染相关的小儿自身免疫性神经精神疾病(pediatric autoimmune neuropsychiatric disorders associated with streptococcal infections, PANDAS)用于描述 GAS 感染与儿童突然发作的运动性抽搐或强迫症之间的潜在关系。一些学者认为,这可能是急性 GAS 感染和由此产生的抗脑自身抗体引起的并发症。然而,GAS 携带者也可能有风险。墨菲(Murphy)进行了一项纵向研究,在学校随访了 693 名 3～12 岁的儿童,虽只有 4.6% 的儿童咽部 GAS 培养呈持续阳性,但这些儿童出现神经系统症状的比例更高,例如舞蹈样运动和行为表现。这一结果提示,即携带者状态或亚临床感染与神经精神症状之间有一定潜在关系。(详见本书第十八章)。

六、根除 GAS

在临床管理 GAS 携带者时常面临挑战。在大多数情况下,对于无症状的咽部定植 GAS 的儿童,不建议使用抗菌药物治疗。美国传染病学会发布的指南建议这些儿童不需抗菌药物治疗,因其无出现并发症的风险,且不太可能将感染传染给他人。美国儿科学会传染病委员会提出,当出现如下任一情况时,根除 GAS 是有必要的:有风湿热或风湿性心脏病家族史时;因有 GAS 定植而使得家人特别焦虑;仅因存在 GAS 携带而考虑扁桃体切除术时,或当社区有 GAS 咽炎暴发时。具体抗感染治疗同本书第十一章中咽炎治疗部分。

结语

GAS感染在学龄期儿童很常见。一项研究发现,大多数咽部GAS培养阳性者均来自GAS携带者。携带者会变换GAS的 *emm* 型别,在研究期间,往往会反复成为不同 *emm* 型GAS的携带者。当已知为GAS携带者出现了类似GAS咽炎的症状时,医生应考虑对其抗感染治疗。这可能是一种新的感染导致的疾病,有传播感染的风险,也可能出现并发症,如风湿性心脏病。此时需对宿主和细菌因素进一步检查,以充分了解GAS的无症状携带情况。

（禹定乐　撰写,王传清　审阅）

参考文献

[1] Kaplan EL. The group A streptococcal upper respiratory tract carrier state: an enigma[J]. The Journal of Pediatrics,1980,97(3):337-345.

[2] Kaplan EL, Gastanaduy AS, Huwe BB. The role of the carrier in treatment failures after antibiotic therapy for group A streptococci in the upper respiratory tract[J]. The Journal of Laboratory and Clinical Medicine,1981,98(3):326-335.

[3] Johnson DR, Kurlan R, Leckman J, et al. The human immune response to streptococcal extracellular antigens: clinical, diagnostic, and potential pathogenetic implications[J]. Clin Infect Dis,2010,50(4):481-490.

[4] Tanz RR, Poncher JR, Corydon KE, et al. Clindamycin treatment of chronic pharyngeal carriage of group A streptococci[J]. The Journal of Pediatrics,1991,119(1):123-128.

[5] Shulman ST, Bisno AL, Clegg HW, et al. Clinical practice guideline for the diagnosis and management of group A streptococcal pharyngitis: 2012 update by the Infectious Diseases Society of America[J]. Clin Infect Dis,2012,55(10):e86-102. DOI:10.1093/cid/cis629.

[6] Shaikh N, Leonard E, Martin JM. Prevalence of streptococcal pharyngitis and streptococcal carriage in children: a meta-analysis[J]. Pediatrics,2010,126(3):e557-e564.

[7] Schwartz RH, Wientzen RL, Pedreira F, et al. Penicillin V for group A streptococcal pharyngotonsillitis: a randomized trial of seven vs ten days' therapy[J]. JAMA,1981,246(16):1790-1795.

[8] Shulman ST. Streptococcal pharyngitis: diagnostic considerations[J]. The Pediatric Infectious Disease Journal,1994,13(6):567-571.

[9] Oliver J, Malliya Wadu E, Pierse N, et al. Group A *Streptococcus* pharyngitis and pharyngeal carriage: a meta-analysis[J]. PLoS Negl Trop Dis,2018,12(3):e0006335.

[10] Othman AM, Assayaghi RM, Al-Shami HZ, et al. Asymptomatic carriage of *Streptococcus pyogenes* among school children in Sana'a city, Yemen[J]. BMC Res Notes,2019,12(1):1-5.

[11] 沙坎,徐佩茹,多力坤,等.新疆吐鲁番及布尔津两地学龄儿童上呼吸道A族链球菌带菌情况调查[J].中国当代儿科杂志,2010,12(8):616-618.

[12] Chen M, Cai J, Davies MR, et al. Increase of emm1 isolates among group A *Streptococcus* strains causing scarlet fever in Shanghai, China[J]. Int J Infect Dis,2020,98:305-314. DOI:10.1016/

j. ijid. 2020. 06. 053.

[13] Martin JM, Green M, Barbadora KA, et al. Group A streptococci among school-aged children: clinical characteristics and the carrier state[J]. Pediatrics, 2004, 114(5): 1212 – 1219.

[14] Martin JM, Green M, Barbadora KA, et al. Erythromycin-resistant group A streptococci in schoolchildren in Pittsburgh[J]. N Engl J Med, 2002, 346(16): 1200 – 1206.

[15] Guirguis N, Fraser DW, Facklam RR, et al. Type-specific immunity and pharyngeal acquisition of group A *Streptococcus*[J]. Am J Epidemiol, 1982, 116(6): 933 – 939.

[16] Qr B, Rammelkamp Jr C, Fw D, et al. Effect in penicillin and aureomycin on the natural course of streptococcal tonsillitis and pharyngitis[J]. Am J Med, 1951, 10(3): 300 – 308.

[17] Catanzaro FJ, Stetson CA, Morris AJ, et al. The role of the *Streptococcus* in the pathogenesis of rheumatic fever[J]. Am J Med, 1954, 17(6): 749 – 756.

[18] Krause RM, Rammelkamp CH, Denny FW, et al. Studies of the carrier state following infection with group A streptococci. I. Effect of climate[J]. J Clin Investi, 1962, 41(3): 568 – 574.

[19] Mengeloglu F, Aktas E, Otlu B, et al. Evaluation of *emm* gene types, toxin gene profiles and clonal relatedness of group A streptococci[J]. Bosnian Journal of Basic Medical Sciences, 2013, 13 (3): 163 – 169. DOI: 10. 17305/bjbms. 2013. 2356.

[20] Veasy LG, Tani LY, Daly JA, et al. Temporal association of the appearance of mucoid strains of *Streptococcus pyogenes* with a continuing high incidence of rheumatic fever in Utah[J]. Pediatrics, 2004, 113(3): e168 – e172.

[21] Veasy LG, Wiedmeier SE, Orsmond GS, et al. Resurgence of acute rheumatic fever in the intermountain area of the United States[J]. N Engl J Med, 1987, 316(8): 421 – 427.

[22] Molinari G, Chhatwal GS. Invasion and survival of *Streptococcus pyogenes* in eukaryotic cells correlates with the source of the clinical isolates[J]. J Infect Dis, 1998, 177(6): 1600 – 1607.

[23] Neeman R, Keller N, Barzilai A, et al. Prevalence of internalisation-associated gene, prtF1, among persisting group A *streptococcus* strains isolated from asymptomatic carriers[J]. Lancet, 1998, 352(9145): 1974 – 1977.

[24] Cunningham MW. Pathogenesis of group A streptococcal infections[J]. Clin Microbio Rev, 2000, 13(3): 470 – 511.

[25] Molinari G, Talay SR, Valentin-Weigand P, et al. The fibronectin-binding protein of *Streptococcus pyogenes*, SfbI, is involved in the internalization of group A streptococci by epithelial cells[J]. Infect Immun, 1997, 65(4): 1357 – 1363.

[26] Hotomi M, Billal DS, Togawa A, et al. Distribution of fibronectin-binding protein genes (prtF1 and prtF2) and streptococcal pyrogenic exotoxin genes (spe) among Streptococcus pyogenes in Japan[J]. J Infect Chemother, 2009, 15(6): 367 – 373.

[27] Musumeci R, Bue C, Milazzo I, et al. Internalization-associated proteins among *Streptococcus pyogenes* isolated from asymptomatic carriers and children with pharyngitis[J]. Clin Infect Dis, 2003, 37(2): 173 – 179. DOI: 10. 1086/375589.

[28] Sela S, Neeman R, Keller N, et al. Relationship between asymptomatic carriage of *Streptococcus pyogenes* and the ability of the strains to adhere to and be internalised by cultured epithelial cells [J]. J Med Microbiol, 2000, 49(6): 499 – 502.

[29] Gorton D, Norton R, Layton R, et al. Presence of fibronectin-binding protein gene prtF2 in invasive group A streptococci in tropical Australia is associated with increased internalisation efficiency[J]. Microbes and Infection, 2005, 7(3): 421 – 426.

[30] Facinelli B, Spinaci C, Magi G, et al. Association between erythromycin resistance and ability to

enter human respiratory cells in group A streptococci[J]. Lancet, 2001, 358(9275): 30 - 33.

[31] Cocuzza C, Lanzafame A, Sisto F, et al. Prevalence of the internalization-associated gene prtF1 in a bacterial population of *Streptococcus pyogenes* isolated from children with acute pharyngotonsillitis before and after antibiotic therapy[J]. Microbial Drug Resistance, 2004, 10(3): 264 - 268.

[32] Creti R, Gherardi G, Imperi M, et al. Association of group A streptococcal *emm* types with virulence traits and macrolide-resistance genes is independent of the source of isolation[J]. J Med Microbiol, 2005, 54(10): 913 - 917.

[33] Blandino G, Puglisi S, Speciale A, et al. *Streptococcus pyogenes emm* types and subtypes of isolates from paediatric asymptomatic carriers and children with pharyngitis[J]. New Microbiol, 2011, 34(1): 101 - 104.

[34] Baldassarri L, Creti R, Imperi M, et al. Detection of genes encoding internalization-associated proteins in *Streptococcus pyogenes* isolates from patients with invasive diseases and asymptomatic carriers[J]. J Clin Microbiol, 2007, 45(4): 1284 - 1287.

[35] Ogawa T, Terao Y, Okuni H, et al. Biofilm formation or internalization into epithelial cells enable *Streptococcus pyogenes* to evade antibiotic eradication in patients with pharyngitis[J]. Microb Pathog, 2011, 51(1 - 2): 58 - 68.

[36] Davies HD, Mcgeer A, Schwartz B, et al. Invasive group A streptococcal infections in Ontario, Canada[J]. N Engl J Med, 1996, 335(8): 547 - 554.

[37] Smith TD, Huskins WC, Klm KS, et al. Efficacy of β - lactamase-resistant penicillin and influence of penicillin tolerance in eradicating streptococci from the pharynx after failure of penicillin therapy for group A streptococcal pharyngitis[J]. The Journal of Pediatrics, 1987, 110(5): 777 - 782.

[38] Roos K, Grahn E, Holm S. Evaluation of beta-lactamase activity and microbial interference in treatment failures of acute streptococcal tonsillitis[J]. Scand J Infect Dis, 1986, 18(4): 313 - 319. DOI: 10. 3109/00365548609032342.

[39] Gerber MA. Treatment failures and carriers: perception or problems? [J]. The Pediatric infectious disease journal, 1994, 13(6): 576 - 579.

[40] Shulman ST, Gerber MA. So what's wrong with penicillin for strep throat? [J]. Pediatrics, 2004, 113(6): 1816 - 1819.

[41] Nelson JD. The effect of penicillin therapy on the symptoms and signs of streptococcal pharyngitis [J]. The Pediatric Infectious Disease Journal, 1984, 3(1): 10 - 13.

[42] Kaplan EL, Bisno AL. Antecedent streptococcal infection in acute rheumatic fever. The University of Chicago Press: 2006. 690 - 692.

[43] Krisher K, Cunningham M. Myosin: a link between streptococci and heart[J]. Science, 1985, 227 (4685): 413 - 415. DOI: 10. 1126/science. 2578225.

[44] Stollerman GH, Lewis AJ, Schultz I, et al. Relationship of immune response to group A streptococci to the course of acute, chronic and recurrent rheumatic fever[J]. Am J Med, 1956, 20 (2): 163 - 169.

[45] Zabriskie JB, Hsu K, Seegal B. Heart-reactive antibody associated with rheumatic fever: characterization and diagnostic significance[J]. Clin Exp Immunol, 1970, 7(2): 147.

[46] Wannamaker L, Rammelkamp C, Denny F, et al. Prophylaxis of acute rheumatic fever by treatment of the preceding streptococcal infection with various amounts of depot penicillin[J]. Am J Med, 1951, 10(6): 673 - 695. DOI: 10. 1016/0002 - 9343(51)90336 - 1.

[47] Hysmith ND, Kaplan EL, Cleary PP, et al. Prospective longitudinal analysis of immune responses in pediatric subjects after pharyngeal acquisition of group A streptococci[J]. J Pediatr Infect Dis

Soci，2017，6(2)：187 - 196.

[48] Murphy TK，Snider LA，Mutch PJ，et al. Relationship of movements and behaviors to Group A *Streptococcus* infections in elementary school children[J]. Biol Psychiatry，2007，61(3)：279 - 284.

第十一章

A 族链球菌与呼吸系统疾病

A 族链球菌(group A *streptococcus*，GAS)感染,被世界卫生组织列为影响全世界人群的第 9 种传染病,可导致广泛的临床疾病,包括非侵袭性感染(咽炎、皮肤和软组织感染、脓疱疮、阴道炎等)、侵袭性感染(菌血症、肺炎、蜂窝织炎、心包炎、脑膜炎、关节炎、骨髓炎、肌炎、坏死性筋膜炎等)、毒素介导的疾病(猩红热、链球菌中毒性休克综合征、暴发性紫癜等)及免疫介导的疾病(风湿热、急性链球菌感染后肾小球肾炎、反应性关节炎、儿童自身免疫性神经精神障碍等)等。其中,与呼吸系统相关的主要是非侵袭性感染中的 GAS 咽炎及侵袭性感染中的 GAS 肺炎。

第一节　A 族链球菌与咽炎

急性咽炎是儿童最常见的感染性疾病,大多数由病毒感染引起,部分由细菌感染所致。在细菌性咽炎中,GAS 是最常见的病原体之一。GAS 咽炎占儿童咽炎的 20％～40％,主要发生在 5～15 岁的儿童中。大部分 GAS 咽炎是自限的,但部分可出现化脓或非化脓性并发症,引起广泛关注。

一、流行病学

据估计,全球每年约有 6.15 亿人发生 GAS 感染,4.5 亿儿童发生 GAS 咽炎。GAS 咽炎在儿童发病率及流行的基因型因地区而异。在新西兰,每年 0.7 人次/100 人发生 GAS 咽炎,而 5～9 岁儿童为每年 0.4 人次/100 人(2005—2014)。在美国 3～9 岁儿童中,每年 22.87 人次/100 人因咽炎就诊,其中每年 13.05 人次/100 人为 GAS 咽炎(2012—2015)。在印度,约 22％的 5～15 岁儿童发生咽炎,13％发生 GAS 咽炎(2018)。在国内,北京市 0～14 岁每年 29.8 例/100 人发生咽炎,每年 2.7 例/100 人发生 GAS 咽炎(2012—2014)。至于基因型方面,美国 GAS 咽炎常见的基因型为 *emm*4、*emm*12、*emm*3、*emm*6 和 *emm*87;中国最流行的是 *emm*1 和 *emm*12。

GAS 感染常见于冬季或早春,但在任何季节,仍有高达 30% 的无症状人群咽部携带 GAS,也有食源性/水源性 GAS 感染暴发的报道。此外,流感病毒感染后继发 GAS 感染在大多数国家都有出现,且在流感大流行期间,GAS 感染也有所增加。人是 GAS 感染的唯一生物宿主,所以,GAS 感染者、隐性感染者、恢复期带菌者都是 GAS 感染的传染源。此外,从环境中,包括动物的粪便和结膜分泌物中也偶尔发现 GAS。虽然人类是这种病原体的唯一生物宿主,但 GAS 感染可以在非人灵长类动物中模拟。GAS 主要是通过呼吸道飞沫、接触感染者或其破损的皮肤和接触污染的食物传播。人类对 GAS 普遍易感,高危人群包括有基础疾病者、儿童、孕产妇和老年人。

二、临床特点

(一) 无症状咽 GAS 携带者

无症状咽 GAS 携带者是 GAS 长期存在于咽部,无感染或免疫反应的证据,一次持续数周至数月,在此期间,链球菌抗原量很少,不能引起免疫反应。GAS 携带相当常见,影响 20% 或以上的无症状学龄儿童。GAS 携带可能的原因包括:① 咽部微生物群通过竞争营养和产生细菌素来抑制 GAS 过度生长,而产 β-内酰胺酶细菌可以通过 β-内酰胺酶使青霉素或其他抗菌药物失活,促进 GAS 存活;② GAS 能够形成生物膜,黏附并内化到上皮细胞,逃避免疫系统吞噬杀伤;③ 辅助性 T 细胞和调节性 T 细胞之间的免疫失衡可使 GAS 持续存在。

临床上需考虑无症状咽 GAS 携带的情况主要包括:① 无症状者,尽管完成了抗菌药物疗程,但咽喉 GAS 培养呈阳性,且治疗前和治疗后分离的菌株相同,可视为 GAS 携带者。② 没有 GAS 咽炎症状,或有上呼吸道病毒感染症状(流涕、咳嗽、声音嘶哑等),咽 GAS 培养阳性的儿童可怀疑 GAS 携带。③ 反复性咽炎,一年内有 3 次或 3 次以上咽 GAS 培养阳性可怀疑 GAS 携带。由于没有引起免疫反应,GAS 携带者发生免疫介导并发症的风险较低。

(二) 急性 GAS 咽炎

GAS 感染潜伏期为 2～5 天。通常,急性 GAS 咽炎多表现为突然发作的喉咙痛、吞咽痛、发烧和头痛等,部分还可能出现腹痛、恶心和呕吐等,多无流涕、咳嗽、声音嘶哑和结膜炎等表现。体格检查可发现后咽后壁红肿、扁桃体肿大并有渗出物、腭部点状出血、颈部淋巴结肿大和(或)压痛。

急性 GAS 咽炎的疾病严重程度不一,但在大多数情况下,是一种自限性疾病,症状多在 7 天内消失。部分急性 GAS 咽炎可能会出现一些并发症,包括化脓性并发症(如颈部淋巴结炎、咽后壁脓肿、腹膜蜂窝组织炎或脓肿、鼻窦炎、急性中耳炎和乳突炎等)、免疫介导性疾病(如急性风湿热、风湿性心脏病和急性链球菌感染后肾小球肾炎等)、毒素介导性疾病(如猩红热、链球菌中毒性休克综合征等)以及侵袭性疾病(如肺炎等)。

(三) 复发性 GAS 咽炎

GAS 感染的复发是指在首次发作后 1 个月内出现同一菌株的感染,这是一种较常见的现象。有研究表明,1 个月内 94% 的病例是相同的 *emm* 类型;1～3 个月期间 62% 是相同的 *emm* 类型;3 个月后 100% 为其他 *emm* 类型,不视为复发,而视为再次感染。*emm*12 是复发者最常见的基因型,而 *emm*1 在再次感染者中常见。没有规范的抗菌药物治疗、再次接触 GAS、咽部正常菌群被抗菌药物清除、抗菌药物耐受、GAS 携带等都与复发性 GAS 咽炎有关。

复发性 GAS 可能会出现 GAS 咽炎的各种症状(如喉咙痛、发热等),多无上呼吸道病毒感染症状(如咳嗽、流涕、声音嘶哑等),在使用抗菌药物治疗后,症状会迅速消失,且 GAS 检测可转为阴性。

三、辅助检查

(一) 血炎症指标

GAS 咽炎儿童多可出现血炎症指标升高,即 C 反应蛋白、总白细胞计数、中性粒细胞绝对计数以及降钙素原升高。然而,这些指标没有特异性。有研究认为 C 反应蛋白浓度与 GAS 感染咽炎无关。也有研究表明,当没有病原学检测时,检测 C 反应蛋白或中性粒细胞绝对计数对协助诊断 GAS 咽炎是有帮助的。

(二) 血清抗体检测

GAS 血清抗体检测是检测患者血液样本中对链球菌蛋白的免疫反应,主要包括抗链球菌溶血素 O(Anti-streptolysin O,ASO)和抗 DNA 酶 B(DNase B)。由于 ASO 多在 GAS 感染后 1 周开始升高,在 4～6 周达高峰,故不用于普通 GAS 咽炎检测。连续多次的抗体检测有助于区别 GAS 感染与 GAS 携带者,当 ASO 和抗 DNase B 动态升高提示 GAS 感染,反之则考虑 GAS 携带。此外,ASO 和抗 DNase B 检测还可用于 GAS 咽炎并发免疫介导性疾病的诊断。

(三) 病原学检查

1. 咽拭子培养

咽拭子培养是将咽拭子接种血琼脂板或选择性 GAS 培养基上,在 37℃ 下孵育 18～24 h,也可能需要孵育 48 h。检查培养皿中的 β-溶血菌落,然后进行传代纯化及进一步的生化测试,包括兰斯菲尔德 A、C 和 G 组的乳胶凝集试验、杆菌肽敏感性和吡咯烷酮基芳基酰胺酶测试。GAS 菌落的典型外观为圆顶状,表面光滑,边缘清晰、呈灰白色,直径为 ≥0.5 mm,并被 β-溶血区包围。显微镜下,GAS 呈革兰阳性球菌,呈链状排列。此外,咽拭子培养还可以获得分离株进行 *emm* 分型、抗菌药物敏感性测试或全基因组测序等。

咽拭子培养是诊断 GAS 咽炎的金标准。咽拭子培养敏感度高,但是,获取拭子的方式和患者检测前使用抗菌药物治疗等可影响结果的准确性,有时导致假阴性结果。同时,咽拭子培养的检测时间较长,至少需要 24～48 h。

2. 快速抗原检测试验

快速抗原检测试验(rapid antigen detection test,RADT)是一种使用抗体标记颗粒的免疫分析方法,通过酸萃取以溶解 GAS 细胞壁碳水化合物,并使用免疫反应识别特定的链球菌 A 细胞壁抗原,即 Lancefield A 组碳水化合物来鉴别 GAS 存在。RADT 的优点是操作方便,价格低廉,结果迅速,仅需 5～10 min。RADT 具有良好特异性,但敏感性较低,70%～95%。由此可见,RADT 阳性结果是可靠的,但由于敏感度有限,容易出现假阴性结果。RADT 的性能与菌落的数量有关,菌落计数越高,灵敏度越高。RADT 的敏感性还受患者临床症状的影响,临床特征越多,检测的敏感性越高。最后,人群的差异也可导致 RADT 敏感性不同。

3. 分子检测

分子检测的检测时间短,比培养更快得到结果,且因为分子检测不需要标本具有生物活性,尽管咽拭子采集不良或患者检测前使用抗菌药物,但仍然可以检测到 GAS。

(1) 实时多聚核苷酸链式反应(polynucleotide chain reaction,PCR):使用直接杂交探针与从咽拭子中提取的 GAS 核酸结合,具有操作简单、敏感度高及特异度高等优势,其局限性检测的目标基因发生突变时易导致漏检。

(2) 核酸扩增测试(nucleic acid amplification test,NAAT):NAAT 通过 PCR 或其他核酸扩增技术来扩增目标核酸,可快速出结果(15 min 到 2 h),灵敏度等于或优于培养,特异性和敏感性均可达 99% 以上,故 NAAT 可用于初级测试,也可用于 RADT 阴性患者的补充检测。

4. 全基因组测序

全基因组测序主要是测定样品中的全部病原体的基因序列的方法。它可以检测特异性毒性和抗菌药物耐药性基因的存在。其缺点是成本较高,对操作和数据分析要求较高。在重症患者及不明原因疫情暴发中对 GAS 的识别方面发挥一定作用。

(四) 机器学习和人工智能

使用智能手机内置的相机来拍摄患者喉咙的照片,附加设备连接到智能手机,以最大限度地减少光线反射到相机传感器中,然后实施图像校正算法,并应用 k-fold 验证进行分类。有研究表明,该方法的特异性及敏感性均为 88%。此外,人工智能软件也被用于自动化检查咽拭子培养以识别 GAS 的过程,人工智能自动检测产生的结果优于实验室技术人员做出的分类决策,提高了诊断准确性。

四、诊断与鉴别诊断

(一) 诊断

GAS 咽炎的诊断线索包括：① GAS 咽炎的流行病学因素，如密切接触 GAS 感染者、有 GAS 爆发区旅居史等。② 临床症状及体征，没有特异性，仅根据临床症状进行诊断是不可靠的。③ GAS 病原学检测阳性。④ 对抗菌药物治疗有临床反应。

目前，基于临床症状及体征的各种评分系统已经发展起来，临床上主要使用是 Centor 评分和 McIsaac 评分。Centor 评分包括 4 项(发热、无咳嗽、扁桃体有渗出物及颈部淋巴结肿大/压痛)，每项 1 分，总分 4 分，主要用于成人。McIsaac 评分，即改良的 Centor 评分，纳入了年龄因素，可用于成人及儿童，3 岁至 15 岁加 1 分，≥45 岁减 1 分。一项大规模验证研究显示，评分 3～4 分的阳性预测值仅为 35%～55%，评分≤2 分的阴性预测值为 80%。目前的指南建议，对有 McIsaac 评分<3 分的儿童无需进一步病原检测；而对于 McIsaac 评分≥3 分的患儿，建议行 RADT 检测来明确诊断。

评估咽炎的严重程度主要有两个方面：① 扁桃体大小与其口咽宽度的覆盖比例，② 评估疼痛程度，根据不同年龄使用不同的疼痛量表，如面部疼痛量表用于 4 岁以上儿童。

(二) 鉴别诊断

GAS 咽炎的症状和体征可与呼吸道病毒感染(如 EB 病毒、疱疹病毒及腺病毒等)和其他细菌感染(如非 GAS 链球菌、淋病奈瑟菌、溶血隐秘杆菌或坏死梭菌)导致的咽炎重叠，主要依靠病原学检测来鉴别。目前超过 60% 的咽痛患者接受抗菌药物治疗，所以，区分病毒性咽炎和细菌性咽炎非常重要，可减少不必要的抗菌药物使用和耐药菌的产生。此外，还需鉴别 GAS 感染及 GAS 携带以明确治疗措施。

五、治疗

(一) 治疗目标

GAS 咽炎治疗的目标有 5 个：① 缓解症状；② 缩短病程；③ 预防非化脓性和化脓性并发症；④ 降低传染风险；⑤ 减少不必要的抗菌药物使用，减缓抗菌药物耐药性的风险。

(二) 对症治疗

GAS 咽炎的症状缓解可以通过使用解热镇痛药(如对乙酰氨基酚、布洛芬等)，或给予喉喷雾剂等来实现。

(三) 抗菌药物治疗

1. 咽 GAS 携带

美国传染病学会发布的指南建议，考虑 GAS 携带儿童一般不需要抗菌药物治疗，因为这些儿童发生并发症的风险以及将感染传播给他人的可能较小。但是仍有一些情况的 GAS 携带者需要抗菌药物治疗，主要包括：① 有风湿热或风湿性心脏病家族史；② 父母焦虑或仅因 GAS 携带而考虑扁桃体切除术；③ 急性 GAS 咽炎的社区暴发；④ 密切接触侵袭性 GAS 感染者至少 24 h；⑤ 一种 GAS 血清型的携带并不排除另一种血清型的感染，当怀疑 GAS 携带者有急性 GAS 感染时，应进行培养或 RADT 和抗菌药物治疗。

目前关于咽 GAS 携带的抗菌药物治疗的研究较少，确定有效治疗方案主要包括：① 肌肉注射苄星青霉素 G(60～120 万单位)1 次与口服利福平[20 mg/(kg·d)，分 2 次，连续 4 天]。选择利福平的原因是，利福平对 GAS 的高度敏感，口服后的唾液浓度很高，大大超过了对 GAS 的最低抑制浓度。② 10 天疗程的口服青霉素 V 50 mg/(kg·d)，每日 4 次，连续 10 天(最大 2 000 mg/d)，再加上利福平 20 mg/(kg·d)(最大 600 mg/d)，每日 1 次，仅在治疗的最后 4 天给予。③ 口服克林霉素[20～30 mg/(kg·d)，每日 3 次，口服 10 天]，克林霉素在治疗 GAS 携带方面的优势是其可渗透进细胞内，能有效清除咽上皮细胞内的 GAS，且克林霉素在 β-内酰胺酶存在下是稳定的。但克林霉素混悬剂口感差，在儿童中，特别是 5 岁以下的儿童，依从性差。④ 阿奇霉素[12 mg/(kg·d)]口服 5 天，但 GAS 对大环内酯类药物的耐药性增加限制了该药物的使用。在完成抗菌疗程后，不常规推荐治疗后培养，但在有急性风湿热或急性链球菌感染后肾小球肾炎病史的儿童、在封闭社区中急性风湿热或 GAS 咽炎暴发期间以及在家庭成员中有 GAS 感染的频繁复发者，可于治疗后行 GAS 培养，甚至在抗菌药物治疗前后进行 *emm* 分型。

2. 急性 GAS 咽炎

许多国家都有关于抗菌药物治疗 GAS 咽炎的国家临床指南，建议有显著差异。在北美、芬兰和法国，建议对 GAS 培养阳性的 GAS 咽炎患者进行抗菌药物治疗。相反，在英国、比利时和荷兰，主张 GAS 咽炎为自限性疾病，不鼓励抗菌药物治疗。在新西兰和澳大利亚，建议对可能出现并发症高风险患者给予抗菌药物治疗，但如果培养阴性，则应停止抗菌药物治疗。

美国传染病学会(Infectious Diseases Society of America, IDSA)关于急性 GAS 咽炎的指南建议，在有中度怀疑 GAS 感染者进行 RADT，对 RADT 呈阳性的患者进行治疗，对 RADT 阴性的儿童进行培养，并对培养阳性的患者进行治疗。推荐青霉素或阿莫西林 10 天疗程作为非过敏患者的首选治疗方案；推荐第一代头孢菌素治疗 10 天、大环内酯类(阿奇霉素)治疗 5 天、林可酰胺类(克林霉素)治疗 10 天作为过敏患者的替代治疗方案；对严重病例，建议使用克林霉素。青霉素治疗 10 天的原因主要是为了减少急性风湿热、肾小球肾炎等严重并发症的发生。目前，暂无证据支持少于 10 天的青霉素治疗 GAS 咽炎，反而可能增加复发的风险。

3. 复发性 GAS 咽炎

鉴于复发性 GAS 咽炎常见于产 β-内酰胺酶的菌株,因此耐 β-内酰胺酶的抗菌药物,如阿莫西林-克拉维酸钾、头孢菌素、克林霉素是复发性 GAS 咽炎的首选抗菌药物。有研究表明,与青霉素相比,克林霉素可获得更高的清除率和更低的长期复发率。也有研究表明,在复发性 GAS 咽炎患者中,克林霉素和阿莫西林/克拉维酸钾在 12 天和 3 个月时细菌消除率和临床治愈率相当;而接受克林霉素治疗的患者在 12 天内的临床治愈率更高。

4. 手术(扁桃体切除术)

临床上一般不常规推荐采用扁桃体切除术来降低 GAS 咽炎发病的风险,GAS 携带也不建议扁桃体切除。如下情况可考虑采用扁桃体切除术:① 近 1 年咽炎发生至少 7 次;② 连续 2 年每年发生咽炎 3～5 次;③ 有扁桃体周围脓肿或多种抗菌药物过敏病史。

六、预防

(一) 控制传染源

完善流行病学调查和改进监测系统、早期发现、早期诊断和治疗是促进感染者恢复、预防和控制并发症及侵袭性感染的有效途径。

(二) 控制传播

控制传播可通过改善住房质量、良好的手卫生、避免过度拥挤、不共享毛巾甚至寝具等个人物品,避免与他人共用可能被唾液污染的物品等来实现。此外,预防医院或医疗保健机构以及封闭或密集空间中的 GAS 传播也很关键。

(三) 保护易感人群

1. 疫苗

在疫苗覆盖率方面,30 价 M 蛋白 GAS 疫苗可以覆盖目前 98% 的 GAS 咽炎。

2. 接触后预防

鼓励对卫生工作者、无症状病例(包括社会接触者和感染者家庭成员)进行筛查,在接触感染源后 30 天内出现 GAS 相关症状和体征建议就医,对高风险人群进行接触后预防治疗。

(徐雪花、卢根　撰写,符州　审阅)

第二节　A族链球菌与肺炎

肺炎是儿科的常见病,也是我国 5 岁以下儿童住院及死亡的重要病因之一。GAS 是引起肺炎不常见的原因,儿科传染病监测分析 2016—2020 年中国 11 家儿童医院的临床标本分离的细菌,其中仅 4.7％为 GAS。虽然 GAS 在上呼吸道标本中占首位,但在下呼吸道标本分离的前 5 位常见细菌中没有 GAS。尽管如此,GAS 肺炎的发病率正在增加,且重症率高,需提高临床医师对该疾病的认识。

一、流行病学

侵袭性 A 族链球菌(invasive group A *Streptococcus*,iGAS)感染是从正常无菌部位分离出 GAS 引起的感染,GAS 肺炎是 iGAS 感染中的一种。世界卫生组织 2005 年发表的一份综述估计,全球每年至少有 66.3 万例新发 iGAS 感染和 16.3 万例死亡。美国 CDC 估计,在最近的 5 年中,每年有 1.4～2.5 万 iGAS 感染发生,有 1 500～2 300 人死于 iGAS。然而,iGAS 感染在我国的负担尚未知。国外研究中,6％～26.2％的 iGAS 感染表现为肺炎。在美国 2002 至 2015 年期间,GAS 肺炎占 iGAS 感染的 15.8％;在澳大利亚,肺炎占 iGAS 感染的 25.4％,其中约 76.1％为重症(2016—2018 年)。此外,在国内,一项包括 9 个城市研究中,GAS 肺炎占 iGAS 感染的 25.8％(2010—2017 年)。M1 基因型(包括 *emm*1、*emm*3、*emm*6、*emm*12)在 GAS 肺炎中常见,且 *emm*1 与 *emm*12 占主导地位。GAS 肺炎病死率为 5％～38％,死亡率与并发症的发生、年龄和其他潜在疾病有关。

二、临床特点

（一）主要临床症状

GAS 肺炎的临床特征为突发性发热、寒战、咳嗽、咳痰、呼吸困难和胸痛;最典型的特征是胸腔积液的快速积累,与其他细菌性肺炎相比,胸痛和胸腔积液可在病程早期出现。有研究发现,GAS 肺炎也可表现为出血性肺炎,出现咯血表现。此外,GAS 肺炎患者可在其他地方同时存在感染,如软组织感染。

胸腔积液的快速积累是 GAS 肺炎的典型特征。有研究表明,约 80％ GAS 肺炎出现胸腔积液,而其他病原体感染引起肺炎出现胸腔积液仅 10％。由于 GAS 是肺炎不常见原因,一纳入 147 名胸腔积液儿童的单中心队列研究中,GAS 感染仅占 11％。另一纳入 106 名胸腔积液儿童的研究中,GAS 占 19％,仅次于肺炎链球菌,但 GAS 感染的相对比例增加,在研究的最后 5 年,GAS 占 40.6％。与肺炎链球菌感染患者相比,GAS 肺炎更容易出现中到大量的胸腔积液。有研究发现,在肺炎合并胸腔积液的患者中,80％ GAS 感染者出现中到大量的胸腔积液,而肺炎球菌感染者为 46％。

（二）并发症

GAS 肺炎可出现多种并发症,包括脓胸、坏死性肺炎、呼吸衰竭、菌血症、败血症及链球菌中毒性休克综合征等。

1. 脓胸

脓胸是细菌性肺炎的常见并发症,GAS是脓胸的一个重要原因,GAS肺炎出现脓胸较常见。有研究表明,肺炎链球菌是引起脓胸的主要原因,而GAS是第二大主要致脓胸的细菌。此外,有病例报道GAS可导致自溃性脓胸,即胸腔积液扩散至胸壁周围软组织。

2. 坏死性肺炎

坏死性肺炎(necrotizing pneumonitis,NP)并不常见,目前仅有散在的报道GAS导致NP,其特点是肺实质破坏和空洞化,并经常与胸膜受累有关。

3. 呼吸衰竭

GAS肺炎在病程早期即可出现呼吸衰竭,较常见。目前认为引起呼吸衰竭的原因可能是由于快速积累大量的胸腔积液所致,也可能是GAS的毒性作用。

4. 菌血症/败血症

虽然菌血症是iGAS常见的表现之一,但有研究对比了有胸腔积液的GAS和肺炎链球菌感染儿童,GAS感染者血培养阳性率为15%,而肺炎球菌感染者为63%。另一项美国儿童社区获得性肺炎住院病例病因分析发现,血培养阳性的最常见的病原体为肺炎链球菌(46%),其次是金黄色葡萄球菌(13%)和GAS(9%)。

5. 链球菌中毒性休克综合征

链球菌中毒性休克综合征(streptococcal toxic shock syndrome,STSS)被定义为从无菌或非无菌部位分离链球菌,伴严重临床体征,包括低血压和2种或以上的肾功能损害、凝血功能障碍、肝功能受损、急性呼吸窘迫综合征或皮疹。STSS在儿童中少见,但死亡率高。

三、辅助检查

(一)病原学检测

对于GAS肺炎,病原学检测的标本除咽拭子外,还有血液、痰液、肺泡灌洗液、胸腔积液等。目前暂无RADT用于协助脓胸的诊断,而分子检测及培养可以。

(二)影像学检测

1. B超

可用于检测是否存在胸腔积液及测量胸腔积液的量,还可以B超引导下胸腔穿刺。此外,因B超没有辐射,操作方便,可用于随访,观察治疗前后胸腔积液变化情况。

2. 胸片

可出现肺炎的胸片表现,即点状、片状阴影,甚至出现节段性肺实变。有胸腔积液的早期患侧肋膈角变钝,积液较多时可呈反抛物线阴影,纵隔向健侧移位。

3. 胸部 CT

比胸片更好的观察炎症部位及情况。除胸腔积液及脓胸外,GAS 肺炎中多肺叶受累的发生率也相对较高。在并发坏死性肺炎的 GAS 肺炎患者中,CT 还可出现含气囊腔或薄壁空洞。

四、诊断与鉴别诊断

(一) 诊断

GAS 肺炎的诊断比较简单,有发热、咳嗽、咳痰、胸痛、呼吸困难等症状,有肺炎或胸腔积液的体征,病原学检测 GAS 阳性及影像学有肺炎或胸腔积液/脓胸表现可诊断。

(二) 鉴别诊断

1. 其他病原体感染导致的肺炎

GAS 肺炎与其他病原体感染所致的肺炎的临床表现大致相同,包括病毒性肺炎、其他细菌性肺炎、支原体肺炎、真菌肺炎等。儿童不同年龄的易感病原不同,年龄是我们需考虑的因素之一。一些特殊的症状及体征,如长时间干咳提示支原体,铁锈色痰提示肺炎链球菌等可协助鉴别,但没有特异性。故病原学检测是鉴别的关键。

2. 肺结核

肺结核一般有结核的接触史,有低热、盗汗、消瘦等症状,结核菌素试验阳性,T-SPOT、痰涂片、培养及胸部 X 线可见结核灶可协助鉴别。

3. 肿瘤

GAS 肺炎可出现中至大量胸腔积液,须与可产生胸腔积液的疾病鉴别,如肺部肿瘤或肺转移瘤。主要通过影像学及胸腔积液的细胞检测可鉴别。

五、治疗

治疗原则与肺炎的治疗原则一致,改善通气、控制炎症、对症处理、防止和治疗并发症。

(一) 一般支持对症治疗

主要包括退热、止咳化痰、氧疗、气道管理、营养支持等。注意隔离,以防交叉感染。

(二) 抗菌药物治疗

在抗菌药物选择上,应在青霉素治疗的基础上加用克林霉素,疗程 14 天。加用克林霉素的原因包括:① 青霉素在体外对 GAS 的敏感性高,但在体内的疗效受到"接种效应"的限制,即大量细菌负荷会降低抗菌药物的敏感性。相反,克林霉素不受接种效应的影响。② 克林霉素可抑制细菌蛋白质合成,减少 GAS 的主要毒力因子 M 蛋白的产生,从而阻止毒素的产生。值得注意的是,临床医生需要意识到克林霉素耐药率增加的问题,在使用克林霉素前进行药敏试验。对于克林霉素耐药的GAS菌株,可考虑使用利奈唑胺或万古霉素。

（三）静脉免疫球蛋白

据报道,静脉免疫球蛋白(intravenous immunoglobulin,IVIG)通过促进细菌调理、中和超级抗原和毒素、刺激白细胞以及通过对Fc受体表达、补体、细胞因子及B和T细胞的影响来增强血清的杀菌活性。目前缺乏IVIG的随机对照临床试验的情况下,很难可靠地量化IVIG治疗的好处。多个小样本数据研究表明,接受IVIG比未接受IVIG死亡率低。也有研究表明,使用IVIG且存活的GAS坏死性肺炎患者的远期预后是好的,在出院后的几个月内肺空洞几乎完全消失,肺功能正常。所以,对于GAS肺炎,特别是重症肺炎,应根据个案特点考虑IVIG的使用。目前,对于GAS肺炎的IVIG剂量没有统一的标准。

（四）胸腔积液/脓胸的治疗

对于胸腔积液及脓胸的处理方法包括仅使用抗菌药物的保守治疗、胸腔穿刺、使用或不使用纤维蛋白溶解剂的胸腔引流以及外科干预。其中,胸腔穿刺引流是主要的治疗手段,引流不仅可以减轻压迫症状,还可以将GAS排出体外,减少毒素的释放。临床上,临床医师根据胸腔积液含量及性质决定是否给予胸腔穿刺引流。当出现中度或重度胸腔积液,早期进行胸腔穿刺引流十分重要。此外,如果积液明显化脓,确认为脓胸,应立即引流。当胸腔积液中有革兰染色阳性菌或pH<7.20,也是引流指征。

（五）高级生命支持

GAS肺炎易出现重症,相比于其他细菌性肺炎,GAS肺炎重症监护病房(ICU)的入住频率明显增加,需要有创机械通气增多,住院时间也更长。有研究表明,41%~45%的GAS肺炎需入住ICU治疗,且GAS肺炎的ICU入院率是肺炎链球菌肺炎患儿的1.5~2.2倍。由此可见,高级生命支持也是GAS肺炎治疗中不可或缺的一部分,包括机械通气、体外膜氧合、血液净化等治疗。

六、预防

呼吸道和皮肤是iGAS的两个主要入口。有研究表明,既往存在的皮肤病或伤口可作为GAS入侵的门户,且GAS咽炎可进展为GAS肺炎。所以积极且恰当的处理皮肤疾病及GAS咽炎对预防GAS肺炎十分重要。此外,水痘是儿童iGAS一个重要的易感因素,一些基础病包括免疫缺陷、糖尿病、心脏病等也是高危因素之一。保护高危人群、减少接触感染源、提高早期识别及治疗的水平也十分重要。

（徐雪花、卢根　撰写,符州　审阅）

参考文献

［1］ Shaikh N, Leonard E, Martin J. Prevalence of streptococcal pharyngitis and streptococcal carriage in children: a meta-analysis[J]. Pediatrics, 2010, 126(3): e557 - 564. DOI: 10. 1542/peds. 2009 - 2648.

［2］ Di Muzio I, d'Angelo D, Di Battista C, et al. Pediatrician's approach to diagnosis and management of group A streptococcal pharyngitis[J]. Euro J Clin Microbiolo Infect Dis, 2020, 39(6): 1103 - 1107. DOI: 10. 1007/s10096 - 020 - 03821 - y.

［3］ Osowicki J, Vekemans J, Kaslow D, et al. WHO/IVI global stakeholder consultation on group A *Streptococcus* vaccine development: Report from a meeting held on 12 - 13 December 2016 [J]. Vaccine, 2018, 36(24): 3397 - 3405. DOI: 10. 1016/j. vaccine. 2018. 02. 068.

［4］ Miller K, Tanz R, Shulman S, et al. Standardization of epidemiological surveillance of group A Streptococcal pharyngitis[J]. Open Forum Infect Dis, 2022, 9(Suppl 1): S5 - S14. DOI: 10. 1093/ofid/ofac251.

［5］ Cannon J, Zhung J, Bennett J, et al. The economic and health burdens of diseases caused by group A *Streptococcus* in New Zealand[J]. Interna J Infect Dis, 2021, 103: 176 - 181. DOI: 10. 1016/j. ijid. 2020. 11. 193.

［6］ Lewnard J, King L, Fleming-Dutra K, et al. Incidence of pharyngitis, sinusitis, acute otitis media, and outpatient antibiotic prescribing preventable by vaccination against group A *Streptococcus* in the United States[J]. Clin Infect Dis, 2021, 73(1): e47 - e58. DOI: 10. 1093/cid/ciaa529.

［7］ Dixit J, Brar S, Prinja S. Burden of group A streptococcal pharyngitis, rheumatic fever, and rheumatic heart disease in India: a systematic review and meta-Analysis[J]. Indian J Pediatr, 2022, 89(7): 642 - 650. DOI: 10. 1007/s12098 - 021 - 03845 - y.

［8］ Wu S, Peng X, Yang Z, et al. Estimated burden of group A streptococcal pharyngitis among children in Beijing, China[J]. BMC Infect Dis, 2016, 16(1): 452. DOI: 10. 1186/s12879 - 016 - 1775 - 9.

［9］ Li Y, Dominguez S, Nanduri S, et al. Genomic characterization of group A Streptococci causing pharyngitis and invasive disease in Colorado, USA, June 2016- April 2017[J]. J Infect Dis, 2022, 225(10): 1841 - 1851. DOI: 10. 1093/infdis/jiab565.

［10］ Li H, Zhou L, Zhao Y, et al. Molecular epidemiology and antimicrobial resistance of group A *Streptococcus* recovered from patients in Beijing, China[J]. BMC Infect Dis, 2020, 20(1): 507. DOI: 10. 1186/s12879 - 020 - 05241 - x.

［11］ Fischetti V. Vaccine approaches to protect against group A Streptococcal pharyngitis [J]. Microbiology spectrum, 2019, 7(3): 10. 1128/microbiolspec. DOI: 10. 1128/microbiolspec. GPP3 - 0010 - 2018.

［12］ Avire N, Whiley H, Ross K. A Review of *Streptococcus pyogenes*: public health risk factors, prevention and control[J]. Pathogens (Basel, Switzerland), 2021, 10(2): 248. DOI: 10. 3390/pathogens10020248.

［13］ de Gier B, Vlaminckx B, Woudt S, et al. Associations between common respiratory viruses and invasive group A streptococcal infection: A time-series analysis [J]. Influenza and Other Respiratory Viruses, 2019, 13(5): 453 - 458. DOI: 10. 1111/irv. 12658.

［14］ 禹定乐,高外外,卢清华等. A 族链球菌感染的传染病学及防控策略[J]. 中华实用儿科临床杂志, 2022,37(21): 1637 - 1640. DOI: 10. 3760/cma. j. cn101070 - 20220615 - 00717.

［15］ Castro S, Dorfmueller H. A brief review on Group A *Streptococcus* pathogenesis and vaccine development[J]. Royal Society Open Science，2021，8(3)：201991. DOI：10.1098/rsos.201991.

[16] Zacharioudaki M，Galanakis E. Management of children with persistent group A streptococcal carriage[J]. Expert Review of Anti-infective Therapy，2017，15(8)，787 - 795. DOI：10.1080/14787210.2017.1358612.

[17] Pontin I，Sanchez D，Di Francesco R. Asymptomatic group A *Streptococcus* carriage in children with recurrent tonsillitis and tonsillar hypertrophy[J]. Internat J Pediatr Otorhinolaryngol，2016，86：57 - 9. DOI：10.1016/j.ijporl.2016.03.044.

[18] Mustafa Z，Ghaffari M. Diagnostic methods，clinical guidelines，and antibiotic treatment for group A Streptococcal pharyngitis：a narrative review[J]. Frontiers in Cell Infect Microbiol，2020，10：563627. DOI：10.3389/fcimb.2020.563627.

[19] Soderholm A，Barnett T，Sweet M，et al. Group A streptococcal pharyngitis：Immune responses involved in bacterial clearance and GAS-associated immunopathologies[J]. J Leukocyte Biol，2018，103(2)：193 - 213. DOI：10.1189/jlb.4MR0617 - 227RR.

[20] Botteaux A，Budnik I，Smeesters P. Group A *Streptococcus* infections in children：from virulence to clinical management[J]. Current Opinion Infect Dis，2018，31(3)：224 - 230. DOI：10.1097/qco.0000000000000452.

[21] Martin J. The Carrier state of *Streptococcus pyogenes*. *Streptococcus pyogenes*：Basic Biology to Clinical Manifestations[Internet]. 2nd ed. Oklahoma City（OK）：University of Oklahoma Health Sciences Center；2022 Oct 8. Chapter 18. PMID：36479783.

[22] Calvino O，Llor C，Gómez F，et al. Association between C-reactive protein rapid test and group A *Streptococcus* infection in acute pharyngitis[J]. J Ame Board Family Medi：JABFM，2014，27(3)：424 - 426. DOI：10.3122/jabfm.2014.03.130315.

[23] Christensen A，Thomsen M，Ovesen T，et al. Are procalcitonin or other infection markers useful in the detection of group A streptococcal acute tonsillitis？[J]. Scand J Infect Dis，2014，46(5)：376 - 383. DOI：10.3109/00365548.2014.885656.

[24] Cohen J，Bertille N，Cohen R，et al. Rapid antigen detection test for group A streptococcus in children with pharyngitis[J]. The Cochrane Database of Systematic Reviews，2016，7(7)：CD010502. DOI：10.1002/14651858.CD010502.pub2.

[25] Cohen J，Chalumeau M，Levy C，et al. Spectrum and inoculum size effect of a rapid antigen detection test for group A *Streptococcus* in children with pharyngitis[J]. PLOS ONE，2012，7(6)：e39085. DOI：10.1371/journal.pone.0039085.

[26] Dimatteo L，Lowenstein S，Brimhall B，et al. The relationship between the clinical features of pharyngitis and the sensitivity of a rapid antigen test：evidence of spectrum bias[J]. Annals Emergency Med，2001，38(6)：648 - 52. DOI：10.1067/mem.2001.119850.

[27] Azrad M，Danilov E，Goshen S，et al. Detection of group a Streptococcus in pharyngitis by two rapid tests：comparison of the BD Veritor™ and the QuikRead go® Strep A[J]. Euro J Clin Microbiol Infect Dis，2019，38(6)：1179 - 1185. DOI：10.1007/s10096 - 019 - 03527 - w.

[28] Velusamy S，Jordak K，Kupor M，et al. Sequential Quadriplex Real-Time PCR for Identifying 20 Common emm Types of Group A *Streptococcus*[J]. J Clin Microbiol，2020，59(1)：e01764 - 20. DOI：10.1128/jcm.01764 - 20.

[29] Anderson N，Buchan B，Mayne D，et al. Multicenter clinical evaluation of the illumigene group A Streptococcus DNA amplification assay for detection of group A *Streptococcus* from pharyngeal swabs[J]. Journal of Clinical Microbiology，2013，51(5)：1474 - 1477. DOI：10.1128/jcm.00176 - 13.

［30］ He W，Wu C，Zhong Y，et al. Case Report：Therapeutic Strategy With delayed debridement for culture-negative invasive group A Streptococcal infections diagnosed by metagenomic next-generation sequencing［J］. Frontiers Public Health，2022，10：899077. DOI：10. 3389/fpubh. 2022. 899077.

［31］ Fine A，Nizet V，Mandl K. Large-scale validation of the Centor and McIsaac scores to predict group A streptococcal pharyngitis［J］. Archives of Internal Medicine，2012，172(11)：847 – 852. DOI：10. 1001/archinternmed. 2012. 950.

［32］ Shulman S，Bisno A，Clegg H，et al. Clinical practice guideline for the diagnosis and management of group A streptococcal pharyngitis：2012 update by the Infectious Diseases Society of America ［J］. Clin Infect Dis，2012，55(10)：e86 – 102. DOI：10. 1093/cid/cis629.

［33］ Oliver J，Malliya Wadu E，Pierse N，et al. Group A Streptococcus pharyngitis and pharyngeal carriage：A meta-analysis［J］. PLoS Neglected Tropical Dis，2018，12(3)：e0006335. DOI：10. 1371/journal. pntd. 0006335.

［34］ Skoog G，Edlund C，Giske C，et al. A randomized controlled study of 5 and 10 days treatment with phenoxymethylpenicillin for pharyngotonsillitis caused by streptococcus group A — a protocol study ［J］. BMC Infect Dis，2016，16(1)：484. DOI：10. 1186/s12879 – 016 – 1813 – 7.

［35］ Mahakit P，Vicente J，Butt D，et al. Oral clindamycin 300 mg BID compared with oral amoxicillin/ clavulanic acid 1 g BID in the outpatient treatment of acute recurrent pharyngotonsillitis caused by group A beta-hemolytic streptococci：an international，multicenter，randomized，investigator-blinded，prospective trial in patients between the ages of 12 and 60 years［J］. Clinical Therapeutics，2006，28(1)：99 – 109. DOI：10. 1016/j. clinthera. 2006. 01. 006.

［36］ Mitchell R，Archer S，Ishman S，et al. Clinical practice guideline：tonsillectomy in children (Update)-executive summary［J］. Otolaryngology — head and Neck Surgery，2019，160(2)：187 – 205. DOI：10. 1177/0194599818807917.

［37］ Fu P，Xu H，Jing C，et al. Bacterial Epidemiology and antimicrobial resistance profiles in children reported by the ISPED program in China，2016 to 2020［J］. Microbiol Spectrum，2021，9(3)：e0028321. DOI：10. 1128/Spectrum. 00283 – 21.

［38］ Carapetis J，Steer A，Mulholland E，et al. The global burden of group A streptococcal diseases ［J］. Lancet Infect Dis，2005，5(11)：685 – 94. DOI：10. 1016/s1473 – 3099(05)70267 – x.

［39］ Centers for Disease Control and Prevention. Group A Streptococcal (GAS) Disease. ［Accessed June 2022］；Surveillance. Available at：https://www. cdc. gov/groupastrep/surveillance. html.

［40］ Nelson G，Pondo T，Toews K，et al. Epidemiology of invasive group A streptococcal infections in the United States，2005 – 2012［J］. Clin Infect Dis，2016，63(4)：478 – 86. DOI：10. 1093/ cid/ciw248.

［41］ Thielemans E，Oliver J，McMinn A，et al. Clinical description and outcomes of Australian children with invasive group A streptococcal disease［J］. Pediatr Infect Dis J，2020，39(5)：379 – 384. DOI：10. 1097/inf. 0000000000002596.

［42］ Blagden S，Watts V，Verlander N，et al. Invasive group A streptococcal infections in North West England：epidemiology，risk factors and fatal infection［J］. Public Health，2020，186：63 – 70. DOI：10. 1016/j. puhe. 2020. 06. 007.

［43］ Sánchez-Encinales V，Ludwig G，Tamayo E，et al. Molecular characterization of Streptococcus pyogenes causing invasive disease in pediatric population in Spain a 12-year study［J］. Pediatr Infect Dis J，2019，38(12)：1168 – 1172. DOI：10. 1097/inf. 0000000000002471.

［44］ Hua C，Yu H，Xu H，et al. A multi-center clinical investigation on invasive Streptococcus *pyogenes* infection in China, 2010 - 2017[J]. BMC Pediatrics, 2019, 19(1): 181. DOI: 10. 1186/s12887 - 019 - 1536 - 1.

[45] Wong C, Stevens D. Serious group A streptococcal infections[J]. The Medical clinics of North America, 2013, 97(4): 721 - 36, xi-xii. DOI: 10. 1016/j. mcna. 2013. 03. 003.

[46] Gazzano V, Berger A, Benito Y, et al. Reassessment of the role of rapid antigen detection tests in diagnosis of invasive group A streptococcal infections[J]. J Clin Microbiol, 2016, 54(4): 994 - 999. DOI: 10. 1128/jcm. 02516 - 15.

[47] Canetti M, Carmi A, Paret G, et al. Invasive group A *Streptococcus* infection in children in Central Israel in 2012 - 2019[J]. Pediatr Infect Dis J, 2021, 40(7): 612 - 616. DOI: 10. 1097/inf. 0000000000003087.

[48] Nair G, Gopalakrishna H, Conti R. Hemorrhagic pneumonia and upper lobe pulmonary cavitary lesion caused by *Streptococcus pyogenes*[J]. J Commu Hosp Inter Med Perspect, 2021, 11(2): 235 - 237. DOI: 10. 1080/20009666. 2021. 1877394.

[49] Megged O. Characteristics of *Streptococcus pyogenes* versus *Streptococcus pneumoniae* pleural empyema and pneumonia with pleural effusion in children[J]. Pediatr Infect Dis J, 2020, 39(9): 799 - 802. DOI: 10. 1097/inf. 0000000000002699.

[50] Al-Kaabi N, Solh Z, Pacheco S, et al. A Comparison of group A *Streptococcus* versus *Streptococcus pneumoniae* pneumonia[J]. Pedia Infect Dis J, 2006, 25(11): 1008 - 1012. DOI: 10. 1097/01. inf. 0000243198. 63255. c1.

[51] Meyer Sauteur P, Burkhard A, Moehrlen U, et al. Pleural tap-guided antimicrobial treatment for pneumonia with parapneumonic effusion or pleural empyema in children: a single-center cohort study[J]. J Clin Med, 2019, 8(5): 698. DOI: 10. 3390/jcm8050698.

[52] Zheng X, O'Leary A, Uhl J, et al. Rapid detection of *Streptococcus pyogenes* in pleural fluid samples from pediatric patients with empyema[J]. J Clin Microbiol, 2012, 50(8): 2786 - 2787. DOI: 10. 1128/jcm. 00603 - 12.

[53] Stein R, Manson D. Magnetic resonance imaging findings of empyema necessitatis in a child with a group A *Streptococcus* infection[J]. Journal of Thoracic Imaging, 2012, 27(1): W13 - 4. DOI: 10. 1097/RTI. 0b013e31820a94a0.

[54] Carloni I, Ricci S, Rubino C, et al. Necrotizing pneumonia among Italian children in the pneumococcal conjugate vaccine era[J]. Pediatric Pulmonol, 2021, 56(5): 1127 - 1135. DOI: 10. 1002/ppul. 25270.

[55] Fritz C, Edwards K, Self W, et al. Prevalence, risk factors, and outcomes of bacteremic pneumonia in children[J]. Pediatrics, 2019, 144(1): e20183090. DOI: 10. 1542/peds. 2018 - 3090.

[56] Waddington C, Snelling T, Carapetis J. Management of invasive group A streptococcal infections[J]. The Journal of Infection, 2014, 69(Suppl 1): S63 - 69. DOI: 10. 1016/j. jinf. 2014. 08. 005.

[57] Johnson A, LaRock C. Antibiotic treatment, mechanisms for failure, and adjunctive therapies for infections by group A *Streptococcus*[J]. Frontiers Microbiol, 2021, 12: 760255. DOI: 10. 3389/fmicb. 2021. 760255.

[58] White B, Siegrist E. Increasing clindamycin resistance in group A *Streptococcus*[J]. Lancet Infect Dis, 2021, 21(9): 1208 - 1209. DOI: 10. 1016/s1473 - 3099(21)00456 - 4.

[59] Parks T, Wilson C, Curtis N, et al. Polyspecific intravenous immunoglobulin in clindamycin-treated patients with streptococcal toxic shock syndrome: a systematic review and meta-analysis[J]. Clin Infect Dis, 2018, 67(9): 1434 - 1436. DOI: 10. 1093/cid/ciy401.

［60］Lecronier M，Elabbadi A，Mekontso Dessap A，et al. Short and long-term outcomes of *Streptococcus pyogenes* pneumonia managed in the intensive care unit［J］. Infect Dis（London，England），2017，49(10)：775－777. DOI：10. 1080/23744235. 2017. 1325001.

［61］Ferreiro L，Porcel J，Bielsa S，et al. Management of pleural infections［J］. Expert Review Respira Med，2018，12(6)：521－535. DOI：10. 1080/17476348. 2018. 1475234.

［62］Li Y，Dominguez S，Nanduri S，et al. Genomic characterization of group A Streptococci causing pharyngitis and invasive disease in Colorado，USA，June 2016- April 2017［J］. J Infect Dis，2022，225(10)：1841－1851. DOI：10. 1093/infdis/jiab565.

［63］Coleman S. The association between varicella（chickenpox）and group A *Streptococcus* infections in historical perspective［J］. SAGE Open Med，2016，4：2050312116658909. DOI：10. 1177/2050312116658909.

第十二章

脓疱疮、丹毒和蜂窝织炎

在皮肤科,细菌性皮肤病是最为常见的感染性皮肤病,其中大部分是由球菌感染引起的,与皮肤疾病关系最密切的就是金黄色葡萄球菌和链球菌。链球菌引起的皮肤感染中约90％的病原菌都是A族链球菌(group A *streptococcus*,GAS),GAS又叫化脓性链球菌,既可以引起表皮及真皮浅层非坏死性感染如脓疱疮和丹毒等;又可以引起真皮及皮下组织感染如蜂窝织炎等。本章重点介绍GAS导致皮肤感染的发病机理、主要疾病临床特征以及治疗选择。

一、GAS导致皮肤感染的发病机理

人类是GAS的天然宿主和唯一的宿主,它有能力广泛地改变基因转录,以应对人类不同感染部位(如咽、皮肤和血液)的温度,因此可以在不同的解剖部位存活和复制,如皮肤、咽喉、女性泌尿生殖道、下胃肠道和血液等。GAS可通过黏附素、细胞壁丝状突起上的抗原不可逆的黏附于宿主细胞的特异性受体上,并在皮肤上繁殖。之后GAS可以通过链球菌溶血素影响宿主细胞信号传导病理通道,造成细胞死亡以及炎性介质瀑布,同时破坏皮肤屏障,使得感染向深部组织弥散。局部温度升高、其他皮肤病的存在(如特应性皮炎和头癣等)、生活环境拥挤、潮湿、卫生状况不良等情况均可以破坏皮肤屏障,有助于GAS的黏附和繁殖。GAS感染表皮会引起脓疱疮,导致结痂性病变;而感染真皮浅层会引起丹毒,造成感染边界清晰、颜色鲜红的皮疹;感染较深的皮下组织会引起蜂窝织炎,皮肤呈现粉红色,边缘不清晰。因此,GAS感染不同皮肤层解剖结构的临床表现对于临床医生正确诊断提供了重要线索。

GAS皮肤菌株与经典咽喉菌株属于不同的M血清型和不同的*emm*基因型模式。在3种主要的*emm*模式基因型(即AC、D和E)中,*emm*模式AC组主要导致咽喉感染,而*emm*模式D菌株更倾向引起脓疱疮。与脓疱疮和链球菌感染后肾小球肾炎(PSGN)相关的典型皮肤菌株是M-49菌株。有报道在GAS流行期间,23.8％的皮肤感染患儿存在临床可检出的PSGN。

二、临床表现

（一）脓疱疮

俗称"黄水疮"，好发于 2～5 岁的儿童，具有高度的传染性，可通过直接接触传染，容易在儿童中流行。

病原菌主要为金黄色葡萄球菌和 GAS 单独或两者混合感染。由于不同年代、不同地理位置，菌种分布存在很大差异。在美国，20 世纪 40 年代至 20 世纪 60 年代中期，病原菌主要为金黄色葡萄球菌。20 世纪 60 年代末至 20 世纪 70 年代，GAS 变为主要致病菌。从 20 世纪 80 年代至今，脓疱疮的主要致病菌又转变为以金黄色葡萄球菌为主。在我国，从 20 世纪 90 年代至今，脓疱疮的病原菌以金黄色葡萄球菌为主，GAS 单独感染和混合感染接近 5.0%。

由 GAS 引起的脓疱疮主要表现为非大疱型脓疱疮，好发于口周及外鼻孔。皮损初起为红色斑点或丘疹，迅速出现浅表糜烂，伴有脓性渗出，干燥后形成蜜黄色结痂，周围有明显的红晕。通常自觉瘙痒，可通过手部搔抓出现自身传播现象。治疗后痂皮一般于 6～10 天后脱落，不留瘢痕。

GAS 还可引起深脓疱疮，又称臁疮，多累及营养不良的儿童或老人。好发于小腿或臀部，也可发生于其他部位。皮损初起为脓疱，渐向皮肤深部发展。典型皮损为坏死表皮和分泌物形成的蛎壳状黑色厚痂，周围红肿明显，去除痂后可见边缘陡峭的碟状溃疡。患者自觉疼痛明显。病程 2～4 周或更长。

抗链球菌溶血素 O（ASO）抗体的检测在脓疱疮的诊断和治疗中没有价值，因为在链球菌性脓疱病患者中 ASO 反应较弱，可能是因为链球菌溶素 O 的活性受到皮肤脂质（胆固醇）的抑制。

（二）丹毒

致病菌多为 GAS，偶为 C 型或 G 型链球菌，病原菌主要由皮肤或黏膜细微损伤而侵入。足癣和鼻炎常是引起小腿及面部丹毒的主要诱因，营养不良、酗酒及糖尿病等也可诱发。

本病好发于小腿及头面部，婴儿常发于腹部。起病急剧，常先有前驱症状如全身不适、畏寒、发热等。典型皮损表现为境界清楚的非凹陷性水肿性红斑，表面皮温高、紧张发亮、呈鲜红色，与相邻的正常组织很好地区分。毛囊周围水肿可能导致橘皮纹理（橘皮征）。有时红斑基础上可发生水疱、大疱或血疱。自觉灼热、疼痛，伴有局部淋巴结肿大。皮损及全身症状多在 4～5 天达高峰，消退后局部留有轻度色素沉着及脱屑。下肢丹毒反复发作常导致持续性局部淋巴水肿，淋巴液回流受阻，形成象皮肿。

（三）蜂窝织炎

可由多种细菌病原体感染引起的，但大多数是 GAS（或偶尔 B、C 或 G 组链球菌）或金黄色葡萄球菌。局部皮肤癣菌感染（如运动员脚）可能会成为 GAS 的储存库，引发丹毒或下肢蜂窝组织炎。对于反复出现丹毒或蜂窝组织炎的患者，应注意根除此类真菌感染。其次，上肢或下肢淋巴引流受损的患者（如患有症疾的个体和接受过根治性乳腺切除术伴腋窝淋巴结清扫的女性）容易复发链球菌性蜂窝组织炎。其他危险因素包括静脉营养不良、水肿和肥胖。

皮损好发于四肢、颜面、足背、指趾、外阴及肛周等部位。初起为局部疼痛性弥漫性浸润性红斑，界限不清，伴有凹陷性水肿，逐渐扩散至周围组织，表面皮温高。严重者可发生水疱、后中央变软化脓而形成溃疡和组织坏死。与丹毒相比，本病皮损没有明显隆起，受累皮肤和未受累皮肤之间的界限不清楚，病变的颜色比三文鱼红更为粉红色。

慢性蜂窝组织炎又称硬结性蜂窝织炎，皮肤呈硬化萎缩改变，类似硬皮病，有色素沉着或潮红、灼热，但疼痛不明显。发生于指、趾的蜂窝织炎局部有明显搏动痛及压痛，炎症向深部组织蔓延可累及肌腱及骨。眶周蜂窝织炎可由局部外伤、虫咬感染或副鼻窦炎扩散所致，表现为眼眶周围潮红、肿胀，播散至眼窝内及中枢神经系统时，可出现眼球突出及眼肌麻痹。患者可有高热、寒战等全身症状，部分患者还伴有淋巴结炎、淋巴管炎、骨髓炎或化脓性关节炎、脓毒症或败血症等。

实验室检查结果为非特异性，包括白细胞增多和炎症标志物水平升高，如红细胞沉降率增加和 C 反应蛋白水平升高。血培养阳性率不足 10%。影像学检查有助于明确有无皮肤脓肿（通过超声），也有助于区分蜂窝织炎与骨髓炎（通过 MRI）。对于有基础免疫抑制、糖尿病、静脉功能不全或淋巴水肿的患者以及有持续性全身症状的患者，需要进行影像学评估。

对于复发性蜂窝织炎患者血清学试验有益于诊断，包括 ASO 反应、抗 DNA 酶 B 试验、抗透明质酸酶试验（anti-hyaluronidase test，AHT）或链球菌酶抗体分析。对于 A 组链球菌皮肤感染，抗 DNA 酶 B 试验和 AHT 反应比 ASO 反应更可靠。

三、诊断与鉴别诊断

GAS 引起的脓疱疮、丹毒及蜂窝织炎根据典型临床表现不难诊断。疮面、脓液细菌培养出金黄色葡萄球菌或（和）溶血性链球菌不但能明确诊断，药敏结果还有助于治疗。

丹毒须与以下疾病鉴别：① 接触性皮炎：有接触外界刺激物的病史，常有瘙痒，无发热、疼痛和触痛。② 类丹毒：常发生于手部，很少有显著的全身中毒症状。皮损处无发热、触痛，色泽不如丹毒鲜亮。常有海鲜类食物接触史。③ 蜂窝织炎：皮损中央部位红肿最重，境界不清，浸润深，化脓现象明显。

蜂窝织炎必须与下列其他感染相鉴别：① 游走性红斑：是莱姆病的早期表现，其表现为蜱虫叮咬处出现红斑，常伴有中央消退区和中心性坏死。诊断可根据血清学试验确立。② 带状疱疹：皮疹表现为红斑基础上的簇集水疱，常伴有疼痛。皮疹一般局限于一个神经支配区域。PCR 检测病原为水痘-带状疱疹病毒可确诊。③ 化脓性关节炎：蜂窝织炎可能会发生于化脓性关节上。临床表现包括关节疼痛、肿胀、皮温升高和关节活动度受限。可通过滑液检查确诊化脓性关节炎。④ 化脓性滑囊炎：蜂窝织炎可能先于或伴随化脓性滑囊炎发生。对伴和不伴滑囊炎的蜂窝织炎的区分有赖于熟练的触诊。如果怀疑化脓性滑囊炎，则需要行影像学检查。⑤ 坏死性筋膜炎：是 GAS 感染导致肌筋膜的进行性破坏。受累区域可能有红斑、肿胀、皮温升高和明显触痛。患者的疼痛可能与体检结果不相符合。手术时通过观察筋膜平面可确定诊断。

四、治疗与预防

GAS 引起的无并发症的轻至中度局限性皮肤感染如脓疱疮，以局部治疗为主；对于皮损广泛及有系统感染并发症的患者如丹毒及蜂窝织炎，以系统应用抗菌药物为主。

局部治疗：清洁、消炎、杀菌、收敛，防止感染进一步扩散。在局部外用药前应先清洁皮损。可正常洗澡，淋浴为佳。皮损渗出较少时，直接使用 75% 酒精或者碘伏消毒；皮损广泛、渗出较多时，使用 0.1% 乳酸依沙吖啶溶液或 1∶5 000 高锰酸钾溶液等冷湿敷。局部外用莫匹罗星软膏、夫西地酸乳膏或复方多黏菌素 B 软膏等抗菌药物药膏。亦可采用半导体照射、超短波、红外线等物理治疗。

系统治疗：首选青霉素或头孢菌素，对青霉素过敏者可选用克林霉素、万古霉素、复方磺胺甲噁唑（禁用于新生儿及 2 个月以下婴儿）或夫西地酸。颜面部位感染可同时应用甲硝唑。眶周蜂窝织炎除加强抗菌药物治疗外，应及时使用 X 线或 CT 了解眼窝及鼻旁窦情况，并可在应用足量敏感抗菌药物同时短期合用糖皮质激素，如地塞米松 0.3～0.5 mg/(kg·d)，可明显缓解症状，缩短病程。一般而言，单纯的丹毒或蜂窝织炎疗程 7 天，重度感染、见效缓慢或免疫抑制患者可能需要延长抗菌药物疗程（最长可达 14 天）。

反复发作患者应积极寻找潜在的易感因素，并进行治疗祛除附近慢性病灶（如足癣、溃疡、鼻窦炎及颜面部感染病灶等）以防止复发。

（刘盈　撰写，马琳　审阅）

参考文献

[1] Laura M. Smoot, James C. Smoot, Morag R. Graham, G A Somerville, D E Sturdevant, C A Migliaccio, G L Sylva, J M Musser. Global differential gene expression in response to growth temperature alteration in group A *Streptococcus*[J]. Proceedings of the National Academy of Sciences of the United States of America, 2001, 98(18): 10416 - 10421.

[2] Bessen D. E. Population biology of the human restricted pathogen, *Streptococcus pyogenes*[J].

Infect，Genet Evolu，2009，9(4)：581－593.

［3］Anthony BF，Kaplan EL，Wannamaker LW，Briese FW，Chapman SS. Attack rates of acute nephritis after type 49 streptococcal infection of the skin and of the respiratory tract［J］. J Clin Invest，1969，48(9)：1697.

［4］Sander Koning，Renske van der Sande，Arianne P Verhagen，Lisette W A van Suijlekom-Smit，Andrew D Morris，Christopher C Butler，Marjolein Berger，Johannes C van der Wouden. Interventions for impetigo［J］. Cochrane Database Systemat Reviews，2012，18(1)：CD003261.

［5］马琳，赵佩云，杨永弘，等. 脓疱疮的病原菌分离及耐药性分析［J］. 中华皮肤科杂志，2000，33：389－391.

［6］Kaplan E. L.，Wannamaker L. W. Suppression of the anti-streptolysin O response by cholesterol and by lipid extracts of rabbit skin［J］. J Exper Med，1976，144(3)：754－767.

［7］Leppard BJ，Seal DV，Colman G，Hallas G. The value of bacteriology and serology in the diagnosis of cellulitis and erysipelas［J］. Br J Dermatol，1985，112(5)：559.

第十三章

猩 红 热

一、流行病学

　　猩红热(scarlet fever)为 A 族溶血性链球菌(group A *streptococcus*，GAS)感染引起的急性呼吸道传染病，其传染源是患者、隐性感染者、恢复期带菌者。猩红热主要通过呼吸道飞沫、接触感染或者破损的皮肤传播，还可通过受污染的食物等传播。20 世纪 50 年代后，猩红热发病率、重症发生率和致死率已显著降低，但其传播迅速、易引起暴发或流行，在我国被列入法定报告乙类传染病。过去的数十年间全球多地报道猩红热有复燃态势。2009 年越南报道猩红热发病率上升 40%。韩国发病率由 2008 年的 0.3/10 万增至 2015 年的 13.7/10 万。英国报道 1999—2013 年发病率为 3.1/10 万～8.2/10 万，而 2014 年发病率升至 27.2/10 万。欧洲其他国家也报告了 10 岁以下儿童猩红热患者有所增加。而我国自 1990 年至 2010 年，猩红热长期处于较低流行水平。2011—2019 年发病呈波动上升态势，全国报告超 500 000 病例，超过既往 30 年的发病总数。不同国家和地区 GAS 的 *emm* 基因流行的型别不同，存在地域差异。我国 1993—1994 年流行血清型主要为 M3、M1 和 M12 型，2005—2008 年以 M12 和 M1 型为主。2011 年开始我国猩红热发病率升高，可能与特定 *emm*12 和 *emm*1 克隆播散有关。全球范围内不同地区流行株携带毒素、表达水平及其致病机制存在差异，通过不同的作用机制影响当地的流行水平。人群对新出现的毒力、耐药变异克隆缺乏群体免疫，需基因组流行病学研究，密切监测优势克隆的演变趋势。

二、临床表现

　　猩红热以托幼儿童及学龄儿童为高发年龄段，冬春季为高发季节，男孩相对多见。临床表现以发热、咽部症状和皮疹为主要临床特征。其中，咽扁桃体炎可表现为咽痛、咽部充血、扁桃体肿大，部分患儿可见到扁桃体表面黄白色的渗出物。颚部可见充血或出血性黏膜斑，可早于皮疹出现。患儿可有高热，婴幼儿症状可不典型而仅表现为低热。发热也并不是所有患儿均具有的症状。皮疹是猩红热的特征性改变，主要表现为发热后 24 h 内在弥漫性充血的皮肤上出现均匀分布的粟粒大小的丘疹,压之退色,疹间皮肤红色,伴有痒感,因与毛囊一致,故呈鸡皮样,称为"鸡皮样疹",触之有砂纸感。皮疹始见于耳后、颈部及上胸部,并迅速蔓延至躯干及四肢。在皮肤皱褶处,尤其是在肘窝和腋下皱襞处常呈现出线状淤点,称为"帕氏线"。颜面部有充血,皮疹不明显,口、鼻周围因无充血,而表现为"口周苍白圈"。患儿多于1周左右皮疹消退,并伴有脱屑。患儿可见舌乳头红肿,后期表现为味蕾明显呈颗粒状,似杨梅,称为"杨梅舌"。皮疹达高峰后,继之依出疹顺序开始消退,一般2~3天退尽,重者可持续1周左右。疹退后开始皮肤脱屑,面部及躯干部常为糠屑状,掌跖、指趾处由于角质层较厚,可呈片状、套状脱屑。

临床上,不典型皮疹的患儿同样占据一定比例,如口周苍白圈、帕氏线等特征性改变可不明显。皮疹出现的时间可以在发病的3~6天,通过流行病学史、后期出现的脱屑以及病原学检查有助于最终确诊。既往全身大片脱落和手足手套袜套样脱屑临床也已少见。典型的皮疹仅占其中58%。临床症状更倾向于轻症化,但掌握典型皮疹特征性改变仍是具有诊断价值的。

三、诊断与鉴别诊断

(一) 诊断

根据与猩红热或咽峡炎患者接触的流行病学史,临床有发热、咽峡炎及典型皮疹、疹退后有脱屑等表现,结合外周血白细胞及中性粒细胞升高,咽拭子培养出 GAS 可明确诊断。在我国猩红热最终病原分离率不高,多数主要通过临床特征进行诊断。但临床上具有不典型皮疹的猩红热患儿同样占据一定比例,且易发展为严重并发症,故需要病原学金标准及时准确地进行疾病诊断。

GAS 咽拭子培养仍为猩红热诊断的金标准,但24~48 h 才能得到结果,且易受抗菌药物应用的影响,因此一般不用做首选初始检测。GAS 快速抗原检测(rapid antigen detection test,RADT)是基于酶或酸提取咽拭子抗原的方法,其结果可在门诊或急诊即时获得,如果为阳性,可以及早开始抗菌药物治疗。2016 年针对多项研究的一篇 meta 分析纳入了 58 244 例同时行 RADT 和咽拭子培养检查的儿童,发现 RADT 的汇总敏感性和特异性分别为 85.6%(95% CI:83.3%~87.6%)和 95.4%(95% CI:94.5%~96.2%)。由于其敏感性有限,RADT 阴性不能排除 GAS 感染,应进行咽拭子培养确证。自动快速链球菌抗原检测系统(ASAT)是一种自动荧光免疫分析法,用于检测有临床症状患者喉部标本中的链球菌抗原。通过自动设备的预编程算法在设备的屏幕上显示测试结果。测量的荧光信号用数值表示为截断指标值(COI)。COI>1.0 为阳性测试,<1.0 为阴性测试。2019 年在迪拜进行的一项前瞻性研究中发现,ASAT 检测 GAS 咽炎的敏感性和特异性分别为 98.9%(95% CI:98%~100%)和 97.5%(95% CI:95.7%~

99.3%)。ASAT 的 PPV 为 94.7%（95% CI：92.1%～97.3%），NPV 为 99.5%（95% CI：98.7%～100%）。关于分子学检测，因其费用较高且检测条件要求严格，在 GAS 感染的诊断中未广泛应用，但国外某些机构已将核酸扩增技术取代 RADT±咽拭子培养策略。咽拭子培养可能造成延迟诊断，但 GAS 快速抗原检测可以迅速得出病原学结果，同时新方法 ASAT 有更高的敏感度和特异度，对于儿童猩红热的诊断有很好的推动作用。

GAS 血清学抗体检测，有助于疑似急性风湿热或链球菌感染后肾小球肾炎的病例的诊断，但其在 GAS 咽炎的急性诊断中无意义，因为特异性抗体仅在感染后 7～14 天开始升高，在 3～4 周达到最高水平。

（二）鉴别诊断

1. 感染性疾病

（1）其他咽峡炎：在出皮疹前咽峡炎与一般咽峡炎较难区别，如疱疹性咽峡炎及其他细菌感染，需行病原学检测进行鉴别。

（2）金黄色葡萄球菌感染：有些金黄色葡萄球菌可产生红疹毒素，引起猩红热样皮疹，但此皮疹消退快，无脱屑现象，病原学检测为金黄色葡萄球菌。

（3）其他出疹性疾病：麻疹、风疹等病毒性发疹性疾病，皮疹为斑丘疹，疹间皮肤正常，咽充血不如猩红热明显，无扁桃体渗出，无杨梅舌，麻疹起病 2～4 天后才出疹，前驱期颊黏膜可见麻疹黏膜斑，风疹常有枕后淋巴结肿大。幼儿急疹皮疹为红色斑丘疹，分布于面部及躯干部，一般发热 3～5 天，多于热退后出疹，皮疹一般在发热缓解后 12～24 h 出现，可持续 3～4 天。传染性单核细胞增多症患者 80% 以上出现咽痛及咽峡炎症状，扁桃体充血肿大，隐窝可见白色渗出物，部分可出现皮疹，无定型，常见皮疹呈泛发性，多在病程第 4～10 天出现，可为猩红热样皮疹，3～7 天即可消退，消退后无脱屑，也无色素沉着，病原学检查可协助鉴别诊断。

2. 非感染性疾病

（1）川崎病：多见低龄儿童，持续发热 1～2 周，可出现"杨梅舌"、猩红热样皮疹，手足指趾末端硬性肿胀及膜状脱皮，伴血小板增多，其为血管炎性疾病，病原学检查结果可辅助鉴别猩红热。

（2）药疹：可呈猩红热样皮疹，出疹前有服药史，无咽峡炎及"杨梅舌"，可助于鉴别。

四、治疗

早期规范使用抗菌药物治疗，首先，可缩短病程和减轻病情严重程度。研究表明，特定的治疗方法可以平均减少大约 1 天的发热和咽喉痛的持续时间。其次，可以预防风湿热等并发症。急性风湿热是 GAS 咽炎的潜在并发症，20 世纪中期主要在美国军方进行的研究表明，青霉素治疗降低了随后发生风湿热的风险。第三，早期规范的抗菌药物治疗可防止咽炎的化脓性并发症。抗菌药物治疗已被证明可以降低继发性感染性并发症的发生率,如中耳炎和鼻窦炎。最后,合理抗菌药物治疗可以减少感染向他人传播的机会——这是疫情控制的一个重要考虑因素。

(一) 一线选择

1. 青霉素:青霉素为首选药物,口服青霉素 V 钾片:2.5～9.3 mg/(kg・次),每 4 h 一次或 3.75～14.0 mg/(kg・次),每 6 h 一次或 5.0～18.7 mg/(kg・次),每 8 h 一次,疗程一般主张 10 天,但患儿多难以坚持,国内近年多采用 5～7 天疗程,无论在消除症状、预防并发症及减少带菌均取得较好疗效。

2. 阿莫西林或阿莫西林克拉维酸钾(7:1):阿莫西林:50 mg/(kg・d),每日一次或每日两次(最大剂量 1 000 mg/d),口服,疗程 10 天;阿莫西林克拉维酸钾(7:1):45 mg/(kg・d),每 12 h 一次,口服,疗程 10 天。

(二) 二线选择

1. 对青霉素过敏者(非严重过敏反应):优选:① 头孢呋辛酯:20 mg/(kg・d),每日两次,口服,疗程 10 天;② 头孢泊肟酯:20 mg/(kg・d),每 12 h 一次,口服,疗程 5～10 天;③ 头孢地尼:9～18 mg/(kg・d),每 12 h 一次,口服,疗程 5～10 天或每 24 h 口服一次,疗程 10 天(最大剂量 600 mg/d)。也可选:① 头孢氨苄:40 mg/(kg・d),每日两次(最大剂量 1 000 mg/d),口服,疗程 10 天;② 头孢羟氨苄:15 mg/(kg・次),每 12 h 一次(最大剂量 1 g/d),口服,疗程 10 天;③ 头孢丙烯:15 mg/(kg・d),每 12 h 一次,口服,疗程 10 天。

2. 对 β-内酰胺类抗菌药物过敏者(严重过敏反应):有 β-内酰胺类抗菌药物过敏史者,可选大环内酯类抗菌药物替代。① 阿奇霉素:12 mg/(kg・d),每日一次(最大剂量 500 mg/d),口服,疗程 5 天;② 克拉霉素:15 mg/(kg・d),每日两次/每日四次(最大剂量 250 mg/次),口服,疗程 10 天;③ 克林霉素:20～30 mg/(kg・d),每 8 h 一次(最大剂量 300 mg/d),口服,疗程 10 天。国内大环内酯类耐药率高,选择大环内酯类有治疗失败的风险,必要时可选用万古霉素或利奈唑胺。万古霉素:40 mg/(kg・d),第 6 h 一次,疗程 10 天;或利奈唑胺:≥12 岁 0.6 g,每 12 h 一次;<12 岁 10 mg/kg,每 12 一次,疗程 10 天。

五、预防

(一) 针对宿主因素进行预防

人类是 GAS 的唯一天然宿主,通常以携带状态存在于人类的肛门、阴道、咽部或皮肤,不引起疾病。但是当机体的免疫功能下降或免疫系统发育不完善时易感。这也就指出 GAS 感染的高危人群是有基础疾病者、儿童、老年人及孕产妇等。既往有基础疾病和

（或）合并感染者，例如流感、营养不良、糖尿病、获得性免疫缺陷综合征者更易感染 GAS。猩红热患儿应隔离 6 天，至咽培养转阴。对密切接触患者的易感儿需检疫 1 周，对体弱者可用药物预防，如注射长效青霉素，或口服青霉素或头孢菌素。

（二）针对传播途径及环境因素进行预防

季节因素（冬春季节）、地理环境（温带地区）、居住环境拥挤、卫生条件差、人口密度高、家庭资源有限、经济地位低、烟草烟雾暴露、蚊虫叮咬、皮肤损伤、接触无症状感染者、交叉感染等均为其危险因素。流行期间避免去拥挤的公共场所，注意室内通风换气，注意皮肤及个人卫生，以防皮肤及呼吸道等部位的感染。

（刘钢　撰写，马琳　审阅）

参考文献

［1］ Park DW，Kim SH，Park JW，et al. Incidence and characteristics of scarlet fever，South Korea，2008 - 2015［J］. Emerg Infect Dis，2017，23(4)：658 - 661.

［2］ Lamagni T，Guy R，Chand M，et al. Resurgence of scarlet fever in England 2014 - 2016：a population-based surveillance study［J］. Lancet Infect Dis，2018，18(2)：180 - 187.

［3］ Staszewska E，Kondej B，Czarkowski MP. Scarlet fever in Poland in 2012［J］. Przegl Epidemiol，2014，68(2)：209 - 212，329 - 331.

［4］ 尤元海.猩红热流行及其影响因素研究进展［J］.中华实用儿科临床杂志，2022，37(21)：1626 - 1629.

［5］ Ma Y，Yang Y，Huang M，et al. Characterization of *emm* types and superantigens of *Streptococcus pyogenes* isolates from children during two sampling periods［J］. Epidemiol Infect，2009，137(10)：1414 - 1419.

［6］ Liang YM，Liu XR，Chang HS，et al. Epidemiological and molecular characteristics of clinical isolates of *Streptococcus pyogenes* collected between 2005 and 2008 from Chinese children［J］. J Med Microbiol，2012，61(Pt7)：975 - 983.

［7］ Cohen JF，Bertille N，Cohen R，Chalumeau M. Rapid antigen detection test for group A *streptococcus* in children with pharyngitis. Cochrane Database Syst Rev 2016；7：CD010502.

［8］ Steer AC，Law I，Matatolu L，et al. Global *emm* type distribution of group A streptococci：systematic review and implications for vaccine development［J］. Lancet Infect Dis，2009，9(10)：611 - 616.

［9］ Hendi SB，Malik ZA，Khamis AH，et al. High diagnostic accuracy of automated rapid Strep A test reduces antibiotic prescriptions for children in the United Arab Emirates. BMC Pediatrics，2021，21(1).

［10］ 江载芳，申昆玲，沈颖.诸福棠实用儿科学第 8 版［M］.北京：人民卫生出版社，2015：1018 - 1022.

［11］ Joseph J. Ferretti，Dennis L. Stevens，Vincent A. Fischetti；*Streptococcus pyogenes*：Basic Biology to Clinical Manifestations *Streptococcus pyogenes*：Basic Biology to Clinical Manifestations，2016.

［12］ 禹定乐，卢清华，尤元海等.中国儿童 A 族链球菌感染相关疾病的诊断、治疗与预防专家共识［J］.中华实用儿科临床杂志，2022，37(21)：1604 - 1618.

［13］ Hyunju Lee. Outbreak investigation of scarlet fever in a kindergarten［J］. Infect & Chemother，
2018，50（1）：65－66.

［14］ Mingliang Chen，Weilei Yao，Xiaohong Wang. et al. Outbreak of scarlet fever associated with
*emm*12 type group A *Streptococcus* in 2011 in Shanghai，China［J］. Pediatr Infect Dis J，2012，31
（9）：158－162.

第十四章

链球菌中毒性休克综合征

链球菌中毒性休克综合征(streptococcal toxic shock syndrome，STSS)是由 A 族链球菌(group A *streptococcus*，GAS)引起的一种严重侵袭性感染，病情发展极为迅速和剧烈，其临床特征为快速进行性多器官功能衰竭和脓毒性休克。近年来，侵袭性 GAS 感染的增加在各个国家造成了严重问题，其中 STSS 和坏死性筋膜炎是侵袭性链球菌感染中最严重的类型，尽管有抗菌药物和支持治疗，病死率仍高达 20％～45％。由于与其他病原所致脓毒性休克相似，症状非特异性，进展迅速且致命，甚至到患者死亡后仍未能被确诊，相关病例经常被怀疑存在医疗事故。因此早期发现、立即开始有效的抗菌药物治疗和快速控制感染源是降低其发病率和病死率的关键。

一、流行病学

GAS 是自然界中非常重要的革兰阳性致病菌，存在于无症状个体的气道和皮肤中，是儿童细菌感染性疾病中常见的病原体之一。过去 15 年中，多个国家由 GAS 引起的侵袭性疾病的发病率在不断增高。GAS 所致的侵袭性感染疾病的发病率有明显区域性差异，美国和加拿大侵袭性 GAS 感染疾病的发病率为(3.80～10.24)/10 万人口，STSS 病死率可达 56.0％。在较不发达地区侵袭性 GAS 感染的发病率更高，如澳大利亚土著居民发病率为(13.2～82.5)/10 万人口、非洲为 13.0/10 万人口、太平洋岛屿为(9.9～11.6)/10 万人口。2005 年世界卫生组织(World Health Organization，WHO)评估报告全球有严重 GAS 感染 1 800 万，其中因侵袭性 GAS 感染所致疾病导致的 663 000 例病例和 163 000 例死亡病例中，97％发生在发展中国家，然而由于大多数发展中国家缺乏高质量的监测数据，这些数字可能低估了发展中国家的真实情况。STSS 是链球菌所致侵袭性感染中最严重类型，一项研究表明 STSS 在侵袭性 GAS 感染者中发生率为 6％，≤10岁儿童的发生率为 2.7％，尽管进行了积极的强化治疗，但仍有 23％～81％的 STSS 患者在感染后 1 周内死亡。我国学者分析了 2010—2017 年 7 家儿童医院中 15 例确诊为STSS 的病例，8 例死亡，其中 5 例死于入院后 24 h 内，目前国内尚缺乏系统的研究报告。

二、临床表现

STSS潜伏期短,起病急骤,通常发生在病毒感染(如水痘、流感)、咽炎和局部软组织创伤后,虽然常与软组织感染相关(例如穿透性损伤后的感染、蜂窝组织炎、坏死性筋膜炎),但就诊时大部分病例没有明确的原发感染病灶,根据其临床表现,分期如下。

第一阶段:在严重低血压发作前24～48 h,通常表现为发烧、畏寒、肌痛、恶心、呕吐和腹泻等一般症状,其中发热是最常见的症状(89%),其次是非特异性肠胃不适(67%)、呼吸窘迫(56%)和蜂窝织炎(33%)。皮肤在早期常出现弥漫性红斑(上胸部为主),部分病例可见皮损,可是病原侵入的通道,与周围水肿或血肿、水疱有关联,临床可能不明显,查体应仔细寻找。相比之下,约50%的病例没有明确的感染入口,随后即发生坏死性感染。另外,黏膜也可能受累,如结膜、阴道或口腔黏膜("草莓舌")。当儿童出现皮肤和软组织红斑、硬肿并伴有持续发热时,应考虑该综合征诊断,需要注意的是原发感染部位疼痛是STSS最具提示性的症状,与GAS相关的软组织感染通常非常疼痛(痛觉过敏),常与临床查体所见不平行,以至于促使患者寻求医疗帮助,这种疼痛通常会在12～24 h内出现局部感染的皮肤证据。如果疼痛超过临床所见的预期,尤其是出现紫癜样水疱或瘀斑时,则需要怀疑坏死性筋膜炎,而坏死性筋膜炎通常与STSS有关。在儿童和成人中,软组织是最常见的感染部位。还有一些病例,表现为肺炎、脑膜炎、眼内炎、腹膜炎、心肌炎、关节或宫内感染。

第二阶段:以心动过速、呼吸急促、疼痛加剧和持续发热为特征。对于水痘感染的儿童,持续发热超过4天的,应及时仔细评估。许多患者在这个阶段到医院就诊,并且经常被误诊(如误诊为深静脉血栓性静脉炎、肌肉劳损、病毒性肠胃炎、脱水或脚踝扭伤等)。因此,当无深静脉血栓形成危险因素的患者出现高烧和剧痛时,应该警惕GAS所致的深部组织感染。CT和MRI虽有助于确定组织受累的程度,但并不具有特异性。

第三阶段:在此阶段,病情迅速进展,出现休克和器官衰竭。许多患者在入院时或入院后数小时内都处于极度休克状态。坏死性筋膜炎的临床证据通常是晚期发现,常在低血压出现后才被发现。皮肤出现紫色大疱和发黑是预后不良的标志,应立即进行手术探查。坏死性筋膜炎从皮肤红色到紫色大疱的进展可能在24 h内发生,而梅勒尼(Meleney)在1924年描述这一进展需要7～10天。此外,休克和多器官衰竭的进展速度令人猝不及防,严重病例,即使给予强有力治疗,仍可在住院后24～48 h死亡。存活病例发病1～3周可能出现紫癜样皮疹及手掌足底手套袜套样脱皮。

实验室及辅助检查特点:在STSS病例中,血清肌酐测定特别有用,即使在第2阶段,在低血压出现之前,即可出现明显肾损害(肌酐水平超过正常值的两倍)。此外,坏死性筋膜炎和肌坏死患者血清肌酸激酶水平显著升高。白细胞计数通常在入院时正常或轻度升高，但伴有严重的核左移，包括中幼粒细胞和晚幼粒细胞。人血白蛋白和钙水平在入院时通常即较低，并随着弥漫性毛细血管渗漏综合征的发展而急剧下降。病程后期出现血小板减少，这是弥散性凝血病的最早症状，需要警惕。在第 3 阶段早期可发生严重的代谢性酸中毒，血清碳酸氢盐、乳酸和血气 pH 测定是追踪治疗进展的关键手段。由于 55% 的STSS 患者会出现急性呼吸窘迫综合征(acute respiratory distress syndrome，ARDS)，因此，需常规进行血氧饱和度测定，并监测血气分析，以评估是否需要气管插管和呼吸机辅助通气。

约 60% 的病例血液培养呈阳性，即使在使用适当的抗菌药物后，感染部位的培养仍可呈阳性，并持续数天。近年来宏基因组学第二代测序(metagenomics next generation sequencing，mNGS)技术的临床应用，为培养阴性患者提供了新的病原学检测手段。另外，CT 扫描及 MRI 有助于确定感染源，尤其对有软组织疼痛的部位应该积极进行，必要时动态观察。但需要注意的是 MRI 在诊断皮肤和软组织感染方面比 CT 敏感，但特异性低，因此会增加"假阳性"的数量，MRI 对筋膜炎的诊断更具特异性。软组织超声可床旁动态进行，有助于对 ICU 内不稳定患者的评估。

三、诊断与鉴别诊断

(一) 诊断

STSS 的诊断主要基于临床表现和血培养。目前多采用美国疾病预防控制中心[Centers for Disease Control and Prevention(USA)，CDC]制定的 STSS 诊断标准，见表14-1。

表 14-1　链球菌中毒休克综合征诊断标准(美国 CDC，2011)

A	临 床 特 征
1. 低血压	<年龄第 5 百分位
2. 临床和实验室检查异常(有以下 2 项或 2 项以上)	
发热	≥38℃
皮疹	弥漫性红斑
脱皮	皮疹开始后 1~2 周
多系统损害	胃肠道：发病时呕吐或腹泻 肌肉：严重肌痛或肌酸激酶 MB 同工酶(CK-MB)水平至少为正常上限的两倍 黏膜：阴道、口咽或结膜充血 肾：尿素和肌酐值至少是年龄别正常上限的两倍 肝脏：总胆红素、AST 和 ALT 值至少是年龄别正常上限的两倍 血液系统：血小板≤100×10^9/L 神经系统：定向障碍或意识水平变化，无局部神经症状(无发热和低血压时)

| B：分离出 GAS | 1. 无菌部位(血液、脑脊液、腹腔液和活检组织) |
| | 2. 非无菌部位(口咽、痰、阴道和手术部位) |

诊断：

| 确诊 | B1＋A(1＋2) |
| 可疑 | B2＋ A(1＋2) |

注：CDC：疾病预防控制中心；CK-MB：肌酸激酶 MB 同工酶；AST：谷草转氨酶；ALT：丙氨酸转氨酶。

(二) 鉴别诊断

葡萄球菌中毒休克综合征(金黄色葡萄球菌 TSS)与 STSS 临床表现有相似之处，但抗菌药物的选择有所不同，在获得病原学证据之前，临床上应进行鉴别，金黄色葡萄球菌 TSS 与 STSS 区别见表 14－2。

表 14－2　葡萄球菌与链球菌中毒性休克综合征的临床区别

特　　点	金黄色葡萄球菌 TSS	链球菌 TSS
超抗原毒素	TSST－1、SEs A B、C、D、E	SPEs A、G、H、J、SSA、MF、SMEZ
易感因素	卫生棉条，烧伤和创口	水痘，非甾体抗炎药和创口
相关感染部位	脓疱病、烧伤、皮疹、外科伤口	脓肿、肌炎、筋膜炎、外科伤口
软组织感染	罕见	常见
局部剧痛	罕见	常见
皮疹	很常见	少见
呕吐、腹泻	很常见	少见
肌酸激酶升高	罕见	常见
菌血症	<5%	60%
脱皮	7～14 d	少见
病死率	3%～5%	5%～10%

注：TSS：toxic shock syndrome，中毒性休克综合征；TSST－1：toxin from toxic shock syndrome，中毒性休克综合征毒素；SEs：staphylococal superantigens，葡萄球菌超抗原；SPE：streptococcal superantigens；SSA：streptococcal superantigens，链球菌超抗原；SMEZ：stretococcal mitogenic exo toxin，链球菌有丝分裂外毒素 Z。

STSS 还应与重症川崎病以及其他有皮疹表现的疾病鉴别，如病毒感染、猩红热、斑疹伤寒、风湿热等。

四、治疗

早期识别、尽早特异性抗菌药物的应用、及时去除感染灶、维持血流动力学稳定、抗休克和重要脏器的保护是成功治疗 STSS 的关键。

（一）感染源的控制

必须对疑似深部链球菌感染的部位进行及时、积极的手术探查和清创。对于极度疼痛和发烧的患者，应立即寻求外科会诊。手术探查不仅可以为病原学的确诊提供样本，还可以评估器官或组织细胞的坏死程度。CT 和 MRI 有助于确定感染的主要部位，但由于 GAS 不会在组织中产生气体或形成明确的脓肿，放射科医生往往不能明确判定。一旦确定坏死，就需要进行广泛的清创术，若失去活力的组织持续存在，将会导致休克和器官衰竭。若怀疑筋膜坏死，一定要认识到肌肉、皮肤、筋膜和皮下组织普遍存在全面性坏死。需要强调的是抗菌药物对感染部位、软组织和肌肉坏死部位的渗透性低，单用抗菌药物治疗不足以治疗和治愈 STSS，需对感染和坏死组织进行外科手术干预，如坏死性筋膜炎，早期积极进行手术清创及切开减压至关重要，有助于确诊和改善预后，清创可能需要反复进行，必要时可能需截肢。

（二）液体复苏

STSS 从发病到多器官衰竭进展迅速，需要立即采取治疗和液体复苏措施。由于顽固性低血压和弥漫性毛细血管渗漏，成人可能需要大量液体（10～20 L/d），而对于儿童在第 1 小时内液体常需 40～60 mL/kg（每次 10～20 mL/kg），如果积极的晶体复苏不能快速改善血压（平均动脉压超过 60 mmHg）或组织灌注，则需要进行侵入性监测或超声心动图评估。如果尽管给予了足够的晶体复苏，若低血压仍持续存在，则应检查血白蛋白和血细胞比容，因毛细血管渗漏可导致白蛋白水平极低（<2 g/dL），并且化脓性链球菌产生的溶血素可导致循环红细胞质量急剧下降。因此，输入红细胞（含或不含白蛋白）可能有助于改善血压和保持组织灌注。

（三）抗菌药物的治疗

积极使用敏感抗菌药物和控制感染源是治疗该疾病的基础，在对细菌进行鉴定和耐药性测试之前，建议对出现脓毒症和脓毒性休克的患者使用一种或多种抗菌药物，以覆盖所有可能的病原体。目前联合使用克林霉素与 β-内酰胺类药物已达成共识，应在识别后 1 h 内尽快静脉注射抗菌药物。一旦确定 GAS 感染，应给予高剂量青霉素和克林霉素，该建议基于：① 所有 GAS 菌株对青霉素仍然敏感；② 克林霉素在坏死性筋膜炎和肌肉坏死的实验模型中更有效；③ 青霉素结合蛋白在 GAS 的静止生长期间不表达，因此青霉素在存在大量细菌的严重深部感染中无效；④ 克林霉素可抑制 GAS 外毒素和 M 蛋白的产生；⑤ 克林霉素具有更长的半衰期和抗菌药物后效应；⑥ 在以临床相关浓度在体外一起使用时，未发现青霉素和克林霉素之间的拮抗作用；⑦ 克林霉素抑制人类单核细胞产生促炎细胞因子。因此，2014 年美国传染病学会（Infectious Disease Society of America）建议使用克林霉素作为治疗侵袭性 GAS 感染的主要抗菌药物，考虑到克林霉素的潜在耐药性，青霉素也被推荐使用。

2020 年中国抗菌药物监测网（China Antimicrobial Surveillance Network，CHINET）中国细菌耐药监测结果显示，GAS 对红霉素耐药率为 88.3%，对克林霉素耐药率为 86.7%。克林霉素虽有较高的耐药率，因其可抑制超抗原的产生，并且比青霉素具有更好的组织渗透性和更长的抗菌药物后作用，从而提高存活率，通常被联合应用。但一旦体温正常、全身症状改善，无中毒性休克综合征表现时，应停用克林霉素。

（四）重症监护室的管理

在持续性低血压患者中，监测心输出量、肺动脉楔压和平均动脉压非常重要。由于 STSS 患者的 ARDS 发病率高（55%），通常需要气管插管和呼吸机支持。尽管没有进行过对照试验，但诸如多巴胺等血管加压药在 STSS 中被频繁使用。在顽固性低血压患者中，常使用高剂量的多巴胺、肾上腺素或去氧肾上腺素，但对于有弥漫性血管内凝血（disseminated intravascular coagulation，DIC）证据的患者，特别是手指冰冷及发绀的患者，应谨慎使用。过量的血管加压药物的使用及 DIC 都可能导致手指、脚趾等的对称性坏疽，严重者可致截肢。

（五）透析和血液灌流

由于超过 50% 的 STSS 患者可发生急性肾衰竭，故透析和/或血液灌流是必要的。瑞典的一项对严重化脓性链球菌感染研究表明，对于常规治疗失败的患者，血浆置换是有益辅助手段。在日本开发了一种聚苯乙烯超抗原吸附装置（superantigen absorbing device，SAAD），显示其可以从血浆中吸附 SpeA 和 TSST‐1，非常有效，使死亡率从 100% 降至 50%。

（六）静脉注射免疫球蛋白

静脉注射免疫球蛋白（IVIG）能中和细菌产生的外毒素及单核细胞等活化时产生的细胞因子，可抑制超抗原所引起的 T 细胞免疫应答反应，致细胞因子释放减少，改变 STSS 的疾病过程，但其有效性尚未得到充分验证。美国一项儿童重症监护病房的回顾性队列研究指出危重患儿最常见的 IVIG 给药适应证是葡萄球菌和链球菌中毒性休克、乳糜胸患者的免疫球蛋白替代治疗、骨髓移植后预防、心肌炎和移植后并发症等。2018年帕克斯（Parks）等学者的一项荟萃分析评估了静脉注射免疫球蛋白（IVIG）对 STSS 病死率的影响，研究显示 IVIG 的使用可使 STSS 病死率从 33.7% 降至 15.7%，支持使用 IVIG 作为 STSS 的辅助治疗。尽管缺乏高水平的证据，但早期静脉注射免疫球蛋白，可能是难治性 STSS 患者的有用辅助治疗，希望可以进一步对足够数量的病例进行双盲研究，以了解 IVIG 的具体功效。鉴于 STSS 相关的高死亡率，特别是当确诊 STSS 时，如果要使用 IVIG，应尽早给药，且可给药 1 次以上。

（七）高压氧治疗

目前还没有对比试验描述高压氧治疗 STSS 的疗效，尽管一些研究表明高压氧治疗可降低病死率和进一步清创的需要,但需要进行手术清创时,应优先使用手术清创。

五、总结

链球菌中毒性休克综合征是一种急性和严重的全身性疾病,其管理需要一个多学科的团队,包括重症医学科医师、外科医师、传染病专家及微生物学家,STSS 的诊断往往延迟或遗漏,导致高病死率。如果能够早期发现该疾病,并采用积极的液体复苏、有效的抗菌药物和及时控制感染源治疗,则有可能治愈患者。临床医生应在脓毒性休克的鉴别诊断中考虑到该综合征,保持警惕,力争早期发现、并立即开始有效的抗菌药物治疗和快速控制感染源,这是降低该致命综合征发病率和病死率的关键。

(马耀玲　撰写,何颜霞　审阅)

参考文献

[1] Schmitz M, Roux X, Huttner B, et al. Streptococcal toxic shock syndrome in the intensive care unit[J]. Ann Intensive Care, 2018, 8(1): 88. DOI: 10.1186/s13613 - 018 - 0438 - y.

[2] Nanduri SA, Onukwube J, Apostol M, et al. Challenges in surveillance for streptococcal toxic shock syndrome: active bacterial core surveillance, United States, 2014 - 2017[J]. Public Health Rep, 2022, 137(4): 687 - 694. DOI: 10.1177/00333549211013460.

[3] Yamaba Y, Takakuwa O, Ida C, et al. Streptococcal toxic shock syndrome induced by group A *Streptococcus* with the *emm*28 genotype that developed after a uterine cancer test[J]. Intern Med, 2021, 60(21): 3481 - 3483. DOI: 10.2169/internalmedicine. 6290 - 6220.

[4] Torimitsu S, Abe H, Makino Y, et al. Streptococcal toxic shock syndrome with fatal outcome: Report on four forensic autopsy cases[J]. Leg Med (Tokyo), 2021, 50: 101851. DOI: 10.1016/j. legalmed. 2021. 101851.

[5] Sherwood E, Vergnano S, Kakuchi I, et al. Invasive group A streptococcal disease in pregnant women and young children: a systematic review and meta-analysis[J]. Lancet Infect Dis, 2022, 22 (7): 1076 - 1088. DOI: 10.1016/S1473 - 3099(21)00672 - 1.

[6] Cook A, Janse S, Watson JR, et al. Manifestations of toxic shock syndrome in children, Columbus, Ohio, USA, 2010 - 2017[J]. Emerg Infect Dis, 2020, 26(6): 1077 - 1083. DOI: 10. 3201/eid2606. 190783.

[7] Steer AC, Jenney A, Kado J, et al. Prospective surveillance of invasive group A streptococcal disease, Fiji, 2005 - 2007 [J]. Emerg Infect Dis, 2009, 15: 216 - 222. DOI: 10. 3201/eid1502. 080558.

[8] Berkley JA, Lowe BS, Mwangi I, et al. Bacteremia among children admitted to a rural hospital in Kenya[J]. N Engl J Med, 2005, 352(1): 39 - 47. DOI: 10.1056/NEJMoa040275.

[9] Walker MJ, Barnett TC, McArthur JD, et al. Disease manifestations and pathogenic mechanisms of Group A *Streptococcus*[J]. Clin Microbiol Rev, 2014, 27(2): 264 - 301. DOI: 10.1128/CMR. 00101 - 13.

[10] Carapetis JR, AC Steer, EK Mulholland, et al. The global burden of group A streptococcal diseases[J]. Lancet Infectious Disease, 2005, 5(11): 685 - 694. DOI: 10.1016/S1473 - 3099(05)

70267 - X.

[11] O'Brien KL, Beall B, Barrett NL, et al. Epidemiology of invasive group A *streptococcus* disease in the United States, 1995 - 1999 [J]. Clin Infect Dis, 2002, 35 (3): 268 - 276. DOI: 10. 1086/341409.

[12] Lamagni TL, Efstratiou A, Vuopio-Varkila J, et al. The epidemiology of severe *Streptococcus pyogenes* associated disease in Europe [J]. Euro Surveill, 2005, 10(9): 179 - 184.

[13] Lamagni TL, Neal S, Keshishian C, et al. Predictors of death after severe *Streptococcus pyogenes* infection [J]. Emerg Infect Dis, 2009, 15(8): 1304 - 1307. DOI: 10. 3201/eid1508. 090264.

[14] 华春珍,俞蕙,杨林海,等. 儿童化脓性链球菌致中毒性休克综合征 15 例 [J]. 中华儿科杂志,2018, 56(08): 587 - 591. DOI: 10. 3760/cma. j. issn. 0578 - 1310. 2018. 08. 006.

[15] Gottlieb M, Long B, Koyfman A. The evaluation and management of toxic shock syndrome in the emergency department: a review of the literature [J]. J Emerg Med, 2018, 54(6): 807 - 814. DOI: 10. 1016/j. jemermed. 2017. 12. 048.

[16] Deniskin R, Shah B, Muñoz FM, et al. Clinical manifestations and bacterial genomic analysis of group A *Streptococcus* strains that cause pediatric toxic shock syndrome [J]. J Pediatr Infect Dis Society, 2019, 8(3): 265 - 268. DOI: 10. 1093/jpids/piy069.

[17] Stevens D. L. , Tanner M. H. , Winship J. , et al. Reappearance of scarlet fever toxin A among streptococci in the Rocky Mountain West: Severe group A streptococcal infections associated with a toxic shock-like syndrome. The New England Journal of Medicine. 1989; 321(1): 1 - 7.

[18] Carvalho HT, Fioretto JR, Ribeiro CF, et al. Diagnosis and treatment of streptococcal toxic shock syndrome in the pediatric intensive care unit: a case report [J]. Rev Bras Ter Intensiva, 2019, 31 (4): 586 - 591. DOI: 10. 5935/0103 - 507X. 20190068.

[19] Kiska D. L. , Thiede B. , Caracciolo J. ,et al. Invasive group A streptococcal infections in North Carolina: Epidemiology, clinical features, and genetic and serotype analysis of causative organisms. The Journal of Infectious Diseases. 1997; 176(4): 992 - 1000.

[20] Stevens D. L. Streptococcal toxic shock syndrome: Spectrum of disease, pathogenesis and new concepts in treatment. Emerg Infect Dis. 1995b; 1(3): 69 - 78.

[21] Bisno A. L. , Cockerill F. R. , Bermudez C. T. The initial outpatient-physician encounter in group A streptococcal necrotizing fasciitis. Clin Infect Dis. 2000; 31(2): 607 - 608.

[22] Meleney F. L. Hemolytic *Streptococcus* Gangrene. Archives of Surgery. 1924; 9(2): 317 - 364.

[23] Fernandez-Nieto D, Burgos-Blasco P, Jimenez-Cauhe J, et al. Multisystemic involvement: streptococcal toxic shock syndrome [J]. Am J Med, 2020, 133(11): 1283 - 1286. DOI: 10. 1016/ j. amjmed. 2020. 02. 050.

[24] Center for Disease Control and Prevention. Toxic Shock Syndrome (Other Than Streptococcal): 2011 Case definition [internet]. [cited 2018 Mar 12]. Available from: https://wwwn. cdc. gov/ nndss/conditions/toxic-shocksyndrome-other-than-streptococcal/case-definition/2011/.

[25] Rhodes A, Evans LE, Alhazzani W, et al. Surviving sepsis campaign: international guidelines for management of sepsis and septic shock: 2016 [J]. Intensive Care Med, 2017, 43(3): 304 - 377. DOI: 10. 1007/s00134 - 017 - 4683 - 6.

[26] Wilkins AL, AC Steer, PR Smeesters, et al. Toxic shock syndrome—the seven Rs of management and treatment [J]. J Infect, 2017, 74: S147 - S152. DOI: 10. 1016/S0163 - 4453(17)30206 - 2.

[27] Note S, P Soentjens, M Van Laer, et al. Streptococcal toxic shock syndrome in a returning traveller [J]. Acta Clin Belg, 2019, 74(6): 430 - 434. DOI: 10. 1080/17843286. 2018. 1539634.

[28] Stevens D. L. , Bisno A. L. , Chambers H. F. , et al. Practice guidelines for the diagnosis and

management of skin and soft tissue infections：2014 update by the Infectious Diseases Society of America．Clinical Infectious Diseases，2014，59(2)：e10‐e52．

［29］Stevens D．L．，Madaras-Kelly K．J．，Richards D．M．In vitro antimicrobial effects of various combinations of penicillin and clindamycin against four strains of *Streptococcus pyogenes*．Antimicrobial Agents and Chemotherapy．1998，42(5)：1266‐1268．

［30］Stevens D．L．，Bryant A．E．，Hackett S．P．Antibiotic effects on bacterial viability，toxin production，and host response．Clinical Infectious Diseases，1995，20 Suppl 2：S154‐S157．

［31］Stevens，D．L．，Hackett，S．P．，& Bryant，A．E．(1997a)．Suppression of mononuclear cell synthesis of tumor necrosis factor by azithromycin．The Annual Meeting of the Infectious Diseases Society of America (p．181)．San Francisco：Infect Dis Soci Am．

［32］Stevens D．L．，Bisno A．L．，Chambers H．F．，et al．Practice guidelines for the diagnosis and management of skin and soft tissue infections：2014 update by the Infectious Diseases Society of America．Clin Infect Dis，2014，59(2)：e10‐e52．

［33］胡付品，郭燕，朱德妹，等.2020 年 CHINET 中国细菌耐药监测［J］.中国感染与化疗杂志，2021，21 (4)：377‐387．DOI：10.16718/j.1009‐7708.2021.04.001.

［34］Ferretti JJ，Stevens DL，Fischetti VA，eds．*Streptococcus pyogenes*：Basic Biology to Clinical Manifestations．Oklahoma City (OK)：University of Oklahoma Health Sciences Center；2016.

［35］Stegmayr B．，Björck S．，Holm S．，et al．Septic shock induced by group A streptococcal infections：clinical and therapeutic aspects．Scan J Infect Dis，1992，24(5)：589‐597．

［36］Miwa K．，Fukuyama M．，Ida N．，et al．Preparation of a superantigen adsorbing device and its superantigen removal efficacies in vitro and in vivo．Intern J Infecti Dis，2003，7(1)：21‐26．

［37］Jutras C，Robitaille N，Sauthier M，et al．Intravenous Immunoglobulin Use In Critically Ill Children．Clin Invest Med，2021，44(3)：E11‐E18．Published 2021 Oct 3．DOI：10.25011/cim. v44i3.36532.

［38］Parks T，Wilson C，Curtis N，et al．Polyspecific intravenous immunoglobulin in clindamycin-treated patients with streptococcal toxic shock syndrome：a systematic review and meta-analysis ［J］．Clin Infect Dis，2018，67(9)：1434‐1436．DOI：10.1093/cid/ciy401.

［39］Adigbli D，Rozen V，Darbar A，et al．Early intravenous immunoglobulin therapy for group A β‐haemolytic streptococcal meningitis with toxic shock syndrome［J］．BMJ Case Rep，2021，14(3)：e238472．DOI：10.1136/bcr‐2020‐238472.

［40］Stevens D．L．Dilemmas in the treatment of invasive *Streptococcus pyogenes* infections［J］．Clin Infect Dis，2003，37：341‐343．

［41］Norrby-Teglund A．，Basma H．，Andersson J．，et al．Varying titers of neutralizing antibodies to streptococcal superantigens in different preparations of normal polyspecific immunoglobulin G：implications for therapeutic efficacy．Clin Infect Dis，1998，26(3)：631‐638．

［42］Norrby-Teglund A．，Kaul R．，Low D．E．，et al．Evidence for the presence of streptococcal-superantigen-neutralizing antibodies in normal polyspecific immunoglobulin G．Infect Immu，1996，64(12)：5395‐5398．

［43］Riseman J．A．，Zamboni W．A．，Curtis A．，et al．Hyperbaric oxygen therapy for necrotizing fasciitis reduces mortality and the need for debridements．Surgery，1990，108(5)：847‐850．

［44］Weiss SL，Peters MJ，Alhazzani W，et al．Surviving sepsis campaign international guidelines for the management of septic shock and sepsis-associated organ dysfunction in children．Intensive Care Med，2020，46(Suppl 1)：10‐67．DOI：10.1007/s00134‐019‐05878‐6．

第十五章

急性坏死性筋膜炎

急性坏死性筋膜炎(acute necrotizing fasciitis，ANF)又称为"食肉性"疾病，是一种严重的软组织感染疾病，通常进展迅速，甚至危及生命。该病困扰了医生几个世纪，公元前500年希波克拉底首次认识到坏死性筋膜炎，威尔逊于1952年将其命名为NF。ANF主要累及皮下组织和浅筋膜，可进行性破坏筋膜和上层的皮下脂肪，由于筋膜的血供相对较少，因此感染通常沿着该组织播散，而肌肉组织血供丰富，故通常不受累。它的重要特征是筋膜和皮下组织迅速扩散坏死，A族链球菌(group A *Streptococcus*，GAS)是ANF最常见的病因。近年来，儿童因侵入性GAS而引起的ANF发病率显著增加。

一、流行病学

ANF的死亡率很高。ANF的全球患病率约为每0.4/10万人，在美国和欧洲，报道病死率分别为24%和32%，而在发展中国家，病死率可能更高。美国每年报告10 000~15 000例侵袭性链球菌感染病例，其中5%~10%的病例为ANF。在最近5年中，ANF的死亡率在11%~22%，广泛的外科清创和截肢并不少见。此外，在缺乏手术治疗的情况下，死亡率高达85.7%。与成人相比，儿童ANF是相对罕见的，儿童的发病率为每年(0.08~0.13)/10万人，病死率为10%。

二、ANF的病因和分类

ANF发生的高危因素包括糖尿病、周围血管疾病、注射吸毒、肥胖和免疫抑制；诱发因素通常为感染或皮肤遭受创伤，包括擦伤、撕裂伤、针刺、咬伤、溃疡或手术创面，或者血行播散所致。

(一)按病程分类

ANF依据病程可分为超急性和亚急性型。超急性型表现为极端暴发性病程，周围组织广泛破坏，严重脓毒症和多器官衰竭在24 h内发生，主要由创伤弧菌、副溶血性弧菌和海鱼弧菌等弧菌感染所致。弧菌属为逗号形状的革兰阴性杆状菌，多生存于温暖的沿海水域（>20℃），如亚洲（新加坡、中国南方、泰国）、南美和墨西哥等区域。由于该过程进展迅猛，在极短的时间内出现特定的皮肤症状，皮肤表面可以看起来很正常，感染的严重程度只有在手术中才能真正了解。休克和多器官紊乱是超急性坏死性筋膜炎的一个重要特征和诊断线索。早期诊断、广泛清创以及在极端情况下及时截肢可能是挽救患者生命的唯一措施。否则，这种类型的死亡率几乎是100%。

相比之下，亚急性 ANF 的病程相对缓慢。患者常有软组织溃烂感染，伴有轻度疼痛和不适，轻微症状可能会持续几周到几个月，然而，突然恶化是比较常见的，延迟手术清创治疗与高死亡率相关；这种不典型的临床表现常常导致亚急性型的漏诊，从而导致病情进展，最终增加死亡率。因此，对于病情的全面评估尤为重要。这种情况就需要经验丰富的手术团队进行早期干预。

（二）按病原体分类

ANF 依据病原体可分为Ⅰ型和Ⅱ型两种。Ⅰ型 ANF 是指涉及需氧菌和厌氧菌的多重感染，包括兼性链球菌、肠球菌、需氧革兰阴性杆菌［包括大肠埃希菌（*Escherichia coli*）、变形杆菌（*Proteus*）、克雷伯菌（*Klebsiella*）和（或）少见的假单胞菌（*Pseudomonas*）］，以及厌氧菌［包括梭菌（*Clostridium*）、消化链球菌（*Peptostreptococcus*）和拟杆菌（*Bacteroides*）］。少数情况下，可在Ⅰ型坏死性感染中分离出真菌，以假丝酵母菌（*Candida*）为主。

Ⅱ型 ANF 通常只感染单一病原体，常常由 GAS 或其他乙型溶血性链球菌导致、耐甲氧西林金黄色葡萄球菌、创伤弧菌、嗜水气单胞菌（*Aeromonas hydrophila*）或者梭菌等感染所致。大约半数的感染患者无明显伤口，可能为 GAS 从咽喉部（无症状或有症状的咽炎）血行播散到钝挫伤或肌肉拉伤部位。本章节主要介绍 GAS 感染导致的 ANF，可发生于任何年龄组以及没有基础性疾病的个体。

三、发病机制

这种"食肉性"疾病的发生是由于微生物快速生长并沿分离邻近肌肉群的筋膜鞘扩散，导致邻近组织严重坏死。研究表明 ANF 的发病机制涉及宿主和细菌蛋白酶（纤溶酶和 *Spe* B）、扩散因子（如磷脂酶）、激活的宿主中性粒细胞释放的组织损伤酶，以及 T 细胞与超抗原过度反应引起的细胞因子风暴。钝性创伤是 GAS 发展的主要高危因素，可能是波形蛋白表达增加的结果，波纹蛋白可能将 GAS 固定在受伤的肌肉上。宿主主要组织相容性复合体（MHC）Ⅱ类单倍型 DR11/DQ3 与 ANF 相关，而单倍型 DR3/DQ2 可能有预防作用。M 蛋白是 GAS 重要的毒力决定因素，研究显示大约一半患者中，1 型和 3 型 M 蛋白 GAS 菌株引起的坏死性感染与链球菌中毒性休克综合征（streptococcal toxic shock syndrome，STSS）有关。GAS 的这些菌株和其他血清型产生致热外毒素，诱导机体产生细胞因子，进而引发休克、组织破坏和器官衰竭。

四、ANF 的病理生理

主要为广泛组织破坏、血管血栓形成、大量细菌沿着筋膜层蔓延,以及急性炎症细胞浸润。

ANF 具体的传播机制尚未完全明确,但部分研究将其归因于细菌酶,如透明质酸酶可以降解筋膜。ANF 主要的病理过程是由这种不受控制的细菌增殖进而导致血管血栓性微生物入侵和浅筋膜液化性坏死。组织学上可见浅表筋膜坏死,真皮和筋膜深部多形核白细胞浸润,沿着筋膜走形的静脉和动脉血栓化脓,破坏的筋膜内微生物增殖,最终导致皮肤血管穿孔阻塞,导致进行性皮肤缺血。随着病情的发展,皮肤缺血性坏死伴皮下脂肪、真皮层和表皮坏疽,逐渐表现为大疱形成、溃疡和皮肤坏死。

五、临床表现

ANF 的典型特点是突然发作的剧烈疼痛与皮肤病变不成比例。患者最初可表现为蜂窝织炎样症状,然后迅速进展,伴发热、皮温升高、肿胀、水肿和与体检发现不相称的疼痛。触诊受累组织通常发现捻发音和坚硬的木质样硬化。随着感染进展,全身中毒症状可变得明显,皮肤表现可能包括大疱和瘀斑伴坏死,并出现皮肤感觉的缺失,具体临床表现可见表 15-1。

表 15-1　ANF 不同阶段的临床表现

早　期	中　期	晚　期
触痛明显(痛感范围明显超出皮肤的受损区域)	形成水疱或大疱(有浆液)	形成血疱
红斑或红疹	有波动感	皮肤感觉缺失
肿胀	形成硬结	有捻发音
皮温升高		皮肤坏死,暗沉变色或坏疽

水疱或大疱的形成是重要的诊断线索,这标志着严重的皮肤缺血(中期 ANF)。水疱是由缺血坏死溶解引起的,因为流经筋膜供应皮肤的血管被细菌侵入逐渐形成血栓。水疱或大疱的形成在丹毒或蜂窝组织炎中很少见,这时应警惕该病,晚期 ANF 意味着组织坏死的开始,其特征是所谓的坏死性软组织感染的"硬征",如出血性大疱、皮肤麻木和坏疽,临床分期更有助于对疾病的深入认识。除此之外,还有全身多系统的表现,如发热、心动过速、乏力、低血压、全身器官衰竭等,淋巴管炎较为少见。常见的并发症是链球菌中毒性休克综合征。

儿童 ANF 病初受累最常见的部位是腹壁,其次是臀部和大腿、头颈部、上肢和下肢。最初的皮肤表现为硬结或蜂窝组织炎、红斑和水肿,随后出现皮肤变色和大疱。

六、诊断与鉴别诊断

如果患者有软组织感染(红斑、水肿和皮温升高)以及全身性疾病的体征(发热、血流动力学不稳定),且伴有捻发音、临床表现迅速进展和(或)剧烈疼痛(某些情况下疼痛程度与皮肤表现不相称),应怀疑为 ANF。早期识别 ANF 至关重要;病情可快速进展为广泛性破坏,从而导致全身中毒、肢体丧失和(或)死亡。早期缺乏典型的皮肤病变,很容易漏诊和误诊。尤其是仅表现为疼痛、压痛和皮温升高时,临床上与其他严重的软组织感染(如蜂窝组织炎和丹毒)难以区分。

(一) 诊断

1. 手术探查和活检

一旦怀疑 ANF,手术探查和活检是诊断的关键。手术探查是诊断 ANF 的唯一方法。没有任何一项临床实验室检测足以取代及时的手术探查。"手指测试"是在局部麻醉后向下切开 2 cm 深筋膜,然后探查浅筋膜水平,探查中可见灰色坏死筋膜,正常黏附的浅筋膜对钝性剥离缺乏抵抗力,剥离时筋膜无出血,存在恶臭的"洗碗水样"液体,这些表现均提示手指测试阳性;如果手指测试呈阳性,有经验的外科医生就可以进行正式的伤口清创。

组织标本的培养和组织学检查也是至关重要的,建议所有患者都尽可能完善。培养的同时选择适当的抗菌药物和组织学检查来证实诊断。标本的取材应超过筋膜受累的边缘(明显正常的筋膜),以确保良好的取材标本。组织学诊断标准为浅表坏死性筋膜炎改变,真皮层可见较多炎性细胞浸润,筋膜层可见动脉或静脉纤维性血栓形成,动脉壁见血管炎伴纤维性坏死改变。ANF 的组织学诊断标准能够可靠地识别早期坏死性筋膜炎病例,组织学检查很重要,特别是在手术结果对早期 ANF 不能明确的情况下,它决定了是否需要复查和重复清创。

此外,早期冷冻切片活检能够提高患者生存率,有效地检测早期坏死性筋膜炎,并可以降低死亡率,但采用冷冻切片需要熟悉软组织感染的病理学特点,活检的阴性率较高,存在一定的局限性。

2. 影像学检查

X 线、CT 或 MRI 技术显示 GAS 感染的 ANF 可表现为深层筋膜增厚、强化、积液气体在软组织平面内和周围浅筋膜,或存在皱纹;在仅有疼痛和肿胀,而没有皮肤变化的 ANF 早期阶段影像学检查是有诊断价值的。对于检测软组织中有无气体,MRI 不如 CT,另外,MRI 可能过度敏感,往往过度估计深部组织的受累程度,因此无法可靠地区分坏死性蜂窝织炎与更深部的感染。

彩色多普勒超声可以检测局限性脓肿和组织中的气体,有助于床边早期诊断 ANF,但其敏感性较低。

总之,影像学检查不具特异性,不能区分肿胀是由感染引起还是由创伤、手术或炎症导致的,因此不可替代手术探查。

3. 实验室检查

感染相关指标(全血细胞计数,电解质,红细胞沉降率和 C 反应蛋白)。ANF 实验室风险指标(The Laboratory Risk Indicator for Necrotizing Infection,LRINEC)评分是在2004 年制定的,该评分系统使用总白细胞计数、血红蛋白、钠、葡萄糖、肌酐和 C 反应蛋白来区分轻度软组织感染和 ANF。有研究显示,在儿童中 LRINEC 评分中位数仅为 3.7。评分和预测值的差异可能部分归因于 LRINEC 评分对疾病晚期阶段的特异性最大。随后的研究表明,当分数低于 6 分时,该工具的敏感性有限。详见表 15-2。

表 15-2　ANF 实验室风险评分(LRINEC 评分)

指　标	范　围	评　分
血红蛋白(g/L)	>135	0
	110~135	1
	<110	2
白细胞计数($\times 10^9$/L)	<15	0
	15~25	1
	>25	2
血清钠(mmol/L)	≤135	0
	>135	2
血肌酐(μmol/L)	≤141	0
	>141	2
血糖(mmol/L)	≤10	0
	>10	1
CRP(mg/L)	≤150	0
	>150	4

(二) 鉴别诊断

1. 蜂窝织炎

蜂窝织炎表现为皮肤红斑、水肿和皮温升高,患者可有发热,当 ANF 患者出现非特异性症状(如不明原因的发热、疼痛、水肿、红斑)时,两者很难区分,两种疾病患者皮肤都可有捻发音,但蜂窝织炎表现相对较轻,筋膜和深部肌肉不受累,一般血流动力学较稳定,无剧烈压痛,血清 CK 或 AST 浓度升高提示累及肌肉或筋膜的深部感染,而非蜂窝织炎。

2. 坏疽性脓皮病

坏疽性脓皮病可能难以与 ANF 鉴别。该病通常进展较缓慢,手术探查时筋膜平面阻力正常,对免疫抑制治疗反应良好,抗菌药物治疗通常无效,手术清创可导致病变扩散。

3. 深静脉血栓形成

深静脉血栓形成(deep venous thrombosis,DVT)以肢体肿胀、疼痛和皮温升高为特征,其疼痛不像 ANF 中那样剧烈。影像学检查可以鉴别。

4. 附睾炎、睾丸炎、睾丸扭转

临床均可表现为起病急、睾丸持续性剧痛等,可通过超声检查相互鉴别。

5. 其他病原体所致 ANF

如产气荚膜梭状杆菌、创伤弧菌、MRSA 及需氧与厌氧的混合感染气性坏疽等,主要通过将坏死组织的分泌物进行细菌学培养来鉴别。

七、治疗

治疗包括早期积极的手术探查和坏死组织清创,并联合经验性广谱抗菌药物治疗和血流动力学支持。

(一) 手术清创

早期手术清创是主要的治疗方法,手术越早,效果越好。初步研究表明,与延迟手术的患者相比,入院后 24 h 内接受手术的患者的生存率显著提高。尽早手术干预(例如＜6 h),生存率也会进一步提高。

ANF 是一种外科急症。当怀疑坏死性筋膜炎时,需要立即进行手术探查,并且几乎总是需要清创或筋膜切开术,当检查发现捻发音或有迅速进展的临床表现时,影像学检查的同时不应延误外科干预。手术需要对所有坏死组织进行广泛的清创。在某些情况下,复查手术也可能是必需的。早期手术可能有助于减少组织损失,并减少坏疽肢体截肢的概率。在广泛的清创中,伤口需要保持开放性,并用湿纱布包扎,需要每天换药。

手术治疗的目标是积极清除所有坏死组织直至达到健康活(出血)组织,检查筋膜和清创每 1～2 日 1 次,直至不再有坏死组织,对于四肢的重度坏死性感染,可能需要截肢以控制感染。

(二) 药物治疗

1. 抗菌药物

具体的药敏结果出来前经验性抗菌治疗应覆盖 GAS 和金黄色葡萄球菌,一旦确定 GAS 感染,静脉注射青霉素 G 联合克林霉素治疗是首选的药物方案,小鼠链球菌肌炎模型表明,克林霉素在严重侵袭性感染中比青霉素更有效地根除 GAS,克林霉素是一种蛋白质合成抑制剂,可以限制重要的 GAS 毒性因子如 M 蛋白或超级抗原的产生。青霉素和克林霉素联合治疗应持续至患者的临床和血流动力学稳定至少 48～72 h,之后可采用青霉素单药治疗。当疑诊急性坏死性筋膜炎时,抗菌药物从最后一次外科清创培养结果阳性算起,治疗至少持续 14 天。

青霉素 G:20 万～40 万 U/(kg・d),静脉滴注,每 4 h～6 h 一次,最大剂量 2 400 万 U/d;克林霉素:40 mg/(kg・d),每 6 h 一次或每 8 h 一次,静脉滴注,最大剂量 2.7 g/d 联合使用;对于 GAS 和金黄色葡萄球菌产毒素菌株,克林霉素有抗毒素等作用。对于耐克林霉素的 GAS 患者,可使用利奈唑胺(≥12 岁儿童:600 mg,静脉给药,每 12 h 一次;<12 岁儿童:10 mg/kg,静脉给药,每 8 h 一次,最大剂量为每次 600 mg)。

2. 免疫球蛋白(IVIG)

少数研究指出静脉注射免疫球蛋白能够降低死亡率。但不同的 IVIG 制剂之间中和抗体的水平差异很大,仍需进一步研究。

3. 支持治疗等其他辅助措施

高压氧(hyperbaric oxygen,HBO)可以作为清创手术后的辅助治疗,但效果仍有争议。血流动力学不稳定的患者需要补液及血管加压药等积极对症支持治疗。积极的液体以及营养支持等在术后也是至关重要的。

八、预防

1. 暴露后预防

GAS 的传染性很强,侵袭性 GAS 感染患者的密切接触者出现致病株定植的可能性较高,虽接触后的发病率极低,但侵袭性 GAS 感染患者的家庭接触者发生侵袭性 GAS 疾病的风险为一般人群的 200～2 000 倍。尚不确定在暴露后预防侵袭性 GAS 感染的最佳方法,但预防治疗的目的是清除无症状定植,降低继发感染的可能性。暴露后预防对于降低继发性 GAS 感染风险的作用并不明确。应根据暴露程度以及接触者的免疫状态决定是否应用预防疗法。显著暴露者包括亲密的家庭成员、与感染者亲吻或同睡一张床者,以及每天与感染者相处很长时间的照顾者。对于有免疫抑制、妊娠、最近接受过手术或有开放性伤口的接触者,建议进行预防治疗。无论密切接触者是否接受暴露后预防,都须告知其侵袭性 GAS 感染的体征和症状,并嘱其在指示病例诊断后 30 天内一旦出现相关临床表现应立即就医。暴露后预防的支持证据有限,因坏死性 GAS 感染本来就相对少见,且未进行相关前瞻性随机试验。鉴于该感染的严重后果,可积极进行暴露后预防。

预防治疗方案:

青霉素儿童用量:每次 25 mg/kg,每日 4 次,持续口服 10 天,最大剂量为每次 250 mg。对于 β-内酰胺类药物过敏者,可用克林霉素或阿奇霉素替代治疗,在选择替代抗菌药物前,应确认病患部位的分离株对所选药物的敏感性。

克林霉素儿童用量：25～30 mg/(kg·d)，口服，最大剂量为 900 mg/d。

阿奇霉素儿童用量：10 mg/(kg·d)，每日 1 次，持续口服 5 天，最大剂量为 500 mg/d。

2. 感染控制

除了标准预防措施外，侵袭性 GAS 感染累及软组织时还需进行飞沫防护和接触防护，患者存在链球菌中毒性休克或链球菌肺炎时也需进行飞沫防护。抗菌药物治疗 24 h 后可停止飞沫防护和接触防护。

医疗保健机构发生 GAS 感染暴发时，应坚持采取感染控制措施（尤其是洗手），以及仔细护理伤口。如果 6 个月内发生 1 例以上侵袭性 GAS 感染病例，则需进行流行病学诊断性检查，包括对来自流行病学相关医护人员的样本进行培养。

虽然这些感染在儿童中很少见，但必须认识到它们的致命性和早期感染迹象。所有 ANF 患儿都应进行早期手术清创，以防止延误治疗。儿童 ANF 相关的死亡率和发病率可以通过临床早期识别、早期诊断、充分的手术清创、强化支持护理和早期伤口表面修复而降低。

（卢清华　撰写，郑跃杰　审阅）

参考文献

[1] Wilson, B., Necrotizing fasciitis[J]. Am Surg, 1952, 18(4): 416 - 431.

[2] HK, C., Seo GH, Han E. The incidence and seasonal variation of necrotizing fasciitis in Korea: a nationwide cross-sectional study. Clin Microbiol Infect. 2020. https://doi.org/10.1016/j.cmi.2020.01.002.2020.

[3] Lamagni, T. L., J. Darenberg, B. Luca-Harari, et al., Epidemiology of severe *Streptococcus pyogenes* disease in Europe[J]. J Clin Microbiol, 2008, 46(7): 2359 - 2367. DOI: 10.1128/JCM.00422 - 08.

[4] Steer, A. C., T. Lamagni, N. Curtis, et al., Invasive group A streptococcal disease: epidemiology, pathogenesis and management[J]. Drugs, 2012, 72(9): 1213 - 1227. DOI: 10.2165/11634180 - 000000000 - 00000.

[5] Pasternack MS, Swartz MN. Cellulitis, necrotizing fasciitis, and subcutaneous tissue infections. In Mandell GL, Bennett JE, Dolin R, editors. Mandell, Douglas, and Bennett's Principles and Practice of Infectious Diseases. Philadelphia (PA): Churchill Livingstone Elsevier; 2015: 1: 1195 - 1216. 2015.

[6] Lin, J. N., L. L. Chang, C. H. Lai, et al., Group A streptococcal necrotizing fasciitis in the emergency department[J]. J Emerg Med, 2013, 45(5): 781 - 788. DOI: 10.1016/j.jemermed.2013.05.046.

[7] Jay Lodhia, D. C. E. N., Necrotizing fasciitis in a 5-week-old infant: An unusual presentation. 2021.

[8] Wong, C. H. and S. H. Tan, Subacute necrotising fasciitis[J]. Lancet, 2004, 364(9442): 1376.

DOI：10.1016/S0140-6736(04)17197-3.

［9］ Olsen，R. J. and J. M. Musser，Molecular pathogenesis of necrotizing fasciitis［J］．Annu Rev Pathol，2010，5：1-31．DOI：10.1146/annurev-pathol-121808-102135.

［10］ Hamilton，S. M.，C. R. Bayer，D. L. Stevens，et al.，Muscle injury，vimentin expression，and nonsteroidal anti-inflammatory drugs predispose to cryptic group A streptococcal necrotizing infection［J］．J Infect Dis，2008，198(11)：1692-8．DOI：10.1086/593016.

［11］ Walker，M. J.，T. C. Barnett，J. D. McArthur，et al.，Disease manifestations and pathogenic mechanisms of Group A *Streptococcus*［J］．Clin Microbiol Rev，2014，27(2)：264-301．DOI：10.1128/CMR.00101-13.

［12］ Prevention.，C. f. D. C. a.，Group A streptococcal disease/necrotizing fasciitis. https://www.cdc.gov/groupastrep/diseases-public/necrotizing-fasciitis.html#cause．2019.

［13］ Wong，C. H. and Y. S. Wang，The diagnosis of necrotizing fasciitis［J］．Curr Opin Infect Dis，2005，18(2)：101-106．DOI：10.1097/01.qco.0000160896.74492.ea.

［14］ Bingol-Kologlu，M.，R. V. Yildiz，B. Alper，et al.，Necrotizing fasciitis in children：diagnostic and therapeutic aspects［J］．J Pediatr Surg，2007，42(11)：1892-1897．DOI：10.1016/j.jpedsurg.2007.07.018.

［15］ Wong，C. H.，L. W. Khin，K. S. Heng，et al.，The LRINEC (Laboratory Risk Indicator for Necrotizing Fasciitis) score：a tool for distinguishing necrotizing fasciitis from other soft tissue infections［J］．Crit Care Med，2004，32(7)：1535-1541．DOI：10.1097/01.ccm.0000129486.35458.7d.

［16］ Putnam，L. R.，M. K. Richards，B. K. Sandvall，et al.，Laboratory evaluation for pediatric patients with suspected necrotizing soft tissue infections：A case-control study［J］．J Pediatr Surg，2016，51(6)：1022-1025．DOI：10.1016/j.jpedsurg.2016.02.076.

［17］ Fernando，S. M.，A. Tran，W. Cheng，et al.，Necrotizing Soft Tissue Infection：Diagnostic Accuracy of Physical Examination，Imaging，and LRINEC Score：A Systematic Review and Meta-Analysis［J］．Ann Surg，2019，269(1)：58-65．DOI：10.1097/SLA.0000000000002774.

［18］ Karimi，K.，A. Odhav，R. Kollipara，et al.，Acute Cutaneous Necrosis：A Guide to Early Diagnosis and Treatment［J］．J Cutan Med Surg，2017，21(5)：425-437．DOI：10.1177/1203475417708164.

［19］ Hadeed GJ，Smith J，O'Keeffe T，et al. Early surgical intervention and its impact on patients presenting with necrotizing soft tissue infections：a single academic center experience［J］．J Emerg Trauma Shock，2016，9(1)：22-27.

［20］ Young，M. H.，N. C. Engleberg，Z. D. Mulla，et al.，Therapies for necrotising fasciitis［J］．Expert Opin Biol Ther，2006，6(2)：155-65．DOI：10.1517/14712598.6.2.155.

［21］ Lamagni，T. L.，I. Oliverand J. M. Stuart，Global assessment of invasive group a streptococcus infection risk in household contacts［J］．Clin Infect Dis，2015，60(1)：166-167．DOI：10.1093/cid/ciu752.

［22］ Moore，D. L.，U. D. Allenand T. Mailman，Invasive group A streptococcal disease：Management and chemoprophylaxis［J］．Paediatr Child Health，2019，24(2)：128-129．DOI：10.1093/pch/pxz039.

第十六章

风湿热和风湿性心脏病

第一节 风 湿 热

一、概述

风湿热（acute rheumatic fever，ARF）是继发于 A 族链球菌（group A *streptococcus*，GAS）咽部感染或皮肤感染后的一种非化脓性自身免疫性结缔组织性疾病，可累积心脏、关节、神经系统、皮肤和皮下组织。风湿性心脏病（rheumatic heart disease，RHD）是风湿热严重或反复发作后遗留的以持续性瓣膜损伤为特点的心脏病，是全球儿童及青少年最常见的获得性心脏疾病，通常累积二尖瓣和主动脉瓣，可导致心力衰竭、栓塞、心内膜炎和心房颤动等症状。

二、流行病学

ARF 好发于学龄期儿童（特别是 5～14 岁的儿童），无明显性别差异。20 世纪以来世界各国 ARF 的严重性和死亡率已明显下降，尤其是发达国家，这得益于生活和卫生条件的改善以及抗菌药物的使用增加。不同国家，ARF 的发病率变化很大，其中非洲、太平洋、拉丁美洲、中东、亚洲发病率较高。中东、亚洲、东欧和澳大利亚的发病率［每年（7.5～194）/10 万］高于美国（每年 0.61/10 万）。2000—2009 年间在意大利中部地区（Abruzzo）0～18 岁儿童 ARF 总发病率为 4.1/10 万［范围（2.26～5.58）/10 万］。2009—2018 年 Monza-Brianza 的儿童 ARF 发病率为 5.7/10 万［范围（2.8～8.3）/10 万］。2010—2019 年，维多利亚州 5～14 岁人群 ARF 的年平均发病率为 0.77/10 万。以色列是世界上人口密度最大的国家之一，风湿热的年发病率为 7.5/10 万。我国 1992—1995 年 ARF 的发病率为 20.05/10 万，近些年我国 ARF 的发病率虽有所减少，但与发达国家比较仍有差距，该病在农村地区仍保持较高的发病率。

三、发病机制

ARF 的发病机制目前尚未完全明确，但可以肯定的是 GAS 是 ARF 的重要致病因子。GAS 又称化脓性脓链球菌，是一种革兰阳性菌，人类普遍易感，奥地利外科医生西奥·博比罗斯（Theo Borbillroth）首次描述了链球菌。1933 年，兰斯菲尔德根据表面抗原的差异将链球菌分为不同的族（或组），并以 A～X 命名族。其中最先发现的是 GAS，又称为化脓性链球菌，其大多数菌株为 β 溶血（完全溶血），故有时又称其为 A 族 β 溶血性链球菌（group A beta-hemolytic *streptococcus*，GABHS），每年在全球造成超过 50 万人死亡。GAS 感染后通常会引发轻微症状，如咽炎、脓疱病和发热。然而，反复感染或长期感染可能会危及生命，如坏死性筋膜炎、链球菌感染中毒性休克综合征和免疫后介导的疾病，如链球菌后肾小球肾炎、风湿热和风湿性心脏病等，这些疾病导致死亡率非常高。现认为，GAS 导致 ARF 发病与以下 3 个因素的相互作用有关。

（一）GAS 的抗原性

GAS 与人体有交叉免疫关系的成分包括荚膜、透明质酸、细胞壁 M 蛋白及其有关蛋白、N-乙酰氨基葡萄糖、原生质膜蛋白、类脂葡萄糖。其荚膜、透明质酸与人体关节、滑膜有共同抗原；其细胞壁外层蛋白质中 M 蛋白和 M 相关蛋白、中层多糖中 N-乙酰葡萄糖胺和鼠李糖等均与人体心肌和瓣膜有共同抗原；其细胞膜的脂蛋白与人体心肌肌膜和丘脑下核、尾状核之间有共同抗原。

（二）易感组织器官的免疫反应特性

链球菌感染人体后所产生的抗体能与心脏等部位的结缔组织发生交叉反应，导致风湿性心脏病及其他自身免疫性疾病。此过程，有细胞免疫、体液免疫及补体系统的参与，可引起Ⅲ型（免疫复合物型）、Ⅳ型（迟发型）超敏反应。"M 蛋白"是 GAS 的一种表面抗原，既能抑制免疫细胞的吞噬作用，又是细胞分型的基础，是关键的毒力决定因素，是一种典型的超抗原，也是宿主吞噬细胞的主要靶标。超抗原具有强大的刺激 T、B 细胞活化的能力，可与 T 细胞抗原识别受体、B 细胞抗原识别受体的抗原结合凹槽外的部位结合，非特异性刺激 T、B 细胞克隆增殖。其分子模拟机制可分 2 步：① GAS 感染后，先引起 T 细胞浸润，T 细胞通过其双信号识别菌体抗原，进而引起 T 细胞活化、增殖，分泌多种细胞因子，产生生物学效应；② 活化 T 细胞辅助 B 细胞活化，或者 B 细胞直接识别荚膜抗原而活化，增殖分化为浆细胞，产生抗体，因存在交叉性抗原，可针对自身成分发生免疫反应，引起组织器官的损害。基于"M 蛋白"抗原，可将 GAS 分为多种血清型，但鉴定血清型复杂，至今已发现 M 蛋白抗体有 100 余种型别，但只有 M1、M3、M5、M6、M19、M24 等血清型可引起风湿热。现在多采用编码"M 蛋白"的 *emm* 基因序列进行分型，已鉴别出超过 200 种分型，理论上可用于识别和预测表型特异性毒力。GAS 细胞壁外层有 M、T

和 R 蛋白,其中 M 蛋白与人体心肌、心脏瓣膜及脑组织等存在交叉抗原,当 GAS 侵入易感人群咽喉部,可诱发机体发生交叉免疫反应,从而导致心肌、心脏瓣膜等免疫病理损伤。M 蛋白和 N-乙酰氨基葡萄糖的 α 螺旋蛋白结构与人心肌的肌球蛋白和层粘连蛋白具有相同表位,诱导抗体对人体心脏组织等产生交叉反应,产生体液免疫介导损伤。CD_4 T 淋巴细胞介导的免疫损伤更加慢性和持久,大量 T 淋巴细胞在募集效应下黏附于心内膜,浸润至瓣膜内,导致肉芽肿性炎症和风湿小体形成。其主要侵犯心脏瓣膜和附属结构,导致瓣环扩张、腱索延长、瓣叶脱垂和病理性反流,甚至短时间内出现严重瓣膜病变,引致急性心力衰竭。

(三)宿主的免疫遗传易感性

即使是严重链球菌感染,也只有 1‰～3‰ 的患者出现 ARF,这就强烈提示宿主的遗传易感性在 ARF 发病机制中起一定作用。在一个家庭中其遗传易感性表现得更为明显,ARF 患者家庭中其发病率较无 ARF 史的家庭为高。并且不同的人种,ARF 的患病率有所不同,组织相容性复合体可能起重要作用。美国白人、黑人和印第安人的 ARF 遗传易感性分别与人白细胞抗原 DR4、DR2 和 DR3 有关。针对疾病相关免疫应答抗原所做的进一步研究发现,人白细胞抗原 B35、DR2、DR4 和淋巴细胞表面标记 D8/17＋ 等与发病有关。研究发现在风湿热患者中人类白细胞抗原(HLA)-B27 阳性率达 42.85%,HLA DRB1×14 基因多态性与风湿热密切相关。研究发现人白细胞抗原 DRB1＊07 等位基因可能是风湿性心脏病和再发性链球菌性咽炎的遗传易感基因,而人白细胞抗原 DRB1＊11 等位基因则是抗风湿性心脏病的保护因素。

四、病理表现

大致可分为三期。

(一)渗出变性期

胶原纤维的基质发生黏液性变,继而出现纤维素样变性或坏死。变性病灶周围有数量不等的 T 淋巴细胞、巨噬细胞、B 淋巴细胞、肥大细胞等炎性反应浸润。由于吞噬细胞生成氧自由基,对心脏的病变起作用。这种早期渗出物和炎性变性为风湿热的早期表现,抗感染治疗有效,共持续 2～3 周。

(二)增生期

结缔组织增生形成炎性肉芽肿,此为特征性的风湿小体,又称 Aschoff 小体,此种病变可能对抗感染药物无效。心肌中的 Aschoff 小体为卵圆形或梭形,为巨大具多核的细胞在嗜碱细胞质中围血管积聚,其体积大,胞质丰富,核大,染色质密集在核的中央,粗大而深染,周围的核质透亮,故有"猫头鹰眼"之喻。

(三)纤维瘢痕期

后期小体中央的变性物质渐被吸收,渗出的炎性细胞逐渐减少,Aschoff 细胞则转变梭状的纤维细胞,细胞之间出现胶原纤维,最后形成纤维瘢痕小灶,或完全消散。心肌炎的病变除 Aschoff 小体外,尚有间质炎变及心肌细胞破坏。间质性心肌炎为心力衰竭的主要原因,这种心肌炎病变主要在 Aschoff 小体邻近及血管周围,心肌的肌纹消失及脂肪变性,和心肌细胞的空泡形成,有的部位细胞溶解及完全无心肌纤维,心内膜炎累及二尖瓣及主动脉瓣,三尖瓣和肺动脉瓣病变很少。急性期瓣叶水肿,沿弥合缘距游离瓣 2～3 mm 的内膜面明显受损,伴有血小板血栓形成的赘生物;在炎症恢复时,瓣叶纤维化及挛缩,腱索及瓣环亦有同样病变。二尖瓣在关闭时承受的压力最大(左心室收缩压),瓣缘闭锁线磨损最多,所以病变以二尖瓣最为严重,其瓣叶水肿增厚,左心室扩大使乳头肌腱索不能对位等均可使二尖瓣关闭不全,日后,瓣叶间的粘连引起狭窄。主动脉瓣承受主动脉的舒张压,病变亦较多。至于传导系统,P-R 间期延长在房室结和房室束找不到特殊病变,房室传导阻滞的暂时性及可逆性提示此为功能性病变。心外的病理改变急性期关节及关节周围有炎变,肿胀及水肿,关节腔内有浆性渗出液;关节炎愈后并无后遗,因关节无侵蚀病变及滑膜翳(pannus)形成。皮下结节的病变与 Aschoff 小体相似,但不久愈合不留后遗症,其中央有纤维素样坏死,环绕着组织细胞、成纤维细胞及淋巴细胞。舞蹈病因无死亡,故难知其病变;急性暴发性心脏炎死后不论有无舞蹈病,脑部都有血管周围的病变。

五、临床表现

(一) 前驱症状

在典型症状出现前 1～6 周。常有咽喉炎或扁桃体炎等上呼吸道链球菌感染表现,如发热、咽痛、颌下淋巴结肿大、咳嗽等症状。50%～70% 的患者有不规则发热,轻、中度发热较常见,亦可有高热。脉率加快,大量出汗,往往与体温不成比例。但发热无诊断特异性,并且临床超过半数患者因前驱症状轻微或短暂而未能主诉此现病史。

(二) 典型表现

风湿热有 5 个主要表现:游走性多发性关节炎、心脏炎、皮下结节、环形红斑、舞蹈病。这些表现可以单独出现或合并出现,并可产生许多临床亚型。皮肤和皮下组织的表现不常见,通常只发生在已有关节炎、舞蹈病或心脏炎的患者中。

1. 关节炎

关节炎是最常见的临床表现,呈游走性、多发性关节炎。以膝、踝、肘、腕、肩等大关节受累为主,局部可有红、肿、灼热、疼痛和压痛,有时有渗出,但无化脓。关节疼痛很少持续1 个月以上,通常在 2 周内消退。关节炎发作之后无变形遗留,但常反复发作,可继气候变冷或阴雨而出现或加重,水杨酸制剂对缓解关节症状疗效颇佳。轻症及不典型病例可呈单关节或寡关节、少关节受累,或累及一些不常见的关节如髋关节、指关节、下颌关节、胸锁关节、胸肋间关节,后者常被误认为心脏炎症状。

2. 心脏炎

心脏炎为风湿热最重要病变,初次发病 40%～50%有心脏炎,大约 50%心脏受累的成年患者,其心脏损害在更晚时才被发现。暴发型者心功能很快减退甚至死亡。普通型者起病隐匿,多无明显症状,或因关节炎或舞蹈病时检查方发现。有的患者有运动后心悸、气短、心前区不适。心脏炎日后遗留的瓣膜病轻重,取决于初发的严重程度及有无预防链球菌感染的严格措施,如初发时无心脏炎,后有严格预防,心脏可免于受累。心脏炎包括心肌炎、心内膜炎(瓣膜炎)及心包炎,检查时如发现器质性杂音、心包摩擦音或心包渗液及心脏增大,甚至有心力衰竭的表现,风湿热侵及心脏已确凿无疑。

(1) 心肌炎

往往与瓣膜炎同发,如有心肌炎而无瓣膜炎(杂音),则诊断风湿性应予审慎。心肌炎可表现为:① 心脏逐步扩大,尤以左心室、左心房明显。② 与发热不相称的心动过速,睡眠时心率亦快。③ 充血性心力衰竭为心肌炎的重要表现,风湿热初发 5%～10%有心力衰竭,日后如有复发,心力衰竭将逐步加重。左心室、左心房的扩大除因心肌炎外,更重要的原因为二尖瓣发生关闭不全而有反流。

(2) 心内膜炎

主要表现为瓣膜炎。二尖瓣为风湿性心脏病最为常见的炎变部位,较主动脉瓣多约3 倍,其征象为:① 收缩期反流性杂音:位于心尖部,因心脏开始收缩时即有反流,所以与第一心音融合,占全收缩期。瓣口反流射向左后上,所以杂音向腋下传导。② 心尖部有舒张中期杂音:此为因反流使向左室充盈量大增和瓣叶水肿增厚而使瓣口狭窄所致。杂音由第三心音开始,低音调,有称此为 Carey-Coombs 杂音。风湿活动缓解后此杂音可消失,如持久不消,反映有永久性病变;如日久瓣叶间粘连,产生二尖瓣狭窄的舒张期杂音。主动脉瓣病变可单独存在,但多同有二尖瓣炎伴发,其征象为在心底部有舒张早期杂音,为柔软、高音调渐减的紧跟第二心音的杂音,风湿热早期即可出现,舒张时因主动脉瓣不能弥合紧闭,有血流返回左心室腔,所以主动脉的舒张压很低,脉压很宽。早期的二尖瓣和主动脉瓣杂音日后可能消失,但病变重者可发展为慢性的反流或狭窄,或两者兼有。反流杂音发病不久即出现;狭窄为瓣叶间的粘连,需一些时间方明显。

(3) 心包炎

有心脏炎者 5%～10%有心包炎,心包摩擦音为特征表现,在整个心前区或局限一处;心电图典型的 S-T 抬高并不多见,超声可探查心包积液。心包炎患者往往伴有瓣膜炎。

3. 环形红斑

出现率为 6%～25%,皮疹为淡红色环状红斑。中央苍白,时隐时现。骤起,数小时或 1～2 天消退,分布在四肢近端和躯干。环形红斑常在链球菌感染之后较晚才出现。

4. 皮下结节

为稍硬、无痛性小结节,位于关节伸侧的皮下组织,尤其肘、膝、腕、枕或胸腰椎棘突处,与皮肤无粘连,表面皮肤无红肿炎症改变,常与心脏炎同时出现,是风湿活动的表现之一,发生率为 2%～16%。

5. 舞蹈病

常发生于 4～7 岁儿童,为一种无目的、不自主的躯干或肢体动作,面部可表现为挤眉眨眼、摇头转颈、努嘴伸舌,肢体表现为伸直和屈曲、内收和外展、旋前和旋后等无节律的交替动作,激动兴奋时加重,睡眠时消失,情绪常不稳定,需与风湿热神经系统的舞蹈症相鉴别。国内报道发生率 3% 左右,国外有报道高达 30%。

6. 风湿热其他症状

部分 ARF 患者有进行性疲倦、乏力、多汗、鼻出血、瘀斑、腹痛,临床上不少见。腹痛可能为风湿性血管炎所致。肾脏受损时表现为红细胞尿、蛋白尿。近年许多患者仅有关节痛,可以不伴有关节活动受限,有学者发现有典型关节炎的 ARF 患者较少累及心脏,而仅有关节痛者常有心脏受累的表现。

六、辅助检查

(一) 链球菌感染证据

急性 RF 患者若没有应用抗菌药物,咽拭子培养阳性率可达 70% 以上,但是若进行了抗菌治疗,咽拭子培养常为阴性;血清抗链球菌溶血素"O"(antistreptolysin, ASO)阳性率 50%,抗 DNA 酶-B 阳性率 50% 左右,两者联合阳性率可达 90%。非典型病例还可进行血清抗链球菌激酶、抗透明质酸酶、抗 GAS 菌壁多糖抗体和抗核苷酶试验,以提高 GAS 感染的诊断敏感度与特异度。

(二) 急性炎症指标

ARF 患者 50% 左右白细胞计数增高,中性粒细胞分类计数增加,常有轻度的正细胞正色素性贫血。急性期 80% 的 RF 患者有红细胞沉降率(ESR)增快、血清 C 反应蛋白(CRP)和黏蛋白水平显著升高。

(三) 免疫性检查

急性期血清 IgG、IgM、IgA 常高于正常,60% 以上血清可测出循环免疫复合物,部分患者血清肿瘤坏死因子-α、白细胞介素(IL-2、IL-12、IL-1β)等细胞因子水平在活动期显著升高,治疗后下降;抗心肌抗体在 ARF 活动期呈持续阳性,可作为 RHD 炎症活动的标志,抗心磷脂抗体与心脏瓣膜内皮细胞活化及瓣膜损伤有关。

(四) 心电图检查

有助于发现窦性心动过速、P-R 间期延长和各种心律失常。联合动态心电图可提高 ARF/RHD 患儿心电图异常检出率,对提高心电图诊断风湿性心脏炎的敏感性很有帮助。

（五）心脏超声

能发现早期、轻症心脏炎、亚临床型心脏炎、瓣膜病变、轻度心包积液。对于高风险 RHD 患儿早期心脏异常表现以及瓣膜病变进展起着重要的预测和评估作用,对于边缘性 RHD 随访筛查至关重要。

（六）心肌核素检查

可显示轻症及亚临床型心肌炎。

（七）其他

肌钙蛋白、肌酸肌酶同工酶、α-羟丁酸脱氢酶水平异常升高对 ARF/RHD 诊断有一定价值,尤其是肌钙蛋白对心肌受损具有较高的灵敏度,是心肌微小损伤的急性期标志,对提高风湿性心脏炎诊断的准确率有一定意义。

七、诊断与鉴别诊断

（一）诊断

ARF 临床表现复杂多样,迄今尚无诊断的金标准。目前,临床上常用的是美国心脏协会 1992 年修订的 Jones 标准(表 16-1),如果患者具备 2 项主要表现,或具备 1 项主要表现和 2 项次要表现,同时有链球菌感染证据:即 GAS 咽培养阳性或快速链球菌抗原试验阳性、链球菌抗体效价升高(表 16-2),高度提示可能为 ARF。此标准主要是针对 ARF,对以下 3 种情况可不必严格遵循诊断标准:舞蹈病者;隐匿或缓慢出现的心脏炎;有 RF 病史或现患 RHD,当再感染 GAS 时,有 RF 复发高度危险者。

表 16-1　1992 Jones 诊断标准

主　要　表　现	次　要　表　现	链球菌感染证据
1. 心脏炎	1. 临床表现	1. 咽培养溶血性链球菌阳性
（1）杂音	（1）既往风湿热病史	2. ASO 或风湿热抗链球菌抗体增高
（2）心脏增大	（2）关节痛[a]	3. 快速链球菌抗原试验阳性
（3）心包炎	（3）发热	
（4）充血性心力衰竭	2. 实验室检查	
2. 多发性关节炎	（1）ESR 增快,CRP 阳性,白细胞	
3. 舞蹈病	增多,贫血	
4. 环形红斑	（2）心电图[b]:P-R 间期延长(具体	
5. 皮下结节	见表 16-3),Q-T 间期延长	

注:[a]如关节炎已作为主要表现,则关节痛不能作为 1 项次要表现,[b]如心脏炎已列为主要表现则心电图不能作为 1 项次要表现。

表 16 - 2 儿童和成人血清链球菌抗体滴度建议正常上限(ULN)

年龄(岁)	ASO 滴度 ULN (U/mL)	抗 DNA 酶 B 滴度
1～4	170	366
5～14	276	499
15～24	238	473
25～34	177	390
≥35	127	265

表 16 - 3 PR 间期正常值上限

年龄(岁)	秒(s)
3～11	0.16
12～16	0.18
≥17	0.20

2002 年世界卫生组织修订了 Jones 标准,对风湿热进行分类地提出诊断标准,做出以下改变:提出了 GAS 感染前驱期为 45 天的范围;增加了猩红热作为 GAS 感染证据之一。

2015 年美国心脏病协会再次修订 Jones 标准(表 16 - 4),新标准提出 2 套方案,分为高/低风险人群,避免过度诊断低风险人群、漏诊高风险人群。该分类标准中将学龄期儿童(5～14 岁)ARF 年发病率≤2/10 万或 RHD 综合患病率≤0.1%定义为低风险人群儿童;不能明确是否来自低风险人群,则定义为中/高风险人群。

表 16 - 4 2015 Jones 诊断标准

	中/高风险人群[a]	低风险人群[b]
初发 ARF	2 项主要表现+发病前 GAS 感染证据[d] 或 1 项主要表现+2 项次要表现+发病前 GAS 感染证据	
对以往确诊为 ARF 或 RHD 患者,复发 ARF[c]	2 项主要表现+发病前 GAS 感染证据 或 1 项主要表现+2 项次要表现+发病前 GAS 感染证据 或 3 项次要表现+发病前 GAS 感染证据	
主要表现	1. 心脏炎(包括超声心动图上风湿性瓣膜炎的亚临床证据) 2. 关节炎(单发或多发关节炎/多发关节痛[e]) 3. 舞蹈病 4. 环形红斑 5. 皮下小结	1. 心脏炎(包括超声心动图上风湿性瓣膜炎的亚临床证据) 2. 关节炎(必须为多发) 3. 舞蹈病 4. 环形红斑 5. 皮下小结

	中/高风险人群*	低风险人群*
次要表现	1. 发热(≥38.0℃) 2. 关节痛(单发) 3. ESR≥30 mm/h 或 CRP≥ 　30 mg/L 4. PR 间期延长	1. 发热(≥38.5℃) 2. 关节痛(多发) 3. ESR≥60 mm/h 或 CRP≥ 　30 mg/L 4. PR 间期延长

注：中/高风险人群列为主要表现的多关节痛应排除其他原因所致，CRP 数值应大于实验室上限，红细胞沉降率在病程中不断改变，应取峰值；PR 间期延长均除外年龄的影响，除外心脏炎作为主要标准时。° 指此次症状出现距离上次间隔至少 90 天。ᵈ 指 ASO 升高或其他链球菌抗体升高，或咽拭子培养阳性或快速抗原或核酸试验阳性。° 关节表现不能同时列为主要表现和次要表现。

（二）鉴别诊断

1. 与风湿性关节炎的鉴别

（1）幼年特发性关节炎

常侵犯指(趾)小关节，关节炎无游走性特点。反复发作后遗留关节畸形，X 线骨关节摄片可见关节面破坏、关节间隙变窄和邻近骨骼骨质疏松。

（2）急性化脓性关节炎

多为全身脓毒血症的局部表现，中毒症状重，好累及大关节，血培养阳性，常为金黄色葡萄球菌感染。

（3）急性白血病

除发热、骨关节疼痛外，多数伴有贫血、出血倾向，肝、脾及淋巴结肿大。周围血片可见幼稚白细胞，骨髓检查可予鉴别。

（4）生长痛

疼痛多发生于下肢，夜间或入睡尤甚，喜按摩，局部无红肿。

2. 与风湿性心脏炎的鉴别诊断

（1）感染性心内膜炎

先天性心脏病或风湿性心脏病合并感染性心内膜炎时，易与风湿性心脏病伴风湿活动相混淆，贫血、脾大、皮肤瘀斑或其他栓塞症状有助诊断，血培养可获阳性结果，超声心动图可看到心瓣膜或心内膜有赘生物。

（2）病毒性心肌炎

单纯风湿性心肌炎病例与病毒性心肌炎难以区别。一般而言，病毒性心肌炎杂音不明显，较少发生心内膜炎，较多出现过早搏动等心律失常，实验室检查可发现病毒感染证据。

八、治疗

ARF 的治疗原则包括 4 个方面：去除病因，清除链球菌感染灶；抗风湿治疗；控制临床症状，个体化治疗，改善预后。

（一）休息

急性期是治疗的关键时期，强调卧床休息，避免劳累。休息时间长短取决于心脏炎严重程度、风湿活动程度和治疗的反应。无心脏炎：卧床休息 2 周，随后 2 周在服阿司匹林同时，逐渐增加活动；有心脏炎不伴心脏扩大者：卧床休息 4 周，4 周后逐渐增加活动；心脏炎伴心脏扩大：卧床休息 6 周，6 周后逐渐增加活动；心脏炎伴心功能不全者：卧床休息至心衰控制为止，3 个月后逐渐增加活动，在避免剧烈运动的前提下逐渐恢复学校的活动。休息可减轻心脏的负担，对已有病变的心脏，亦可间接减轻瓣膜劳损。饮食要易于消化而富有营养，如有心力衰竭，应给予无盐或低盐饮食，并要少量多餐，以减轻心脏负担。

（二）清除链球菌感染

抗菌药物治疗不能控制疾病的进程，但可以防止 ARF 患者因 GAS 感染而致病情加重和再次复发。ARF 患者不论有无明显的咽炎或扁桃体炎，咽拭子培养阳性还是阴性，确诊 ARF 后均应按 GAS 感染治疗，目的是清除咽部 GAS，减轻超免疫状况和发作的严重程度。因大多数 GAS 菌株对青霉素敏感，因此青霉素常为首选抗菌药物，可采用肌内注射、静脉注射或口服给药，疗程 10～14 天，根据病情可适当延长治疗时间。普通青霉素 40～60 万 U，每日 2 次，连续肌内注射 10 天。或肌内注射长效青霉素（苄星青霉素）：每 3 周 1 次，体重＜10 kg；注射 45 万 U；体重 10～20 kg，注射 60 万 U；体重＞20 kg，注射 120 万 U。也可选择口服青霉素 V 125～250 mg，每日 4 次，连服 10 天。也可选择口服阿莫西林 35～40 mg/(kg·d)，连服 10 天。对青霉素过敏者可选用红霉素片，儿童 30～50 mg/(kg·d)，分 4 次口服总量不超过 1 g/d，连服 10 天；国内近来 GAS 耐红霉素情况严重，可考虑服罗红霉素，剂量 50～100 mg，每日 2 次。磺胺类药物适用于预防链球菌感染，但不适用于链球菌感染急性期治疗。口服阿莫西林、头孢菌素、大剂量阿奇霉素治愈率均高于口服青霉素。

（三）抗风湿治疗

水杨酸类和类固醇，分别适用于关节炎及心脏炎。ARF 一经确诊，应及时进行抗风湿治疗，应足量、足疗程、合理用药，控制风湿活动。临床上无明确心脏炎的证据时，激素不宜作为首选药物。

1. 关节炎型

首选阿司匹林，建议用量 80～100 mg/(kg·d)，每日最大用药量不得超过 3 g，分 3～4 次口服，在进行给药治疗 2 周后，药量要逐渐减少，减少到 60～70 mg/(kg·d)，进行 4～8 周的持续治疗治疗后 1～3 天内起效。也可使用其他非甾体抗炎药物如萘普生

（15～20 mg/kg，分 2 次）、吲哚美辛等。

2. 心脏炎型

糖皮质激素，通常选用泼尼松，剂量 2 mg/(kg·d)，每日总量不超过 60 mg，分 4 次口服。直至炎症控制后，心率、血沉、C-反应蛋白、心电图等均正常。通常 4 周或以上，才逐渐减量，减量切莫过快，可每 5 天减 1 次，每次 5 mg，减量至最后 2～4 周时，可同时加服阿司匹林，停服激素后，仍应继续服阿司匹林 2～3 周，以防症状反跳。存在心功能不全、心力衰竭及严重瓣膜病者，激素静脉滴注或冲击治疗后口服，可选择甲泼尼龙 1～2.5 mg/(kg·d)，辅以小剂量强心利尿剂、营养心肌等药物。有研究报道，静脉注射免疫球蛋白对心脏炎的治疗存在一定疗效，对于降低风湿性瓣膜病发病率有一定效果，但现在未能证实。

3. 舞蹈病

链球菌感染后几周到几个月出现，因此患者可以表现出没有急性风湿热的其他特征。临床症状轻微，可在几周内自行消退，大多数患者在 1～6 个月内自发缓解。罕见的情况下，症状可能持续 2～3 年。可选用丙戊酸、卡马西平、氟哌啶醇等。卡马西平一般被推荐作为一线药物，因为它有更好的安全性，其次是丙戊酸钠。近些年发现左乙拉西坦似乎对舞蹈病也有效。

九、预防

GAS 的上呼吸道感染与 ARF 的发生紧密相关，无咽部 GAS 感染，就不会发生 ARF，因而控制 GAS 感染及流行是 ARF 预防的关键。

（一）初级预防

疫苗接种是预防急性风湿热的最有效方法。已有抗链球菌疫菌问世，但尚不普及，这些疫苗以 emm 基因编码的 GAS M 蛋白为主要靶点，但目前研究进展缓慢，尚难以在临床上进行广泛开展。对于儿童、青年、成人，有发热、咽喉痛拟诊上呼吸道链球菌感染者，为避免其诱发 RF，给予青霉素治疗，青霉素过敏者，可选用磺胺类、头孢菌素、红霉素、阿奇霉素，疗程为 5 天。在 GAS 感染性咽峡炎 9 天内首选青霉素治疗，疗程 10 天可有效预防 ARF；或肌内注射苄星青霉素一次，剂量：体重＜27 kg 者，肌内注射 60 万 U；≥27 kg 者肌内注射 120 万 U，可维持有效血药浓度 3～4 周。加强营养和增强体质也是 ARF 初级预防的重要措施。

（二）二级预防

是指对有 RF 史或已患 RHD 者持续应用有效抗菌药物，避免 GAS 侵入而诱发 RF 再发。ARF 类型，是否遗留心脏瓣膜损害和患者职业的特点等因素决定二级预防时间的长短。没有涉及心脏损害，预防持续到距最后一次 ARF 发作至少 5 年，或持续到 21 岁为止;有心脏炎但无残留心脏瓣膜损害,则预防至少持续到距最后一次 ARF 发作 10 年,或到成年;有心脏炎合并残留心脏瓣膜损害,预防至少到最后一次发作 10 年并持续到 40 岁,有时需终生预防。即使瓣膜外科手术后包括人工瓣膜替换术、瓣膜整形术、瓣膜闭式分离术和经皮球囊瓣膜成形术后,均应长期预防。首选苄星青霉素,计量:体重<20 kg 者肌内注射 60 万 U;体重≥20 kg 者,肌内注射 120 万 U,每 3 周 1 次,注前皮试,至链球菌不再反复发作后改为每 4 周 1 次。

十、预后

合理有效的预防用药对 ARF 患者预后影响大。约 70% ARF 患者可在 2~3 个月内恢复。约 2/3 的 ARF 患者心脏受累,如不及时治疗可发生心脏瓣膜病,预后较差。

(段路华　撰写,刘琮　审阅)

第二节　风湿性心脏病

一、概述

风湿性心脏病(rheumatic heart disease,RHD)又称慢性风湿性心脏瓣膜病,是风湿热(acute rheumatic fever,ARF)反复发作后遗留的以持续性瓣膜损伤为特点的心脏病,通常累及二尖瓣和主动脉瓣,经过渗出期、增生期和瘢痕期,瓣膜纤维组织增生,形成局部瘢痕灶。因反复链球菌感染,ARF 反复发作,以上各期重叠存在,最终导致瓣膜永久性的病变,可导致心力衰竭、栓塞、心内膜炎和心房颤动。RHD 是发展中国家儿童及青少年获得性心脏病的常见病因。近几十年来国外报告 GAS 感染激增,我国也有明显的上升趋势。其再次流行可能与滥用抗菌药物、细菌某些毒力增强、人体对 GAS 的抵抗力下降、人际交往频繁加快毒力强的菌株扩散有关。

二、发病机制

GAS 咽部感染引发的自身免疫反应是引起风湿热的主要原因,GAS 细胞壁外层有 M、T 和 R 蛋白,其中 M 蛋白与人体心肌、心脏瓣膜及脑组织等存在交叉抗原。当 GAS 侵入易感人群咽喉部,可诱发机体发生交叉免疫反应,从而导致心肌、心脏瓣膜等免疫病理损伤。M 蛋白和 N-乙酰氨基葡萄糖的 α 螺旋蛋白结构与人心肌的肌球蛋白和层粘连蛋白具有相同表位,诱导抗体对人体心脏组织等产生免疫反应,导致体液免疫介导的损伤。其中 CD_4 T 淋巴细胞介导的免疫损伤更加慢性和持久,大量 T 淋巴细胞在募集效应下黏附于心内膜,浸润至瓣膜内,导致肉芽肿性炎症和风湿小体形成。其主要侵犯心脏瓣膜和附属结构,导致瓣环扩张、腱索延长、瓣叶脱垂和病理性瓣膜反流,甚至短时间内出现严重瓣膜病变,引起急性心力衰竭。宿主的遗传易感性也与疾病发生有关。目前发现的易感基因包括 HLA、肿瘤坏死因子(tumor necrosis factor,TNF)、甘露糖结合凝集素(mannose-bindinglec-tin,MBL)、纤维连接蛋白(Fibronectin,FNC)、Toll 样受体(toll-like receptors,TLR)、甘露糖相关丝氨酸蛋白酶- 2(MASP - 2)、转化生长因子- β(transforming growth factor-beta1,TGF - β)、信号转导和转录激活因子(signal transducer and activator of transcription,STAT)、免疫球蛋白重链(immunoglobulin H,IgH)等。其次环境和社会经济因素作为附加因素影响该病的发展。

三、临床表现

RHD 具体表现为二尖瓣、三尖瓣、主动脉瓣中一个或几个瓣膜狭窄和(或)关闭不全。多发生于 ARF 发病 10 年以后。临床很多 RHD 患者缺乏明确风湿热病史,可能与亚临床型心脏炎有关。RHD 最常见于 20～45 岁,近 2/3 为女性。RHD 主要特征为慢性获得性心脏瓣膜病,二尖瓣病变者占 95%～98%,主动脉瓣病变者占 20%～35%,三尖瓣病变者占 5%;其中单纯二尖瓣病变占 70%～80%,单纯主动脉瓣病变占 2%～5%,二尖瓣合并主动脉瓣病变占 20%～30%。瓣膜病变类型与年龄有关,20 岁以下年轻患者主要表现为单纯二尖瓣关闭不全,20 岁以上的患者主要为二尖瓣狭窄,老年患者则以混合型二尖瓣病变为主。

四、诊断标准

RHD 本质是 ARF 炎症所致的心脏瓣膜病,超声心动图是诊断 RHD 的“金标准”。目前采用 2012 年世界心脏联盟 WHF 发布的 RHD 超声心动图诊断标准,依据为二尖瓣和(或)主动脉瓣特征性改变,多普勒探及病理性瓣膜反流,详见表 16 - 5。

表 16 - 5　2012 年 WHF 应用超声心动图诊断风湿性心脏病标准

---

20 岁以下人群的 RHD 超声心动图标准

确诊 RHD 标准(满足 A,B,C,D 标准任何之一即可诊断):

A) 病理性二尖瓣反流,另外具有至少 2 个 RHD 二尖瓣病变的形态特征;
B) 二尖瓣狭窄平均跨瓣压力梯度≥4 mmHg,但必须排除先天性二尖瓣异常和非风湿性二尖瓣环钙化;
C) 病理性主动脉瓣反流,具有至少 2 个 RHD 主动脉瓣病变的形态特征,但必须排除二叶式主动脉瓣、主动脉根部扩张和高血压;
D) 主动脉瓣和二尖瓣联合病变。

临界 RHD 仅用于年龄≤20 岁的患者(满足 A,B,C 标准之一即可诊断):
A) 没有病理性二尖瓣关闭不全或二尖瓣狭窄,但至少有 2 个 RHD 二尖瓣病变的形态特点; B) 病理性二尖瓣反流; C 病理性主动脉瓣反流。
20 岁以上人群的 RHD 超声心动图标准
确诊 RHD 标准(满足 A,B,C,D 标准任何之一即可诊断):
A) 病理性二尖瓣反流,另外具有至少 2 个 RHD 二尖瓣病变的形态特征; B) 二尖瓣狭窄平均跨瓣压力梯度≥4 mmHg,但必须排除先天性二尖瓣异常和非风湿性二尖瓣环钙化; C) 病理性主动脉瓣反流,具有至少 2 个 RHD 主动脉瓣病变的形态特征(仅用于年龄<35 岁的患者); D) 病理性主动脉瓣反流,另外具有至少 2 个 RHD 二尖瓣病变的形态特征。
RHD 二尖瓣病变的形态特征:① 舒张期二尖瓣前叶异常增厚(20 岁以下≥3 mm;21～40 岁≥4 mm;20 岁以上≥5 mm);② 腱索增厚;③ 瓣叶活动受限;④ 收缩期瓣尖过度运动。 RHD 主动脉瓣病变的形态特征:① 主动脉瓣不规则或局部瓣叶增厚;② 对合不良;③ 瓣叶活动受限;④ 瓣叶脱垂。
RHD 病理性二尖瓣反流诊断标准(完全满足以下 4 条标准):① 至少 2 个切面可见反流;② 至少 1 个切面的反流束长度≥2 cm;③ 1 个完整信号包络上峰流速≥3 m/s;④ 至少 1 个信号包络为全收缩期射流。 RHD 病理性主动脉瓣反流诊断标准(完全满足以下 4 条标准):① 至少 2 个切面可见反流;② 至少 1 个切面的反流束长度≥1 cm;③ 舒张早期峰流速≥3 m/s;④ 至少 1 个信号包络为全舒张期射流。

五、治疗

若风湿性心脏病患者的瓣膜病变不严重,没有症状或症状轻微,仅需常规的随访,以监测 ARF 的复发、瓣膜病变和症状的进展。内科治疗则在预防和治疗更晚期疾病的并发症方面发挥作用。风湿性心脏病的并发症包括心房颤动、心力衰竭、心内膜炎和血栓栓塞。风湿性心脏病的外科和经皮介入治疗在适应证、手术时机和手术方式选择方面遵循《国际心脏瓣膜病指南》。风湿性心脏病的瓣膜置换手术包括:生物瓣膜和机械瓣膜。生物瓣膜的好处是不需要长期抗凝但持久性有限,特别是在年轻患者中,再次手术的可能性增加。机械瓣膜耐用性好,但需终生抗凝,有出血、血栓栓塞和瓣膜血栓形成等并发症的可能。

（一）二尖瓣关闭不全

二尖瓣关闭不全是儿童和青少年 RHD 最常见的类型。二尖瓣关闭不全导致左心房和左心室前负荷增加,左心房和左心室代偿性扩张维持心输出量,通常患者可以很好耐受容量负荷达数年,经过较长无症状期,在自然病程晚期才出现心力衰竭症状。

1. 临床表现

症状:临床表现取决于二尖瓣反流的严重程度及关闭不全的进展速度。轻度关闭不全可无症状。中、重度关闭不全出现的症状多半是与心排血量减低有关,如疲倦、乏力等;同时,肺静脉淤血导致程度不等的呼吸困难,包括劳力性呼吸困难、夜间阵发性呼吸困难及端坐呼吸。发展至晚期,可出现右心衰竭的症状,表现为肝大、水肿、胸水和腹水等。

体征:①心界:向左下扩大,心尖搏动向下向左移位,收缩期可触及心尖搏动增强;右心衰竭时可见颈静脉怒张、肝颈回流征阳性、肝大及双下肢水肿等。②心音:第一心音减弱,二尖瓣关闭不全时,心室舒张期过度充盈,使二尖瓣漂浮,第一心音减弱;由于左心室射血期缩短,主动脉瓣关闭提前,导致第二心音分裂;严重反流可出现低调的第三心音,但未必提示心衰,而可能是收缩期左心房存留的大量血液迅速充盈左心室所致。③心脏杂音:二尖瓣关闭不全的典型杂音为心尖区全收缩期吹风样杂音,杂音强度≥3/6级,可伴有收缩期震颤。前叶损害为主者杂音向左腋下或左肩胛下传导,后叶损害为主者杂音向心底部传导。二尖瓣脱垂时收缩期杂音出现在喀喇音之后,腱索断裂时杂音可似海鸥鸣或乐音性。严重反流时,由于舒张期大量血液通过二尖瓣口,导致相对性二尖瓣狭窄,故心尖区可闻及短促的舒张中期隆隆样杂音。相对性二尖瓣关闭不全杂音与心功能状况呈正相关,心功能改善和左心室缩小时杂音减轻,而器质性二尖瓣关闭不全产生的收缩期杂音,心功能不全时杂音减轻,心功能改善时杂音增强,可伴二尖瓣狭窄产生的舒张期隆隆样杂音。

2. 辅助检查

心电图:轻度二尖瓣关闭不全,心电图正常,较重者心电图表现为左心房、左心室肥大和心肌劳损,当出现肺动脉高压后,右心室肥厚,部分患儿可出现心房颤动。

胸片:轻度二尖瓣关闭不全者,可无明显异常发现。严重者左心房、左心室明显增大,明显增大的左心房可推移和压迫食管,左心衰竭者可见肺淤血及肺间质水肿。晚期可见右心室增大,二尖瓣环钙化者可见钙化阴影。急性者心影正常或左心房轻度增大,伴肺淤血甚至肺水肿征。

心脏超声:二维超声心动图可以了解二尖瓣环和二尖瓣叶的形态学特征,以及瓣叶和其瓣下结构的病变程度和性质。切面图上可见瓣叶增厚、反射增强,收缩期瓣口对合欠佳,多普勒检查左心房内可见收缩期血液反流引起的湍流信号。间接征象是在左心房、左心室扩大。一般取四腔心切面测量二尖瓣反流束面积和同一切面左心房面积,并计算其百分比,反流面积占左心房面积百分比<20%为轻度反流,20%~40%为中度反流,>40%为重度反流。

3. 治疗

内科治疗:主要目的是减少反流量,降低肺静脉压,增加心排出量。对于患有二尖瓣关闭不全和左心室收缩功能受损的成年人,推荐使用ACEI类和β-受体阻滞剂。对于容量超负荷的患者,建议使用利尿剂。内科治疗效果有限,应在出现心室扩大或新发房颤前行手术治疗。房颤是二尖瓣瓣膜病变进展的拐点，导致心功能下降、血栓栓塞风险增加。手术时机取决于瓣膜重建可行性，可行性取决于瓣膜病变严重度与术者经验。

外科治疗：有症状的严重二尖瓣关闭不全和左心室收缩功能保留的患者应行手术治疗。发生左心室扩张（成人 LVEDS≥40 mm）、收缩功能下降（LVEF 位于 30%～60%）、肺动脉收缩压＞50 mmHg 的患者恢复正常收缩功能的可能性较小，晚期发生心力衰竭和死亡的风险增加，建议早期手术治疗。对于儿童，LVEDS 或 LVEDD Z 值＞＋2.0，则可以考虑手术，如果 Z 值＞＋3.0，推荐手术。因此，建议在严重的慢性二尖瓣关闭不全患者中，一旦接近上述参数，无论症状状况如何，建议患者进行手术。二尖瓣成形术是首选，具有手术风险较低、更好地保留左心室收缩功能的优点，长期效果相当于或优于二尖瓣瓣膜置换的长期效果。明显的瓣叶回缩、纤维化或钙化，不适合进行瓣膜成形，需要瓣膜置换。

（二）二尖瓣狭窄

二尖瓣狭窄在成人 RHD 中常见，其病变往往需要多年才形成明显狭窄而出现症状，从初始感染到出现临床症状潜伏期长达 20～40 年。而在发展中国家，二尖瓣狭窄进展快得多，可能在青少年期之前出现症状。二尖瓣狭窄最初症状是心排血量减少，容易疲劳和运动受限，随着疾病进展，出现肺淤血，导致夜间阵发性呼吸困难和端坐呼吸；出现肺高压后导致右心室超负荷，发生右心衰竭，一旦出现重度肺高压其平均生存期望不足 3 年。单纯的二尖瓣狭窄并不常见，二尖瓣狭窄往往并发有二尖瓣关闭不全，这是由于二尖瓣炎症纤维化后缩小变硬、乳头肌和腱索变粗缩短，造成二尖瓣瓣环扩大，使心室收缩期的二尖瓣不能完全关闭。

1. 临床表现

症状：二尖瓣狭窄患儿由于狭窄严重程度、病情进展速度和代偿机制不同，其临床表现可有很大差别，主要症状包括呼吸急促、呼吸困难、咯血、咳嗽、反复呼吸道感染、生长发育迟缓、晕厥和心力衰竭等。

体征：① 严重二尖瓣狭窄体征：二尖瓣面容，双颧绀红。右心室扩大时剑突下可触及收缩期抬举样搏动。右心衰竭时可出现颈静脉怒张、肝颈回流征阳性、肝大、双下肢水肿等。② 心音：二尖瓣狭窄时，如瓣叶柔顺有弹性，在心尖区可闻及亢进的第一心音，呈拍击样，可闻及开瓣音；若瓣叶钙化僵硬，则该体征消失。当出现肺动脉高压时，P2 亢进和分裂。③ 心脏杂音：二尖瓣狭窄特征性杂音为心尖区舒张中晚期低调的隆隆样杂音，呈递增型，局限，钟式听诊器听诊较清楚，运动或用力呼气可使其增强。杂音的强度与二尖瓣狭窄的程度关系不密切，而杂音持续的时间与二尖瓣狭窄的程度密切相关，严重二尖瓣狭窄的患儿呈全舒张期的杂音。重度二尖瓣狭窄的患儿心排血量降低，二尖瓣口的血流速度减慢，舒张期杂音会减轻。当严重肺动脉高压时，肺动脉及其瓣环扩张，导致肺动脉瓣相对关闭不全，因此在胸骨左缘第 2 肋间可闻及递减性高叹气样舒张早期杂音（即

Graham-Steel 杂音)。右心室扩大时,因相对性三尖瓣关闭不全,可于胸骨左缘第 4、5 肋间闻及全收缩期吹风样杂音。

2. 辅助检查

心电图:轻度二尖瓣狭窄时,心电图可正常。中、重度二尖瓣狭窄时,其心电图变化是具有特征性的左心房增大的 P 波,即 P 波增宽呈双峰型,随着病情进展,当合并肺动脉高压时右心室增大,可出现电轴右偏和右心室肥大的心电图表现。二尖瓣狭窄较常见心律失常,早期可出现房性期前收缩,当左心房明显增大时往往出现心房颤动。

胸片:轻度二尖瓣狭窄,心影可正常。中、重度二尖瓣狭窄时,可见左心房增大,肺动脉段突出,左支气管抬高,并可有右心室增大等征象,心影呈梨状,主动脉缩小。肺部显示肺静脉压增高导致肺淤血的表现,肺门增大,边缘模糊,肺纹理增多。

心脏超声:通过超声可以观察瓣叶的活动度、瓣叶的厚度、瓣叶是否有钙化以及是否合并其他瓣膜的病变。M 型超声提示二尖瓣前叶呈"城墙样"改变(EF 斜率降低、A 峰消失),后叶与前叶同向运动,瓣叶回声增强,典型者为舒张期前叶呈圆拱状,后叶活动度减少,交界处粘连融合,瓣叶厚度和瓣口面积缩小。彩色多普勒可显示舒张期湍流信号起自二尖瓣口,并可测量出跨瓣压力阶差(表 16 - 6)。

表 16 - 6　二尖瓣狭窄程度评估

狭窄程度	瓣口面积(cm^2)	平均压力阶差(mmHg)	肺动脉压(mmHg)	压差减半时间法(ms)
轻度	>2.5	<5	<30	<100
中度	1.5～2.5	5～10	30～50	100～150
重度	≤1.5	≥10	≥50	≥150

注:压差减时间:左房—左室压力梯度峰值下降一半时所需的时间。

3. 治疗

内科治疗:二尖瓣狭窄导致左心室充盈受损和左心房压力升高,轻中度二尖瓣狭窄一般采用内科治疗,对于症状性二尖瓣狭窄患者,应给以药物治疗。药物包括使用扩张小静脉为主的扩管药物,如硝酸甘油减少肺淤血、β 受体阻滞剂减慢心率、延长心室舒张期增加心输出量等。二尖瓣狭窄易发生房颤,有极高的血栓栓塞风险,有 20% RHD 患者以栓塞为首发表现。房颤导致快心室率时会明显减少心输出量,必须积极控制心律失常,并根据血栓危险分级进行血栓预防治疗。

外科治疗:单纯二尖瓣狭窄的首选治疗方法是经皮二尖瓣狭窄球囊扩张术(PBMV),短期和中期结果与外科瓣膜成形术相当。长期效果良好,65% 的患者在术后 10 年内没有再狭窄。如果再狭窄导致症状复发,特别是如果再狭窄的主要机制是瓣叶融合,则可以进行重复瓣膜成形术。对于钙化严重的瓣膜，特别是合并瓣膜下病变的患者，或患有严重混合性二尖瓣病变的患者，可行二尖瓣置换术。

手术指征：二尖瓣狭窄伴肺静脉高压症状（如端坐呼吸、夜间阵发性呼吸困难或肺水肿发作），或其他并发症如体循环栓塞、咯血、房颤或感染性心内膜炎；无症状患者二尖瓣瓣口面积<1 cm²、静息平均压差>10 mmHg（或运动后显著上升）、左房血栓或肺动脉收缩压>50 mmHg。需格外注意有无瓣环扩张，若有扩张，即使不伴关闭不全，亦应植入成形环以稳定瓣环，以免切开术后产生关闭不全。二尖瓣狭窄手术方式选择仍有不同意见，2022年国内出台了《中国风湿性二尖瓣疾病外科治疗指征专家共识》。该共识指出，风湿性二尖瓣修复在围术期病死率、远期生存率、不良事件发生率等重要指标均明显优于人工瓣膜置换。

经皮二尖瓣球囊扩张术（PBMV）：普遍认为瓣叶柔顺无钙化、瓣环大小正常、散在瓣下病变、轻度反流且不伴左房血栓的患者可行。

闭式交界分离术：在某些发展中国家仍有应用，采用可重复使用的左心房入路Dubost机械扩张器、左心室入路Tubbs扩张器或股动脉入路的Cribier扩张器。

重建或置换：若闭式分离禁忌，则考虑重建或置换；经典的重建术指征为：听诊闻及响亮开瓣音、心超示瓣叶活动度良好、瓣下病变或钙化轻微（表16-7）。

表 16-7　二尖瓣瓣膜重建指征

	瓣下病变轻	瓣下病变重/钙化
瓣叶柔顺	重建可行性高	重建可行性低
瓣叶僵硬	重建可行性中	重建不可行

（三）主动脉瓣关闭不全

主动脉瓣关闭不全多见于成人，常伴二尖瓣病变，很少单独出现。主动脉瓣纤维化时间可长达20～40年，患者通常会经历较长无症状期。因主动脉瓣瓣膜纤维化短缩和瘢痕形成，导致关闭不全。风湿性主动脉瓣关闭不全分为急性主动脉瓣关闭不全和慢性主动脉瓣关闭不全，以后者占多数。慢性主动脉瓣关闭不全代偿期间左室舒张末期容积增加，心肌出现肥厚，最终心腔顺应性降低，晚期出现失代偿性心力衰竭和冠脉血供不足表现。急性主动脉瓣关闭不全因左心室不能迅速扩张以顺应增大的容量负荷，左心室舒张末期的压力超过左心房平均压，使二尖瓣提前关闭以减少血液进入左心室，左心房压力上升，进一步加重肺静脉淤血，患儿气促显著，极易诱发左心衰竭、急性肺水肿。

1. **临床表现**

症状：慢性主动脉瓣关闭不全较长时间可无症状，随着时间，反流量增大，出现与心搏量增大有关的症状,如心悸、心前区不适、头颈部强烈搏动感等。心力衰竭症状包括劳力性呼吸困难、夜间阵发性呼吸困难和端坐呼吸。由于左心室射血时引起升主动脉过分牵张或心脏增大,可出现胸痛。急性主动脉瓣关闭不全轻者可无任何症状,重者可突然出现呼吸困难、不能平卧、大汗淋漓、咳嗽、咳粉红色泡沫痰甚至烦躁不安、神志模糊、昏迷。

体征:① 周围血管体征:主要是由于左心室高输出量和舒张期主动脉内压力减低所引起。轻度主动脉瓣关闭不全周围血管征不显著,在中度至重度主动脉瓣关闭不全,才有显著的周围血管征,周围血管征主要包括:由于周围动脉的急促充盈和急促陷落造成脉压很大的水冲脉;轻压指甲或玻片稍压唇部,可见受轻压部位交替出现潮红和苍白现象的毛细血管搏动征;由于脉压大,在周围血管可以听到大动脉在收缩期血流通过时响亮的枪击音。② 心脏体征:主动脉瓣区舒张期杂音,为一高调递减型叹气样杂音,舒张早期出现,坐位前倾位呼气末明显,向心尖区传导。轻度主动脉瓣关闭不全的患儿心尖搏动的位置和范围没有显著改变。中等严重程度时心尖搏动向左下移位。心尖搏动向左下移位而且强烈(呈抬举性)、弥散(超过一个肋间隙)提示病变严重。严重的病例可在胸骨左缘第3、4肋间触到舒张期震颤。当出现乐音性杂音时,常提示瓣叶脱垂、撕裂或穿孔。严重主动脉瓣关闭不全,在主动脉瓣区常有收缩中期杂音,向颈部及胸骨上窝传导。为极大量心搏量通过畸形的主动脉瓣膜所致,并非由器质性主动脉瓣狭窄所致。反流明显者,常在心尖区闻及柔和低调的隆样舒张期杂音(Austin-Flint 杂音),其产生机制是:① 由于主动脉瓣反流,左心室血容量增多及舒张期压力增高,将二尖瓣前侧叶推起处于较高位置引起相对二尖瓣狭窄所致。② 主动脉瓣反流血液与由左心房流入的血液发生冲击、混合,产生涡流,引起杂音。

2. 辅助检查

心电图:轻度主动脉瓣关闭不全,心脏负荷和心腔大小正常,因而心电图基本正常。中重度患者常见左心室肥厚劳损伴电轴左偏。如有心肌损害,可出现心室内传导阻滞及 T 波、ST 段改变。病程后期,当伴有左心室功能不全时,可出现房室传导阻滞及室内传导阻滞。急性者常见窦性心动过速和非特异性 ST - T 改变。

胸片:慢性主动脉瓣关闭不全者最主要的特征是左心室明显增大和肥厚,心界向左下增大,心胸比例增加,心腰加深,升主动脉结扩张,呈"主动脉型"心脏。急性者心脏大小多正常或左心房稍增大,常有肺淤血和肺水肿表现。

心脏超声:心脏超声可展示主动脉瓣关闭时不能合拢。多普勒超声显示主动脉瓣下方探及全舒张期反流及反流量。轻度反流的反流束仅回到主动脉瓣下,中度反流的反流束达二尖瓣瓣尖,重度反流的反流束达左心室心尖部。

3. 治疗

内科治疗:无症状且左心室功能正常者不需治疗,仅随访。中重度主动脉瓣关闭不全患者如果出现左心扩大,心功能降低,需限制运动,并尽早开始药物治疗。轻度主动脉瓣关闭不全的患儿不必限制活动;中度主动脉瓣关闭不全的患儿日常活动可不受限制,但应避免剧烈活动;严重主动脉瓣关闭不全的患儿,特别是伴有明显左心室扩大和心功能受损者,应严格限制活动量,过量活动不仅可以诱发或促使心功能恶化,还可诱发心绞痛甚至猝死。药物包括利尿剂、血管紧张素转化酶抑制剂、血管紧张素Ⅱ受体拮抗剂或血管紧张素受体-脑啡肽酶抑制剂。由于β受体阻滞剂可降低心率导致舒张期延长,从而增加瓣膜反流,需要谨慎使用。出现射血分数降低者,加用地高辛或正性肌力药物改善心功能。

外科治疗:手术指征为反流量>60 mL、左心室进行性增大。重度主动脉瓣关闭不全的 RHD 患者,如果出现劳力性心肌缺血症状,或出现左心室射血分数低于55%或左心室重度扩大(成人:LVEDD>70 mm,LVEDS>50 mm。儿童:LVESD Z 值>+4.0),需要考虑手术治疗。主动脉瓣手术的选择包括瓣膜成形术或置换术。临床上多采用主动脉瓣置换术为主。主动脉瓣置换术包括机械瓣膜置换术、有支架或无支架生物瓣膜置换术或同种异体主动脉瓣置换术。术式选择需要兼顾有无主动脉瓣二叶畸形、主动脉根部扩张、瓣下狭窄和年龄等因素。如果能够维持较好的 INR,机械瓣膜具有良好的长期耐用性和良好的长期效果。生物瓣膜具有避免长期抗凝的优点,但耐用性有限。同种异体主动脉瓣置换术具有与天然主动脉瓣相同的血流动力学优势,并且避免了抗凝治疗。儿童 RHD 患者因主动脉瓣瓣环径的限制,可行 Ross 或 Ross/Konno 手术,Ross 手术使用自体肺移植物进行瓣膜置换,同种异体移植物用于肺动脉瓣置换,手术比较复杂、风险高,适合风湿性疾病晚期的主动脉瓣,此时瓣叶会变厚并回缩,优点是不受年龄限制、无须抗凝,然而,ARF 复发可累及新的主动脉瓣(自体肺移植),导致反流发生。

(四)主动脉瓣狭窄

儿科所见的主动脉瓣狭窄多为先天性,后天性主动脉瓣狭窄多继发于风湿热,往往在 ARF 反复发作多年之后,导致主动脉瓣瓣叶纤维化、僵硬、瘢痕挛缩,瓣口发生广泛粘连、瓣口狭窄,后期不同程度的钙化。主动脉瓣狭窄大多合并主动脉瓣关闭不全。由于主动脉瓣狭窄,血流通过狭窄的主动脉瓣时阻力增加,为克服阻力,左心室产生代偿性的收缩压增高,导致左心室肥厚和扩大。

1. 临床表现

症状:轻度狭窄者可仅有体征而无任何症状;中、重度狭窄者可出现发育迟缓、易疲劳、活动后气促、胸痛、心绞痛甚至晕厥。

体征:心界正常或轻度向左扩大,主动脉瓣区可触及收缩期震颤、闻及喷射性收缩期杂音,向右锁骨上窝和胸骨上窝传导,伴有收缩期喀喇音。

2. 辅助检查

心电图:轻者心电图正常,中重度者可出现 QRS 波群高电压伴 ST-T 改变,更严重者可出现左心室肥厚和左心房增大的表现。

超声心动图：超声心动图检查可以显示瓣口狭窄的程度、瓣膜的厚度、活动度、升主动脉的窄后扩张、室壁的厚度、心室腔的大小和心功能状态。在收缩期跨瓣最大血流速度,估测狭窄的严重程度。超声心动图可见主动脉瓣瓣叶增厚、回声增强、瓣叶收缩期开放幅度减小,开放速度减慢。彩色多普勒超声心动图可见血流于瓣口下方加速形成五彩镶嵌的射流。

3. 治疗

内科治疗：无症状着无需治疗,定期随诊。轻度的主动脉瓣狭窄不需要限制活动或治疗。中、重度主动脉瓣狭窄要严格限制活动,避免剧烈活动诱发的晕厥。心力衰竭患者,可谨慎使用利尿剂缓解肺充血,ACEI 及 β 受体拮抗剂类药物不适用于此类患者(表 16-8)。

外科治疗：有症状性重度 AS(mPG≥为 40 mmHg,主动脉瓣面积≤1 cm^2,Vmax≥ 4 m/s),无症状重度 AS 伴有以下表现：LVEF <50% 或 mPG≥50 mmHg 或 Vmax≥ 5.5 m/s 或 PASP≥60 mmHg 应行手术治疗。包括经皮球囊主动脉瓣成形术、机械或生物瓣膜或同种异体瓣膜置换。经皮主动脉瓣球囊成形术(BAV)可以减轻重度至中度狭窄,但通常会留下显著的压差,中期死亡率仍然很高。对于有症状和血流动力学不稳定的患者,BAV 是行外科或导管瓣膜置换的桥梁(见表 16-8)。

表 16-8　瓣膜病的内科和外科治疗方案表

瓣膜病	内科治疗	考虑干预的适应证	干预方式
二尖瓣关闭不全(MR)	心力衰竭时：血管紧张素转换酶抑制剂、β受体拮抗剂和利尿剂治疗。高血压：降压治疗	有症状性重度 MR 无症状重度 MR 伴有以下表现：LVEF ≤ 60% 或 LVESD ≥ 40 mm 或初发房颤 或 PASP≥ 50 mmHg 或儿童心脏指数增大	瓣膜修补(首选干预措施)如果无法修复,外科瓣膜置换术：生物瓣或机械瓣膜
二尖瓣狭窄(MS)	β-受体阻滞剂、利尿剂、华法林抗凝(存在房颤或血栓栓塞症的高危特征)	有症状性重度 MS 无症状重度 MS 伴有以下表现：心超显示二尖瓣压差显著升高或 PASP 显著升高 或 PASP ≥ 50 mmHg 或新发房颤或心源性晕厥	经皮二尖瓣狭窄球囊成形术(PBMV) 封闭式或开放式二尖瓣切开术。 外科瓣膜置换术如不适合 PBMV：生物瓣或机械瓣膜
主动脉瓣关闭不全(AR)	血管紧张素转换酶抑制剂、二氢吡啶类钙通道拮抗剂	有症状性重度 AR 无症状重度 AR 伴有以下表现：LVEF < 50% 或 LVEDD > 70 mm 或 LVEDS>50 mm 或儿童心脏指数增大	主动脉瓣修补术 外科瓣膜置换术：生物瓣膜或机械瓣膜或同种异体主动脉瓣或 Ross 手术

续　表

瓣膜病	内　科　治　疗	考虑干预的适应证	干　预　方　式
主动脉狭窄（AS）	降压药物治疗、利尿剂和减少后负荷	有症状性重度 AS 无症状重度 AS 伴有以下表现： LVEF ＜50% 或不正常心脏超声或 mPG≥60 mmHg 或 Vmax≥5 m/s 或 PASP≥60 mmHg	经皮主动脉瓣狭窄球囊成形术外科瓣膜置换术或经导管瓣膜置换术
三尖瓣关闭不全（TR）	利尿剂治疗缓解右心衰竭和充血症状	重度原发性 TR 有症状的重度继发性 TR 且无左右心室衰竭或重度肺动脉高压 轻中度有症状的继发性 TR 且伴有右室收缩或舒张功能障碍 继发性中度心脏瓣膜反流伴环状扩张	瓣膜修复/瓣环成形术（首选） 外科瓣膜置换术：生物瓣膜或机械瓣膜
三尖瓣狭窄（TS）	利尿剂治疗缓解右心衰竭和充血症状	有症状性重度 TS	外科瓣膜置换术：生物瓣膜或机械瓣膜

注：PASP：肺动脉收缩压；AF：房颤；LVEF：左心室射血分数；LVEDD：左心室舒张末期内径；LVEDS：左心室收缩末期内径；PG：压力梯度；RV：右心室。

（五）多瓣膜病变

超过 90% 的风湿性心脏病患者二尖瓣受累，通常表现为混合性二尖瓣病变。在超过一半的病例中，二尖瓣和主动脉瓣同时受累。多瓣膜疾病的分期有所不同，二尖瓣疾病通常比主动脉瓣疾病更严重。对于这些病例的手术时机尚无明确证据。临床症状和主要病变的性质决定治疗的方式和时机。多瓣膜疾病会影响对疾病严重程度的测量，因为每种病变都可能对另一种病变产生血流动力学影响。早期手术是避免术后左心功能不全的首选方法。

六、瓣膜病变术后管理

对于瓣膜术后患者的随访，有几个关键点：① 坚持青霉素二级预防对于防止 ARF 复发至关重要。② 在机械瓣膜患者中，终身抗凝需要常规和定期监测 INR。③ 生物瓣膜需要定期复查超声心动图。儿童和青少年 ARF 复发和瓣膜损伤复发的风险高，需要更密切的随访。

（段路华　撰写，刘琮　审阅）

参考文献

［1］ Parks T，Smeesters PR，Steer AC. Streptococcal skin infection and rheumatic heart disease. Curr

Opin Infect Dis，2012，25(2)：145－153.

[2] Noonan S，Zurynski YA，Currie BJ，et al. A national prospective surveillance study of acute rheumatic fever in Australian children. Pediatr Infect Dis J，2013，32(1)：e26－32.

[3] Carapetis JR，Beaton A，Cunningham MW，et al. Acute rheumatic fever and rheumatic heart disease. Nat Rev Dis Primers，2016，2：15084.

[4] Marino A，Cimaz R，Pelagatti MA，et al. Acute rheumatic fever：where do we stand? An epidemiological study in Northern Italy. Front Med (Lausanne)，2021，8：621668.

[5] Karthikeyan G，Guilherme L. Acute rheumatic fever. Lancet，2018，392(10142)：161－174.

[6] Breda L，Marzetti V，Gaspari S，et al. Population-based study of incidence and clinical characteristics of rheumatic fever in Abruzzo，central Italy，2000－2009. J Pediatr，2012，160(5)：832－6 e1.

[7] Lindholm DE，Whiteman IJ，Oliver J，et al. Acute rheumatic fever and rheumatic heart disease in children and adolescents in Victoria，Australia. J Paediatr Child Health. 2022.

[8] Tal R，Hamad Saied M，Zidani R，et al. Rheumatic fever in a developed country—is it still relevant? A retrospective，25 years follow-up. Pediatr Rheumatol Online J，2022，20(1)：20.

[9] 马沛然，李桂梅，董太明. 小儿风湿热研究进展[J]. 中国实用儿科杂志，2001(04)：241－243.

[10] Donders G，Greenhouse P，Donders F，et al. Genital tract GAS infection ISIDOG guidelines. J Clin Med. 2021；10(9).

[11] Haydardedeoglu FE，Tutkak H，Kose K，et al. Genetic susceptibility to rheumatic heart disease and streptococcal pharyngitis：association with HLA-DR alleles. Tissue Antigens，2006，68(4)：293－296.

[12] Gewitz MH，Baltimore RS，Tani LY，et al. Revision of the Jones Criteria for the diagnosis of acute rheumatic fever in the era of Doppler echocardiography：a scientific statement from the American Heart Association. Circulation，2015，131(20)：1806－1818.

[13] 〈The 2020 Australian guideline for prevention，diagnosis and management of acute rheumatic fever and rheumaitc heart disease (3rd edition). pdf〉.

[14] Çetin İİ，Ekici F，Kocabaş A，et al. The efficacy and safety of naproxen in acute rheumatic fever：The comparative results of 11-year experience with acetylsalicylic acid and naproxen. Turk J Pediatr，2016，58(5)：473－479. doi：10.24953/turkjped.2016.05.003.

[15] Cilliers A，Adler AJ，Saloojee H. Anti-inflammatory treatment for carditis in acute rheumatic fever. Cochrane Database Syst Rev，2015(5)：CD003176.

[16] Genel F，Arslanoglu S，Uran N，et al. Sydenham's chorea：clinical findings and comparison of the efficacies of sodium valproate and carbamazepine regimens. Brain Dev，2002，24(2)：73－76.

[17] Zesiewicz TA，Sullivan KL，Hauser RA，et al Open-label pilot study of levetiracetam (Keppra) for the treatment of chorea in Huntington's disease. Mov Disord，2006，21(11)：1998－2001.

[18] Zuhlke LJ，Karthikeyan G. Primary prevention for rheumatic fever：progress，obstacles，and opportunities. Glob Heart，2013，8(3)：221－226.

[19] Dixit J，Prinja S，Jyani G，et al. Evaluating efficiency and equity of prevention and control strategies for rheumatic fever and rheumatic heart disease in India：an extended cost-effectiveness analysis. The Lancet Global Health，2023，11(3)：e445－e55.

[20] Carapetis JR，Beaton A，Cunningham MW，et al. Acute rheumatic fever and rheumatic heart disease. Nature Reviews Disease Primers. 2016；2(1).

[21] 高路，袁越. 链球菌感染后风湿热和风湿性心脏病[J]. 临床儿科杂志，2006(06)：461－463.

[22] 中华医学会风湿病学分会. 风湿热诊治指南(草案)[J]. 中华风湿病学杂志，2004(08)：504－506.

［23］张鹏，王萍.风湿性心脏病的易感因素研究新进展［J］.广东医学，2021，42(08)：996-1001.

［24］Remenyi B，Wilson N，Steer A，et al. World Heart Federation criteria for echocardiographic diagnosis of rheumatic heart disease — an evidence-based guideline. Nat Rev Cardiol，2012，9(5)：297-309.

［25］Keenan NM，Newland RF，Baker RA，et al. Outcomes of redo valve surgery in indigenous Australians. Heart Lung Circ，2019，28(7)：1102-1111.

［26］Hammermeister K，Sethi GK，Henderson WG，et al. Outcomes 15 years after valve replacement with a mechanical versus a bioprosthetic valve：final report of the Veterans Affairs randomized trial. J Am Coll Cardiol，2000，36(4)：1152-1158.

［27］van Geldorp MW，Eric Jamieson WR，Kappetein AP，et al. Patient outcome after aortic valve replacement with a mechanical or biological prosthesis：weighing lifetime anticoagulant-related event risk against reoperation risk. J Thorac Cardiovasc Surg，2009，137(4)：881-886，6e1-5.

［28］Atherton JJ，Sindone A，De Pasquale CG，et al. National heart foundation of Australia and ardiac Society of Australia and New Zealand：guidelines for the revention，detection，and management of heart failure in Australia 2018. Heart Lung Circ，2018，27(10)：1123-1208.

［29］Kim JB，Kim HJ，Moon DH，et al. Long-term outcomes after surgery for rheumatic mitral valve disease：valve repair versus mechanical valve replacement. Eur J Cardiothorac Surg，2010，37(5)：1039-1046.

［30］Shuhaiber J，Anderson RJ. Meta-analysis of clinical outcomes following surgical mitral valve repair or replacement. Eur J Cardiothorac Surg，2007，31(2)：267-275.

［31］Remenyi B，ElGuindy A，Smith SC，et al. Valvular aspects of rheumatic heart disease. Lancet，2016，387(10025)：1335-1346.

［32］Baumgartner H，Falk V，Bax JJ，et al. 2017 ESC/EACTS guidelines for the management of valvular geart disease. Rev Esp Cardiol (Engl Ed)，2018，71(2)：110.

［33］Nishimura RA，Otto CM，Bonow RO，et al. 2014 AHA/ACC guideline for the management of patients with valvular heart disease：a report of the American College of Cardiology/American Heart Association Task Force on Practice Guidelines. J Thorac Cardiovasc Surg，2014，148(1)：e1-e132.

［34］中华医学会胸心血管外科分会瓣膜病外科学组.风湿性二尖瓣病变外科治疗指征中国专家共识.中华胸心血管外科杂志，2022，38(3)：132-137.

［35］Søndergaard L，Aldershvile J，Hildebrandt P，et al. Vasodilatation with felodipine in chronic asymptomatic aortic regurgitation. Am Heart J，2000，139(4)：667-674.

［36］Elder DH，Wei L，Szwejkowski BR，et al. The impact of renin-angiotensin-aldosterone system blockade on heart failure outcomes and mortality in patients identified to have aortic regurgitation：a large population cohort study. J Am Coll Cardiol，2011，58(20)：2084-2091.

［37］Tarasoutchi F，Grinberg M，Spina GS，et al. Ten-year clinical laboratory follow-up after application of a symptom-based therapeutic strategy to patients with severe chronic aortic regurgitation of predominant rheumatic etiology. J Am Coll Cardiol，2003，41(8)：1316-1324.

［38］Tan Tanny SP，Yong MS，d'Udekem Y，et al. Ross procedure in children：17-year experience at a single institution. J Am Heart Assoc，2013，2(2)：e000153.

［39］Généreux P，Stone GW，O'Gara PT，et al. Natural history，diagnostic approaches，and therapeutic strategies for patients with asymptomatic severe aortic stenosis. J Am Coll Cardiol，2016，67(19)：2263-2288.

［40］Nishimura S，Izumi C，Nishiga M，et al. Predictors of rapid progression and clinical outcome of asymptomatic severe aortic stenosis. Circ J，2016，80(8)：1863 – 1869.

[41] Ralph AP，Noonan S，Wade V，et al. The 2020 Australian guideline for prevention，diagnosis and management of acute rheumatic fever and rheumatic heart disease. Med J Aust，2021，214(5)：220 – 227.

第十七章

急性链球菌感染后肾小球肾炎

一、流行病学

急性链球菌感染后肾小球肾炎（acute poststreptococcal glomerulonephritis，APSGN）是一种继发于咽部或皮肤 A 族链球菌（group A *Streptococcus*，GAS）感染后，以血尿、蛋白尿、高血压、水肿、少尿和补体下降为临床特点的疾病。APSGN 好发于 5～12 岁的男童。春秋季多见，可以散发，亦可以流行。不同地域儿童的年发病率有显著差异。据报道，发达国家和发展中国家的年发病率分别为 0.3/10 万～6.2/10 万和 24.3/10 万～28.5/10 万；同一国家，不同地区、不同人群发病率亦有不同。中国大陆年发病率为 13.2/10 万，而中国香港地区为 2.6/10 万。澳洲中部土著人群，则高达 228/10 万，远高于澳洲平均水平。这些差异考虑和经济发展水平、医疗资源、卫生习惯和人种不同相关。近年来，WHO 数据显示，尽管发达国家 APSGN 总体发病率呈下降趋势，但某些地区仍有爆发流行，全球每年大约 47 万新发病例，这些病例 97% 集中在发展中国家。我国人口基数大，各地经济发展和医疗水平差异很大，APSGN 仍是儿科常见的肾脏疾病，容易由某些特定 *emm* 型菌株（所谓"致肾炎株"）引起暴发或流行，如 *emm*1、*emm*4、*emm*12、*emm*49、*emm*55、*emm*57、*emm*60、*emm*63 型。拥挤、条件差、贫穷是 APSGN 暴发的危险因素。

二、病因和发病机理

GAS 致肾炎菌株感染机体后具体的致病机制尚不清楚。通常认为，链球菌由多种抗原通过免疫反应引起肾脏损害。其中，链球菌致热外毒素 SPE‑B，和肾炎纤维蛋白溶酶受体 NAPlr 是最重要的两种致病抗原。抗原与宿主抗体在体内反应形成循环免疫复合物；或者抗原与抗体分别到达肾小球基底膜，形成原位复合物，沿肾小球基底膜沉积于内皮细胞下，激发补体旁路途径，引发炎性反应，造成肾小球基底膜密度不均匀，部分基底膜出现撕裂、结构破坏；因炎症反应形成的免疫复合物包括链球菌抗原，补体成分和血浆蛋白等物质，通过损伤的基底膜，沉积在肾小球基底膜上皮细胞下，形成"驼峰"样物质，从而引发一系列临床症状。

三、肾脏病理

APSGN 的病理学特点是光镜下可见弥漫性毛细血管内皮细胞增生，伴有大量的中性粒细胞和单核细胞浸润，毛细血管腔出现狭窄和不同程度的阻塞。因此，APSGN 也称为急性渗出性肾小球肾炎。免疫荧光染色可见补体 C_3 沉积伴或不伴 IgG、IgM 沉积。根据免疫荧光染色特点可以分为 3 种类型：“花环型”是指粗颗粒块状沉积物沿着肾小球毛细血管袢不规则分布；“星空型”指细颗粒状沉积物沿着毛细血管壁和系膜区分布，一般出现在肾炎急性期的 2～3 周内；第三种类型主要是系膜区荧光染色阳性、多出现在肾炎恢复期。电子显微镜检查发现肾小球上皮细胞下大量圆形，粗大的电子致密物沉积或称为“驼峰”。“驼峰”是 APSGN 最典型的病理特征，这些上皮下沉积物在急性期最初 2 周内比较多见，之后沉积物数量逐渐下降。沉积物也通常存在于稀疏的系膜和内皮细胞下，这些部位在病情严重时出现新月体形成。此时，肾小球入球小动脉和毛细血管发生纤维素样坏死，继而血栓形成，局部上皮细胞和巨噬细胞增生聚集，肾小球毛细血管腔严重狭窄，临床表现为急性肾损伤，甚至急进性肾炎。

四、临床表现

APSGN 发病前常有 GAS 前驱感染史，上呼吸道感染后潜伏期多为 1～3 周；皮肤感染后潜伏期多为 2～4 周，甚至 3～6 周。病情轻重不一，轻者仅尿常规略有异常，称为“亚临床型急性肾小球肾炎”。重者出现急性并发症。典型临床表现以水肿、血尿和高血压最为多见。水肿多于清晨起床时出现，从眼睑、颜面开始，可蔓延至全身。水肿持续约 1～2 周，之后逐渐消退，偶有历时较长，可达 3～4 周，部分患儿出现气促、喘憋等循环充血状态，甚至肺水肿。血尿大多呈茶色或咖啡色，也有仅表现为镜下血尿者。APSGN 患儿亦可出现不同程度的蛋白尿，通常为轻到中度，少部分达到肾病综合征水平。如果蛋白尿持续存在，要警惕转向慢性病程的可能。部分患儿出现急性肾损伤，如不及时治疗，可进展为急性肾衰竭。高血压一般为轻到中度，少数严重病例出现头痛、恶心、呕吐，甚至抽搐、谵妄等高血压脑病表现。患儿在急性期还可伴有乏力、厌食、腰酸、腰痛等非特异症状。

五、诊断

儿童和青少年，尤其是学龄期患儿，急性起病，有水肿、高血压和血尿，以及有前驱链球菌感染的证据、血清 C_3 浓度一过性下降，病程 8 周内恢复正常即可确诊为 APSGN；如果肾脏病理提示典型毛细血管内增生肾小球肾炎，免疫荧光 C_3 沉积和 IgG 沉积亦可明确诊断。其中，抗链球菌溶血素 O、抗链球菌激酶、抗链球菌 DNA 酶 B 和抗透明质酸酶，一项或多项呈阳性均可作为感染过链球菌的证据。如果患儿有 GAS 感染接触史,之后出现临床症状如水肿、高血压和血尿,但未找到 GAS 感染实验室依据,临床应考虑为疑似 APSGN。提出疑似 APSGN 存在一定的临床意义,即在 GAS 感染流行季节和流行区域,对相关患儿开展相关检查,并及时给予相应的治疗措施,以避免 APSGN 的漏诊误诊。

诊断 APSGN 应除外其他病原感染后肾小球肾炎,包括病毒、其他细菌、肺炎支原体、真菌和寄生虫等非链感后肾炎,这些患儿一般都有对应的病原学依据,在此基础上可做出鉴别。APSGN 还应和 C_3 肾小球病鉴别,后者是补体旁路途径异常活化而导致肾小球免疫荧光 C_3 沉积为主(且免疫荧光强度较其他免疫球蛋白、补体成分强度≥2+)的一组疾病,病程迁延或反复,补体 C_3 降低为持续或反复性。而 APSGN 和 GAS 感染后免疫反应相关,肾小球免疫荧光有 C_3 和 IgG 沉积,病程多为自限性,血补体 C_3 降低 8 周内大多能够恢复正常。

六、治疗

以支持对症为主,针对急性期出现的并发症,积极予以处理。

(一) 一般治疗

急性期应卧床休息 2～3 周,直到肉眼血尿消失、水肿减退、血压下降至正常。记出入量,低盐(1～2 g/d)、氮质血症患儿低蛋白≤0.5 g/(kg·d)饮食,待尿量增加,氮质血症消除,即应恢复正常蛋白供应。尿少且水肿重者应限制液体入量。

(二) 针对感染灶治疗

选用敏感抗菌药物,一般选用青霉素或头孢菌素,疗程 7～10 天。

(三) 对症治疗

利尿消肿以及降压治疗。

1. 利尿剂

用于水肿严重、高血容量者。

(1) 呋塞米:每次 1 mg/kg,每日 2 次,口服或静脉注射。用于高容量负荷患者。

(2) 双氢克尿噻:每次 1～2 mg/kg,每日 2 次。用于轻症患者。

2. 降压药

经休息和限盐、限水措施后血压仍高者,应给予降压药物。中重度高血压经休息和限盐利尿无效者需应用降压药。以钙通道阻滞剂首选,通常使用硝苯地平舌下含服。血管紧张素转化酶抑制剂(ACEI)急性期可能导致血钾升高,需慎用。

(四) 并发症治疗

1. 急性肾损伤

限液量,注意电解质平衡,必要时血液净化。

2. 急性循环充血状态

严格限制水盐摄入，记录出入量；静脉给予强利尿剂呋塞米。上述治疗无效者可血液净化，解除容量负荷。由于循环充血状态并非心肌功能减低所致，不建议应用强心剂。

3. 高血压脑病

(1) 积极降血压：以利尿剂为主，联合钙通道阻滞剂等积极降血压。经上述治疗仍不能控制者，可持续泵维硝普钠，应从小剂量起，不可骤加骤减，建议剂量范围：$0.5 \sim 8 \, \mu g/$ (kg·min)。

(2) 镇静：地西泮每次 $0.3 \sim 0.5 \, mg/kg$，缓慢静脉注射，最大剂量不能超过 $10 \, mg$；苯巴比妥钠每次 $5 \sim 10 \, mg/kg$，肌内注射。或者 10% 水合氯醛每次 $0.5 \, mL/kg$，溶于生理盐水 $10 \, mL$ 内灌肠。

(3) 降颅压：对有惊厥的高血压脑病患儿，除给予镇静、降血压治疗外，还应给予降颅压的治疗。常用 20% 甘露醇每次 $1 \, g/kg$，静脉滴注，$1 \, h$ 内进入。必要时每 $4 \sim 8 \, h$ 重复。

注意：高血压脑病患者应常规进行眼底检查，注意有无视乳头水肿及眼底动脉痉挛，以指导治疗和了解疗效；惊厥患者应予以吸氧、吸痰等抢救措施；地西泮静脉注射时速度宜慢，并需密切监测呼吸状态，以防止发生呼吸抑制。

(五) 关于糖皮质激素和免疫抑制剂的应用

针对大量蛋白尿以及急性进展的肾衰竭，除了上述对症治疗外，能否应用糖皮质激素和免疫抑制剂治疗尚无明确的循证依据。多数医师认为，加用糖皮质激素治疗可以明显缩短肾功能异常持续的时间。

七、预后和预防

儿童 APSGN 近期和远期预后多数良好，临床症状多在发病后几周内自行消失，尿常规异常数月后逐渐消失，少数患者的尿液异常，需几年后才能恢复。极少数患儿病程迁延，长期而持续的大量蛋白尿和低补体血症，提示预后不良。本病的预防，应增强儿童体质，保持良好的环境卫生习惯，从而减少咽峡炎、扁桃体炎、脓皮病等疾病的发生。注意清除慢性感染灶，如反复发生的扁桃体炎、鼻窦炎等。集体生活的儿童在流行链球菌感染时，可适当使用抗菌药物预防，以减少 APSGN 的发病。

(樊剑锋 撰写，刘小荣 审阅)

参考文献

[1] World Health Organization. The current evidence for the burden of group A streptococcal diseases

（WHO，2005）。

［2］ Carapetis JR，Steer AC，Mulholland EK，etal. The global burden of group A Streptococcal diseases［J］. Lancet Infect Dis，2005，5（11）：685－694. DOI：10.1016/S1473 3099（05）70267X.

［3］ Kanjanabuch，T.，Kittikowit，W. & Eiam-Ong，S. An update on acute postinfectious glomerulonephritis worldwide［J］. Nat. Rev. Nephrol，2009（5）：259－269. DOI：10.1038/nrneph.2009.44.

［4］ Dowler J，Wilson A. Acute post-streptococcal glomerulonephritis in Central Australia［J］. Aust. J. Rural Health，2020，28：74－80. DOI：10.1111/ajr.12568.

［5］ Walker MJ，Barnett TC，McArthur JD，et al. Disease manifesations and pathogenic mechanism of Group A Streptococcus［J］. Clin Microbiol Rev，2014，27（2）：264301. DOI：10.1128/CMR.0010113.

［6］ Kanjanabuch T，Kittikowit W，Eiam-Ong S. An update on acute postinfectious glomerulonephritis worldwide［J］. Nat. Rev. Nephrol，5，259－269. DOI：10.1038/nrneph.2009.44.

［7］ Worthing KA，Lacey JA，Price DJ，et al. Systematic Review of Group A Streptococcal emm Types Associated with Acute Post-Streptococcal Glomerulonephritis［J］. Am. J. Trop. Med. Hyg. 100（5），2019，pp. 1066－1070. DOI：10.4269/ajtmh.18－0827.

［8］ Skrzypczyk P，Ofiara A，Zacharzewska A，et al. Acute post-streptococcal glomerulonephritis-immune-mediated acute kidney injury-case report and literature review［J］. Cent Eur J Immunol，2021，46（4）：516－523. DOI：10.5114/ceji.2021.112244.

［9］ Alhamoud M A，Salloot I Z，Mohiuddin S S，et al. （December 06，2021）A Comprehensive Review Study on Glomerulonephritis Associated With Post-streptococcal Infection［J］. Cureus，13（12）：e20212. DOI 10.7759/cureus.20212.

［10］ 李志辉，文丹，康志娟. 急性链球菌感染后肾小球肾炎病情迁延的高危因素［J］. 中华实用儿科临床杂志，2020，35（5），350－354. DOI：10.3760/cma.j.cn101070－20200107－00030.

［11］ K.H. HAN，K.H. LEE，S.J. PARK，et al. Hypocomplementemia（C3）as an independent predictor for children with acute post-streptococcal glomerulonephritis：a long-term observation［J］. Eur Rev Medi Pharmacol Sci，2021（25）：5674－5683. DOI：10.26355/eurrev_202109_26786.

［12］ Idhate T，Zaki SA，Shanbag P.：Cardiac status in children with acute poststreptococcal glomerulonephritis［J］. Saudi J Kidney Dis Transpl，2017（28）：830－835. PMID：28748885.

［13］ 中国人民解放军医学会儿科分会肾脏病学会. 急性肾小球肾炎的循证诊治指南［J］. 临床儿科杂志，2013，32（6）：561－564. DOI：10.3969/j.issn.1000－3606.2013.06.017.

［14］ Chaturvedi S，Rowena Boyd R，Krause V. Acute Post-Streptococcal Glomerulonephritis in the Northern Territory of Australia：A Review of Data from 2009 to 2016 and Comparison with the Literature［J］. Am. J. Trop. Med. Hyg，2018，99（6）：1643－1648. DOI：10.4269/ajtmh.18－0093.

［15］ Kilic BD，Kara MA，Buyukcelik M，et al. Pediatric post-streptococcal glomerulonephritis：Clinical and laboratory data［J］. Pediatrics International，2018（60）：645－650. DOI：10.1111/ped.13587.

［16］ Skrzypczyk P，Ofiara A，Zacharzewska A，et al. Acute post-streptococcal glomerulonephritis－immune-mediated acute kidney injury—case report and literature review［J］. Cent Eur J Immunol，2021，46（4）：516－523. DOI：10.5114/ceji.2021.112244.

［17］ Rovin BH，Caster DJ，Cattran DC，et al. Management and treatment of glomerular diseases（part 2）：conclusions from a Kidney Disease：Improving Global Outcomes（KDIGO）Controversies Conference［J］. Kidney Int，2019，95（2）：281－295. DOI：10.1016/j.kint.2018.11.008.

［18］ Lewnard JA，King LM，Fleming-Dutra KE，Link-Gelles R，Van Beneden CA：Incidence of pharyngitis，sinusitis，acute otitis media，and outpatient antibiotic prescribing preventable by vaccination against Group A *streptococcus* in the United States[J]. Clin Infect Dis，2021（73）：e47 - 58. DOI：10. 1093/cid/ciaa529.

[19] Woo KT，Chan CM，Lim C，et al. ：A global evolutionary trend of the frequency of primary glomerulonephritis over the past four decades[J]. Kidney Dis（Basel），2019，5：247 - 258. DOI：10. 1159/000500142.

第十八章

PANDAS

PANDAS,即与链球菌感染相关的儿科自身免疫性神经精神障碍(pediatric autoimmune neuropsychiatric disorders associated with streptococcal infections),是美国国立卫生研究院(National Institutes of Health,NIH)学者斯威多(Swedo)等于1998年提出的,A族β溶血性链球菌(group A beta-hemolytic streptococci,GAS)感染同时或不久突然发作或急剧恶化的强迫障碍(obsessive compulsive disorder,OCD)和(或)抽动障碍(tic disorders,TD)症状,随后出现复发-缓解的发作过程,可伴有独特的儿童神经精神疾病临床特征的一个儿童亚组。PANDAS子集的建立是一种研究策略,目的是集中研究GAS感染在突然发作或急剧恶化的OCD、TD和其他神经精神症状病因学中的作用。自PANDAS定义后的20余年来,全球围绕PANDAS的相关研究越来越丰富,同时也逐渐衍生出一些与儿童神经精神疾病相关概念,如儿童急性神经精神综合征(children acute neuropsychiatric syndromes,CANS)及小儿急性发作性神经精神综合征(paediatric acute-onset neuropsychiatric syndrome,PANS)等。本章将对PANDAS及其相关概念进行阐述。

一、流行病学

由于部分临床医生对PANDAS诊断存在困惑,缺乏对PANDAS具体患病率和发病率的评估。从GAS感染到PANDAS发病之间的潜伏期尚未完全阐明,OCD症状可早于GAS感染咽部症状出现前1～3天开始,最晚出现在GAS感染后30天或更久。GAS感染与11%儿童TD症状发作有关,与儿童OCD症状发作的关联程度尚不明确。在PANDAS儿童中,75%的临床症状加重与GAS感染有关,OCD、TD症状出现前的3～12个月内发生GAS感染率分别为5.4%～17.3%和4.9%～26.6%。21.4%的PANDAS患儿神经系统症状发作出现在GAS感染时,78.6%需要通过血清学检测证实神经系统症状发作与GAS感染有关。也有GAS感染与OCD、TD的发作、加重之间没有关联性的报道。迄今为止,缺乏有关PANDAS发病与季节相关性的报道。

PANDAS 患儿平均发病年龄约为 6.4 岁,平均诊断年龄约为 8.6 岁,3～8 岁为其发病高峰年龄(TD 的发作年龄为 6.3±2.7 岁,OCD 的发作年龄为 7.4±2.7 岁),男孩发病率高于女孩,比例为(2.6～2.8)∶1。45.2%仅表现运动抽动,3.5%仅表现声音抽动,11.6%仅表现为 OCD 症状,13.6%同时存在声音抽动和运动抽动,24.1%同时存在运动抽动和 OCD 症状,1.7%同时表现为声音抽动和 OCD 症状,6.7%同时发生运动抽动、声音抽动和 OCD 症状。

二、临床表现

(一) 心理核心症状

OCD 是 PANDAS 的心理核心症状,包括强迫心理(obsessive)和强迫行为(compulsive)。PANDAS 儿童常见的强迫心理包括对污染、伤害自己或他人的强迫性恐惧等想法,常见的强迫行为包括反复洗手、检查、自我控制、祈祷、数数和寻求安慰等动作。

(二) 行为核心症状

TD 是 PANDAS 行为的核心症状,包括临时性抽动障碍(provisional tic disorder,PTD)、持续性/慢性抽动障碍(persistent/chronic tic disorder,CTD)、妥瑞氏综合征(Tourette syndrome,TS)。

(三) 共患病的症状

特定的神经精神异常是 PANDAS 共患病的症状。常见的神经精神异常包括严重的分离焦虑和其他焦虑、运动多动、异常运动、坐立不安、睡眠障碍、感觉异常、幻觉、尿急尿频、难以集中注意力、情绪不稳定、易怒、抑郁、发育退化(尿床、发脾气、婴儿谈话)、人格改变、丧失学习能力(主要是数学和书写)等。

三、诊断与鉴别诊断

(一) 诊断标准

(1) 存在 OCD 和(或)符合《精神障碍诊断和统计手册,第三版,修订版》(Diagnostic and Statistical Manual of Mental Disorders-Third Edition-Revised,DSM-III-R)、《精神障碍诊断和统计手册,第四版》(Diagnostic and Statistical Manual-Fourth Edition,DSM-IV) 或《精神障碍诊断和统计手册,第四版,文本修订版》(Diagnostic and Statistical Manual-Fourth Edition-Text Revision,DSM-IV-TR) 的诊断标准的 PTD、CTD 和 TS。

(2) 症状在青春期前首次出现。

(3) 以症状急性突然发作或症状急剧加重为特征的发作性病程,伴随不定期的复发-缓解的病程。

(4) GAS 感染与症状急性发作或急剧加重之间存在密切的时间关联性。

（5）急性发作期间存在神经系统异常，如运动多动、舞蹈样运动等。

PANDAS 是一种排除性诊断，诊断时需要常规完善血常规、C 反应蛋白、咽喉部 GAS 快速检测或培养结果阳性、肝肾功能、血离子、红细胞沉降率、抗链球菌溶血素 O（anti-streptolysin O，ASO）滴度或抗链球菌脱氧核糖核酸酶 B（anti-DNAse B，ADB）抗体等实验室检查协助明确有无 GAS 感染及基本健康状态；完善抗磷脂抗体、抗核抗体、狼疮抗体及腹腔乳糜液等辅助检查，协助排除自身免疫性疾病；具有突发神经精神症状的儿童需完善神经系统磁共振、脑脊液分析检查除外自身免疫性脑炎。

（二）鉴别诊断

1. 小儿感染触发的自身免疫性神经精神障碍

自 1980 年以来，世界上就已经发现儿童神经精神综合征病例，部分患有 OCD 的儿童在感染 GAS、水痘-带状疱疹病毒或肺炎支原体等多种病原体后会突然出现精神症状。1995 年 NIH 的研究人员将这一儿童亚组定义为小儿感染触发的自身免疫性神经精神障碍（pediatric infection triggered autoimmune neuropsychiatric disorders，PITANDS）。

PITANDS 诊断标准：

（1）儿童发病（3 岁至青春期开始之间）。

（2）一定曾经有符合诊断标准的 OCD 和（或）TD。

（3）临床症状的显著发作必须是突然的（有或没有亚临床前驱症状），和（或）必须有一种突然的、复发性的、临床症状的显著加重和缓解的模式。特定事件的发作通常可以明确到一个特定的一天或一周，症状似乎在严重程度上是"爆炸式"的。

（4）病情发作不应只发生在压力或疾病期间，应普遍存在，足够严重，并需要修改治疗方案。如果未治疗，病情至少持续 4 周后才能明显改善。

（5）在 OCD 和（或）抽动加重期间，大多数患儿会出现神经系统检查异常，常伴有意外运动（如轻度舞蹈病样动作）。

（6）必须先前有或伴随的微生物学或临床感染证据，如咽喉部 GAS 快速检测或培养结果阳性、ASO 或 ADB 等 GAS 血清学阳性结果，或有咽炎、鼻窦炎或流感样症状等病史。

（7）患儿可能在 OCD 和（或）TD 发作之间继续有症状，也可能不再继续有症状。

PANDAS 与 PITANDS 的区别在于：① 致病因素不同：PANDAS 是由 GAS 病原体感染所致，而 PITANDS 的致病因素包括 GAS 感染与非 GAS 感染两类；② 发病年龄不同：PANDAS 起病年龄是青春期前发病，而 PITANDS 是儿童发病（3 岁至青春期开始之间）；③ 病程不同：PANDAS 的病程是多相的，PITANDS 的病程可以是单相的，也可以是多相的。

PANDAS 与 PITANDS 的关联在于：PANDAS 属于 PITANDS 的子集。

2. CANS

CANS 是 children acute neuropsychiatric syndromes，即儿童急性神经精神综合征的英文名字首字母的缩写，是 2012 年由辛格（Singer）等学者提出的。CANS 定义的是一组既往身体健康，没有慢性神经、精神疾病的儿童，急剧、突然的强迫行为、抽动、不正常行为或其他神经精神症状发作的临床症候群。其致病因素包括感染性、感染后性、药物诱导性、免疫性、代谢性、中毒性、缺氧性、血管性、创伤性及精神性等因素。

CANS 诊断标准：

（1）儿童期出现（年龄＜18 岁）。

（2）急性发作。

（3）可由感染性、炎症性或其他关联因素引起。

（4）精神症状，如主要指标 OCD 和（或）次要指标焦虑、精神病、发育退化、对感官刺激的敏感性、情绪不稳定等。

（5）运动症状，如抽动、PANDAS 样书写障碍、笨拙、多动等。

（6）磁共振成像无异常表现。

（7）单相或多相病程。

CANS 是一个排除性诊断，需要一个复杂的诊断系列。根据临床需求完善常规的血液化验、免疫学筛查、尿液分析、毒理学筛查、脑脊液分析、脑影像学等检查。以运动异常为主要症状者，还需要完善视频脑电图检查。

PANDAS 与 CANS 的区别在于：① 致病因素不同：PANDAS 是由 GAS 病原体感染所致，而 CANS 的致病因素不要求某种特定微生物，可由感染性与非感染性多种因素引起；② 发病年龄不同：PANDAS 起病年龄是青春期前发病，而 CANS 的发病年龄＜18 岁；③ 临床特征不同：PANDAS 的临床核心表现是 OCD 和 TD，CANS 的临床核心表现是 OCD，不强调 TD；④ 病程不同：PANDAS 的病程是多相的，CANS 的病程可以是单相的，也可以是多相的。

PANDAS 与 CANS 的关联在于：PANDAS 包含在 CANS 诊断范围内。

3. PANS

PANS 是 paediatric acute-onset neuropsychiatric syndrome，即儿科急性发作性神经精神综合征的英文名字首字母的缩写，是 2010 年由美国国立卫生院研究人员斯威多（Swedo）等学者提出。PANS 定义的是一组儿童原发性和（或）流感、支原体、EB 病毒、GAS 等病原体感染后继发性自身免疫性疾病，临床上表现为 OCD 和（或）饮食限制的急性发作以及至少两种其他严重神经精神症状的临床症候群。PANS 属于 OCD 的一种儿童临床症候群亚型，"急性和剧烈的症状发作"是 PANS 关键的临床特征。

PANS 诊断标准：

（1）OCD 突然、戏剧性发作或严格限制食物摄入（＜48 小时），强迫症状必须足够严重和频繁，以满足 DSM-Ⅳ OCD 的标准。

（2）同时存在下面 7 类神经精神症状中至少两个、同样严重和急性的神经精神症状。

1）焦虑（如突然加剧的分离焦虑、普遍的焦虑、非理性的恐惧或忧虑或特定的恐惧症）。

2）情绪不稳定和（或）沮丧（如情绪状态的突然和意外的变化、内在的不安和躁动感、抑郁症的突然发作、自卫的行为和自杀念头、冲动性和行为倒退）。

3）攻击性、易怒和对立行为。

4）行为（发展）倒退（如脾气增大、适合年龄的语言和行为丧失、发育回归上一个年龄发展阶段、使用"婴儿说话"模式、学校作业或艺术品的幼稚化）。

5）学校学习表现或学习能力突然下降（包括与强迫症状发生前比较，出现注意力跨度缩短、注意力集中或记忆困难、数学技能或视觉空间技能的特定损失，以及其他认知或执行功能障碍）。

6）感觉和运动异常（感觉异常包括对食物或衣物的质地、光、噪声、气味、味道的敏感性突然增加或者降低；感官寻求行为，包括需要触摸或感觉特定的物体或纹理；视觉异常包括可怕的图像和物体漂浮的感觉，或者比它们实际大小更大或更小；运动异常包括各种体征和症状，如孩子的笔迹突然恶化、笨拙、运动过度活跃、抽动和舞蹈样动作）。

7）躯体体征和症状（如睡眠问题以及排尿和排尿障碍；睡眠障碍不仅包括可怕的噩梦和夜惊的新发作，还包括入睡、保持睡眠困难或过早醒来，即早期、中期或晚期失眠；泌尿系统症状包括新出现的夜间尿床、白天尿频和尿急，但没有尿路感染的证据）。

（3）精神神经症状不能用已知的神经系统或躯体疾病来更好地解释，例如西德纳姆舞蹈病（Sydenham's chorea，SC）、系统性红斑狼疮、TS 或其他疾病。

PANDAS 与 PANS 的区别在于：① 病原体不同：PANDAS 仅由 GAS 病原体感染所致，而 PANS 病因分为感染因素和非感染因素，感染因素包括 GAS 感染与非 GAS 感染两类；② 发病年龄不同：PANDAS 起病年龄是青春期前，而 PANS 发病年龄＜18 岁；③ 临床特征不同：PANDAS 的临床核心表现是 OCD 和 TD，PANS 的临床核心表现是 OCD 和严重的饮食限制。

PANDAS 与 PANS 的关联在于：PANDAS 被归类于 PANS 的一个特殊子集。

4. OCD

OCD 是儿童、青少年时期很常见的慢性、高度致残性精神疾病，发生时常伴随着羞耻感和隐秘性。其特征是反复、持续出现的，令人痛苦的、忧虑的侵入性想法、冲动或图像和为预防或减少相关焦虑和不适而进行的重复动作，包括强迫性思维（obsessions）和强迫行为（compulsions）。常见的强迫性思维包括对污染的恐惧、持续怀疑、暴力或性侵犯的想法、对造成伤害的恐惧、过度关心是否对称、过分关注对与错、对颜色或数据的迷信等。常见的强迫行为包括清洁或清洗、整理、反复检查、重复行为、重复不必要的评估、过度祈祷或道歉等。儿童 OCD 是一种慢性疾病,患病率为 0.25%～4.0%,发病年龄定义在 18 岁之前,性别比例存在不确定性。OCD 的致病因素尚未明确,目前考虑与遗传、环境、免疫、感染和炎症等因素有关。

国际疾病分类第 10 版(International Classification of Diseases,10th edition,ICD-10)OCD 的诊断标准:

(1) 在 2 周大多数时间存在强迫心理和(或)强迫行为的表现。

(2) 强迫心理(反复进入人脑海的不想要的想法、图像或冲动)和(或)强迫行为(重复的刻板行为或由必须严格应用的规则驱动的心理行为)具有以下特征:

1) 患者意识到这些源于他们自己的思想。

2) 强迫心理和(或)强迫行为对患者来说是重复的、不愉快的和痛苦的,至少有一个被认为是过度或不合理的"自我肌张力障碍"。

3) 至少有一个症状抵抗失败,即使还有其他的症状,患儿也不再抵抗。

4) 强迫心理和强迫行为的本质是令人不愉悦,强迫心理和(或)强迫行为压力的暂时缓解并不能让患儿获得快乐。

(3) 症状必须是致残的。即使是年幼儿童也明白这些思想和行为是无意义的。

《精神障碍诊断和统计手册,第五版》(Diagnostic and Statistical Manual of Mental Disorders-Fifth Edition,DSM-V)OCD 的诊断标准:

(1) 存在强迫心理和(或)强迫行为的表现。

1) 强迫心理的定义

A. 在干扰期间的某个时候,反复出现和持续性的想法、冲动或图像,这些想法、冲动或图像是侵入性的和不想要的,并且在大多数人中会引起明显的焦虑或痛苦。

B. 个人试图忽视或抑制这些想法、冲动或图像,或用其他一些想法或行动(即通过强迫)来中和它们。

2) 强迫行为的定义

A. 重复行为(例如,洗手、整理、检查)或心理行为(例如,祈祷、数数、默默重复单词),让人感到被驱使以回应强迫行为,或根据必须严格应用的规则。

B. 幼儿可能无法阐明这些行为或心理的目的。

C. 行为或心理行为旨在预防或减少痛苦或防止某些可怕的事件或情况;然而,这些行为或心理行为要么与它们旨在中和或预防的东西没有现实的联系,要么明显过度。

(2) 强迫心理或强迫行为会引起明显的痛苦,每天持续时间超过 1 h,或严重干扰人的正常日常生活、职业(或学术)功能或普通的社交活动或人际关系。

（3）这种紊乱不能被其他精神障碍更好地解释，如过度担心、关注外表、难以丢弃、拔毛障碍、抠皮障碍、刻板运动障碍、仪式化的饮食行为、沉迷于物质或赌博、全神贯注于疾病、性冲动或幻想、冲动、内疚反刍、思想插入或妄想性关注或重复的行为模式等。

（4）这种紊乱不是由于某种物质（例如，滥用药物、药物）或一般医疗状况导致的。

在确诊 OCD 之前，应排除与破坏性、冲动控制和行为障碍相关的冲动，与物质相关和成瘾性障碍相关的关注以及由性引起的性冲动和幻觉。

PANDAS 与 OCD 的区别在于：① 致病因素不同：PANDAS 仅由 GAS 病原体感染所致，而 OCD 可由遗传、环境和感染等因素引起，感染因素包括 GAS 感染与非 GAS 感染；② 发病年龄不同：PANDAS 起病年龄是青春期前，而 OCD 发病年龄<18 岁；③ 病程不同：PANDAS 的病程是多相的，OCD 的病程可以是单相的，也可以是多相的。

PANDAS 与 OCD 的关联在于：PANDAS 是 OCD 的一种亚型。由 GAS 感染诱发的 OCD 突然发作或原有临床症状急剧恶化的儿童应诊断为 PANDAS。

5. 抽动障碍（tic disorders，TD）

抽动（tics）是身体的一部分反复、快速、突然和不受控制地出现短暂的、小的（有时是非自愿的）运动、动作或声音，由先兆冲动、抽动的物理表达及事后体验到的解脱感 3 个部分组成，分为运动性抽动和发声性抽动。运动性抽动是突然、快速、反复、非节律的刻板运动，通常先有冲动，可以影响身体的任何部位，最常见于面部、头部和颈部区域。发声抽动包括产生的任何噪声，如吸鼻子、咕噜声、嗡嗡声、咔嗒声及重复喊叫。运动抽动和发声抽动又可分为简单抽动和复杂抽动。抽动的频率、强度、数量、复杂性和抽动类型在几周和几个月的时间内有所不同，具有时间波动性和可抑制性。

简单的运动抽动仅涉及单个肌肉群或身体部位（如面部、颈部、肩部或手部）的短暂、快速、突然、重复且似乎没有目的的非节律性运动，如眨眼、翻白眼、睁大眼睛或嘴巴、倾斜脖子、抬起肩膀和握手等。

复杂的运动抽动是由几个肌肉群引起的一组无目的的或看似有目的但实际上没有目的简单的动作或协调的、精心策划的运动模式，如触摸、点击、挥手、踢腿、跳跃、模仿他人的手势和做出淫秽或禁止的手势或不适当的触摸等。

简单的发声抽动由空气通过鼻子、嘴巴或喉咙而发出的无意义声音和噪声组成，如咳嗽、清嗓子、咕噜声、模仿动物噪声和舌头咔嗒声等。

复杂的发声抽动涉及多个肌肉群，由单词、短语或句子具有语言意义的话语组成，如大喊大叫、无法控制地使用淫秽语言、机械和无意义地重复另一个人的话或单词被快速、不自主地重复等。

TD 属于神经系统运动过多运动障碍性疾病，具有多种病因，包括遗传易感性、自身免疫和环境因素。根据抽动的类型（运动性或发声性，或两者的组合）以及症状持续时间方面各不相同,DSM-V 将 TD 分为短暂性抽动障碍(provisional tic disorders,PTD)、慢性/持续性运动或发声抽动障碍(chronic/persistent motor or vocal tic disorder,CTD)和 TS 三种类型。PTD 儿童可能有运动抽动或发声抽动,或两者都有,但症状出现时间不到 1 年;CTD 儿童要么有运动抽动,要么有发声抽动,并且至少有 1 年的抽动症状;TS 儿童同时有运动和发声抽动,并且抽动症状至少持续 1 年。TD 发病的高峰年龄为5～10 岁,10～12 岁最严重,男孩和女孩患病比例为(3～5):1。TD 儿童常合并一种或多种行为障碍,如注意力缺陷多动障碍(attention-deficit-hyperactivity disorder,ADHD)、学习困难、OCD、睡眠障碍、情绪障碍、自伤行为、品行障碍、暴怒发作等。

PTD、CTD 和 TS 的 DSM-V 具体诊断标准如下。

(1) PTD 诊断标准

1)有一个或多个运动抽动(例如,眨眼或耸肩)或发声抽动(例如,哼唱、清嗓子或大声喊出一个词或短语)。

2)病程不超过 1 年。

3)18 岁以前起病。

4)排除由于服用药物或某些药物(例如,兴奋剂)或内科疾病(例如,癫痫发作、亨廷顿舞蹈病或病毒感染后脑炎)引起的抽动。

5)不符合 CTD 和 TS 诊断标准。

(2) CTD 诊断标准

1)有一种或多种运动抽动(例如,眨眼或耸肩)或发声抽动(例如,哼唱、清嗓子或大声喊出一个词或短语),但病程中只有一种抽动形式存在。

2)病程在 1 年以上,几乎每天或断断续续地抽动多次。

3)18 岁以前起病。

4)排除由于服用药物或某些药物(例如,兴奋剂)或内科疾病(例如,癫痫发作、亨廷顿舞蹈病或病毒感染后脑炎)引起的抽动。

5)不符合 TS 诊断标准。

(3) TS 诊断标准

1)有两种或多种运动抽动(例如,眨眼或耸肩)和至少一种发声抽动(例如,哼唱、清嗓子或大声喊出一个词或短语),但两者不一定同时出现。

2)病程在 1 年以上,几乎每天或断断续续,抽搐每天可能发生多次(通常是阵发性发作)。

3)18 岁之前发病。

4)排除由于服用药物或某些药物(例如,兴奋剂)或内科疾病(例如,癫痫发作、亨廷顿舞蹈病或病毒感染后脑炎)引起的抽动。

PANDAS 与儿童 TD 的区别在于：① 致病因素不同：PANDAS 仅由 GAS 病原体感染所致，TD 的病因包括遗传易感性、自身免疫和环境因素，环境因素分为感染因素和非感染因素，感染因素包括 GAS 感染与非 GAS 感染两类；② 发病年龄不同：PANDAS 起病年龄是青春期前，而 TD 起病年龄是 18 岁之前；③ 治疗手段不同：PANDAS 仅需控制 GAS 感染，TD 需要控制 GAS 之外的感染，如莱姆疏螺旋体或肺炎支原体等。

PANDAS 与 TD 的关联在于：PANDAS 和 TD 在诊断方面存在重叠，由 GAS 感染诱发的 PTD、CTD 或 TS 突然发作或临床症状急剧恶化的儿童应诊断为 PANDAS。

6. 风湿性舞蹈病(sydenham's chorea，SC)

SC 是一种由 GAS 感染引起的、与神经精神表现相关的运动过度的运动障碍，是一种多动性障碍，于 1686 年由托马斯·西德纳姆首次描述、并从舞蹈病中区分出来的一个特定亚型，是儿童急性获得性舞蹈病最常见的形式。SC 好发年龄为 5～15 岁，发病高峰期为 8～9 岁。自 GAS 感染到出现神经症状之间的中位潜伏期为 8 周，其特征是突然、快速、痉挛性、不自主、不规则、不协调的"jerking"样运动(通常是双侧的)和肌张力减退，主要影响面部、四肢和躯干，常合并 OCD、情绪障碍、焦虑、情绪不稳定、ADHD 和 TD 等共患症。

SC 诊断标准：

(1) 目前缺乏关于 SC 诊断和管理的循证指南，SC 是一种基于急性、亚急性舞蹈病临床表现和没有 GAS 感染之外诊断其他舞蹈病病因的排除性诊断。

(2) SC 是一种 GAS 感染后中枢神经系统的自身免疫性疾病，属于急性风湿热(acute rheumatic fever，ARF)的主要表现之一。既往健康儿童出现急性、亚急性舞蹈病发作时，应考虑自身免疫性舞蹈病。当患自身免疫性舞蹈病儿童合并 GAS 感染、达到琼斯诊断标准时，应诊断 SC。

(3) 约 1/3 的 SC 患儿可能会出现心脏并发症，新近出现的 GAS 感染或心脏炎有助于 SC 诊断。

(4) 当缺乏 GAS 感染证据、没有心脏炎或其他主要 ARF 表现的情况下，SC 应完善相关实验室检查，与其他自身免疫性疾病进行鉴别诊断，如病毒性或自身免疫性脑炎、脑血管意外、甲状腺功能亢进或对药物的反应等，特别是那些与多巴胺受体相互作用的疾病。

PANDAS 与 SC 的区别在于：① 发病年龄不同：PANDAS 起病年龄是青春期前，而 SC 好发年龄为 5～15 岁；② 临床合并症不同：PANDAS 患儿很少合并心脏炎，约 1/3 的 SC 常合并心脏炎；③ 病程不同：PANDAS 的病程是多相的，SC 的病程是单相的。

PANDAS 与 SC 的关联在于：PANDAS 和 SC 是 GAS 感染的两个中枢神经系统自身免疫后遗症。PANDAS 在临床可表现为舞蹈样动作，但符合 SC 诊断的儿童均应排除在 PANDAS 诊断之外。

四、治疗

PANDAS 的治疗尚无公认指南,目前的治疗策略是从临床经验、专家意见、小型试验和病例报告推断出来的,随机对照试验很少。根据患儿临床表现,PANDAS 的干预手段通常包括 3 个方面内容:① 抗菌药物根除 GAS 感染;② 行为认知疗法联合精神活性药物缓解神经精神症状;③ 免疫调节治疗解决免疫系统功能障碍。PANDAS 治疗存在明显的异质性,可单独使用一种手段(如抗菌药物)治疗,也可以是多种手段同时进行。针对心理、行为的干预是 PANDAS 治疗策略的核心。

(一) 抗菌药物根除 GAS 感染

1. PANDAS 儿童的初级抗菌药物治疗的使用范围

对所有存在急性 GAS 感染证据的儿童均应进行初级抗菌药物治疗。理论上,早期治疗 GAS 感染不仅可以限制免疫反应,并可能抑制 OCD 或 TD 的增加。抗菌药物治疗不仅是减轻神经元损伤风险的一种谨慎的手段,也是减少急性 ARF 和风湿性心脏病等 GAS 感染后非化脓性后遗症发生的必要措施。

2. 符合 PANDAS 诊断的儿童急性 GAS 感染的临时定义

(1) 无论 GAS 快速检测或培养结果如何和(或)是否存在咽炎,链球菌特异性系列抗体水平持续上升。

(2) 急性咽喉炎伴 GAS 培养阳性、抗体水平升高。

(3) 伴有典型的腭部瘀点的咽炎。

(4) 伴猩红热样皮疹的咽炎。

(5) 与 GAS 病例亲密接触后出现咽炎,但没有咽拭子或血清学证据。

(6) 与 GAS 病例亲密接触后出现无症状咽部 GAS 定植。

(7) 在一次咽拭子阴性后的 3～4 个月内出现无症状咽部 GAS 定植。

(8) 神经精神症状首次发作后 6 个月内,ASO 滴度或 ADB 抗体水平超过实验室正常儿童年龄标准的第 95 百分位,或临时 ASO 滴度≥1∶480 或 ADB 滴度≥1∶1 280。

(9) 神经精神症状首次发作后 6 个月内,同一血清样本中 ASO 和 ADB 均升高至年龄百分比的第 80 百分位以上。

(10) GAS 培养阳性的链球菌性皮炎。

3. PANDAS 儿童初级治疗的抗菌药物选择及用药途径

青霉素、阿莫西林和头孢菌素均可以治疗 GAS 感染。青霉素类抗菌药物是治疗 GAS 感染的首选药物,既可用于急性治疗,也可用于长期的二级预防。用药途径包括口服、肌内注射和静脉输注。对青霉素存在非重度超敏儿童,可选择头孢菌素治疗。对青霉素存在速发超敏反应、对β内酰胺类抗菌药物过敏或不耐受儿童，大环内酯类抗菌药物是耐药率较低国家 GAS 感染的替代治疗药物。由于受大环内酯类抗菌药物高耐药率和高水平耐药的限制，氯霉素类抗菌药物可能会成为中国对β内酰胺类抗菌药物过敏或不耐受的儿童根除 GAS 感染的替代治疗药物。

（二）行为认知疗法联合精神活性药物缓解神经精神症状

1. PANDAS 核心心理症状治疗

认知行为疗法（cognitive-behavioural therapy，CBT）联合择性5-羟色胺再摄取抑制剂（selective serotonin reuptake inhibitors，SSRIs）的药物治疗是 PANDAS 患儿在引入免疫调节药物之前 OCD 的一线治疗手段。

（1）CBT 是一种实用的、以目标为中心的方法，可以帮助儿童理解他们的想法、感受和行为之间的关系。目的是识别与他们的心理问题相关的功能失调和扭曲的认知，并创造更多功能性和平衡的认知模式，从而减少情绪困扰和更有益的行为。儿童 CBT 治疗包含多个要素，例如心理教育、层次结构、暴露和反应预防（exposure and response prevention，ERP）、认知策略、奖励计划、家庭/父母培训和复发预防。ERP 疗法是 CBT 的一种特殊形式，强调基于患者放松的前提下，分层暴露于恐惧诱发刺激或情况，同时阻止患者的仪式化行为，切断维持强迫症状的强化效果，最终导致症状与触发刺激或情况之间的条件关联逐渐消失的心理治疗方法。以 ERP 为核心组成部分的 CBT 是儿科 OCD 最成熟和最有效的心理治疗。

（2）SSRIs 是一类新型抗抑郁药物，常见的 SSRIs 药物包括氟西汀、帕罗西汀、舍曲林、氟伏沙明、西酞普兰和艾司西酞普兰，可有效改善患者的抑郁和强迫症状。氟西汀、舍曲林、氟伏沙明及三环类药物氯米帕明被美国食品和药物管理局批准用于治疗儿童强迫症。舍曲林可作为儿童和青少年 OCD 治疗的一线药物。与 CBT 比较，SSRIs 的疗效更好、更持久（治疗16周后），而 SSRIs 联合 CBT 治疗效果最佳。但 SSRIs 偶有可引起舞蹈手足徐动样动作等不良反应报道。

2. PANDAS 核心行为症状治疗

心理教育、行为干预和精神药物治疗策略是改善 PANDAS 患儿 TD 的推荐治疗方法。

（1）心理教育包括有关症状、原因、预后、潜在管理、可理解的治疗和日常经验等最新信息的分享。无论 TD 症状严重程度如何，都应将心理教育作为初始干预，以提高患儿对症状的耐受性，缓解压力，加强自我调节控制。

（2）当心理教育治疗效果不理想时，建议将习惯逆转训练或抽动的综合行为干预和 ERP 作为 TD 首选的行为干预手段。

（3）由于行为干预手段并非在所有患者中有效、可用或可行，需要联合药物进行治疗。多巴胺阻断剂阿立哌唑是治疗 TD 儿童首选药物,其他可考虑的药物包括噻必利、利培酮和可乐定等。当上述药物出现治疗耐药时,可考虑使用证据基础有限或有锥体外系不良反应风险的药物进行治疗,包括匹莫齐特、氟哌啶醇、托吡酯、大麻素药物和肉毒杆菌毒素注射。

3. PANDAS 共患病症状的治疗

(1)苯二氮䓬类药物是缓解患儿的焦虑、激动、侵略、失眠和其他症状初始治疗的首选药物。

(2)氟哌啶醇、利培酮、阿立哌唑、氯氮平、哌醋甲酯和匹莫齐特等不会改善 PANDAS 患儿的精神症状。

(三)免疫调节治疗解决免疫系统功能障碍

1. 免疫调节治疗适用范围

尽管缺乏双盲随机对照试验数据的支撑,在经典心理治疗和精神药理学治疗失败后,非甾体抗炎药物(nonsteroidal anti-inflammatory drugs,NSAIDs)、皮质类固醇(corticosteroids)、静脉注射免疫球蛋白(intravenous immunoglobulin,IVIG)和治疗性血浆置换(therapeutic plasma exchange,TPE)单独或联合抗菌药物(如青霉素、大环内酯类或头孢菌素类等)治疗 PANDAS 持续症状仍然是被考虑的治疗手段。

2. 不同免疫调节治疗手段在 PANDAS 中的应用现状

(1)NSAIDs:有研究表明预防性或发作后 30 天内给予 NSAIDs 可缩短新发和复发/缓解的 PANDAS 儿童的神经精神症状持续时间。但在治疗过程中,NSAIDs 不良反应发生率较高,其在 PANDAS 儿童中的应用价值尚无定论。

(2)皮质类固醇:可能是新发和复发/缓解 PANDAS 儿童的有益干预、治疗措施,可加速症状改善或消退。但有研究表明皮质类固醇存在使 PANDAS 儿童精神症状升级的不良反应,其治疗 PANDAS 的证据尚无定论。

(3)IVIG:PANDAS 儿童对 IVIG 治疗耐受性良好,虽有双盲研究不支持 IVIG 治疗 PANDAS 的效益,但也有学者实践表明 IVIG 序贯输注可能会改善与潜在免疫失调相关的心理症状和功能障碍。抗菌药物联合 IVIG 治疗 PANDAS 的措施比接受普通精神科治疗更受欢迎。

(4)TPE:虽然存在争议,TPE 于 2019 年被美国血液分离学会推荐为 PANDAS 加重儿童的二线治疗措施。

(四)其他治疗

1. 扁桃体切除术/腺样体切除术

虽有病例报告证明扁桃体切除术/腺样体切除术(tonsillectomy and adenoidectomy,T&A)可有效缓解 PANDAS 儿童临床症状,并有学者建议将 T&A 联合抗菌药物治疗作为 PANDAS 儿童早期治疗手段，但由于缺乏随机对照试验数据支撑，在获得明确的 T&A 适应证之前，应避免使用 T&A 来缓解神经精神症状。

临床医生可以推荐 T&A 治疗复发性咽喉感染的标准：

（1）在过去一年中至少发作 7 次或每年至少发作 5 次、持续 2 年或每年至少 3 次、持续 3 年。

（2）每次喉咙痛发作时至少合并以下条件中的 1 条：

1）体温＞38.3℃（101℉）。

2）颈淋巴结肿大。

3）扁桃体渗出物或 GAS 检测阳性。

2. 深部脑刺激手术治疗

如果上述治疗手段仍无法让 PANDAS 患儿获益，则视为重度或难治性病例，可考虑深部脑刺激（deep brain stimulation，DBS）治疗手段。

3. 深度经颅磁刺激治疗

最近美国食品和药物管理局将深度经颅磁刺激治疗（deep transcranial magnetic stimulation，dTMS）作为对药物和心理干预反应不足的 PANDAS 患儿 OCD 症状潜在干预的措施。

五、预后

大多数患有 PANDAS 的儿童可以通过早期抗菌药物治疗完全恢复。但有些儿童，尽管早期治疗，仍会出现持续的神经精神症状，需要长期治疗。未经治疗或未被认识的 PANDAS 发展为成人 OCD 和 TD 的风险增加。

六、预防

（一）PANDAS 儿童的二级抗菌药物预防适用范围

目前，没有足够的证据支持对 PANDAS 儿童长期使用抗菌药物预防 GAS 感染。但抗菌药物二级预防 GAS 再感染是至关重要的。其潜在的好处不仅在于有可能防止 PANDAS 儿童发生与 GAS 感染相关的神经精神恶化，而且可以减少反复 GAS 感染诱发 ARF 和风湿性心脏病的风险。PANS/PANDAS 临床研究联盟成员也建议抗菌药物二级预防通常用于 PANDAS 重症病例或存在多次与 GAS 感染相关神经精神恶化的 PANDAS 儿童。

（二）PANDAS 儿童的二级抗菌药物预防持续时间

PANS/PANDAS 临床研究联盟成员主张 PANDAS 儿童二级抗菌药物预防治疗方案的实施应参照 ARF 预防指南，根据患儿神经精神恶化的频率和严重程度、既往恶化持续的时间和 GAS 暴露的风险（例如，拥挤的生活条件、家里的弟弟妹妹或学校的 GAS 爆发）进行个体化治疗。抗菌药物预防性治疗疗程至少持续至症状缓解后的 1～2 年。对于缓解期的 PANDAS 儿童，可以选择在夏季暂停抗菌药物预防，在秋季儿童返回学校时恢复预防措施。如果孩子在学年内仍然没有症状，抗菌药物可能会在第二年夏季完全停用。重症 PANDAS 病例，二级抗菌药物预防治疗应持续到 18 岁。

（梁云梅　撰写，杨永弘　审阅）

参考文献

［1］ Swedo SE，Leonard HL，Garvey M，et al. Pediatric autoimmune neuropsychiatric disorders associated with streptococcal infections：clinical description of the first 50 cases［J］. Am J Psychiatry，1998，155(2)：264 - 271. DOI：10. 1176/ajp. 155. 2. 264.

［2］ Swedo SE，Leckman JF，Rose NR. From research subgroup to clinical syndrome：modifying the PANDAS criteria to describe PANS (paediatric acute-onset neuropsychiatric syndrome)［EB/OL］. Pediatr Therapeut，2012，2(2)：1 - 8. http：//dx. doi. org/10. 4172/2161 - 0665. 1000113.

［3］ Kırık S，Güngör O，Kırık Y. Importance of streptococci infections in childhood neuropsychiatric disorders［J］. Sisli Etfal Hastan Tip Bul，2019，53(4)：441 - 444. DOI：10. 14744/SEMB. 2017. 65487.

［4］ Cooperstock MS，Swedo SE，Pasternack MS，et al. Clinical management of pediatric acute-onset neuropsychiatric syndrome：Part III-Treatment and Prevention of Infections［J］. J Child Adolesc Psychopharmacol，2017，27(7)：594 - 606. DOI：10. 1089/cap. 2016. 0151.

［5］ Singer HS，Giuliano JD，Zimmerman AM，et al. Infection：a stimulus for tic disorders［J］. Pediatr Neurol，2000，22(5)：380 - 383. DOI：10. 1016/s0887 - 8994(00)00131 - 4.

［6］ Frankovich J，Thienemann M，Pearlstein J，et al. Multidisciplinary clinic dedicated to treating youth with pediatric acute-onset neuropsychiatric syndrome：presenting characteristics of the first 47 consecutive patients［J］. J Child Adolesc Psychopharmacol，2015，25(1)：38 - 47. DOI：10. 1089/cap. 2014. 0081.

［7］ Leslie DL，Kozma L，Martin A，et al. Neuropsychiatric disorders associated with streptococcal infection：a case-control study among privately insured children［J］. J Am Acad Child Adolesc Psychiatry，2008，47(10)：1166 - 1172. DOI：10. 1097/CHI. 0b013e3181825a3d.

［8］ Mell LK，Davis RL，Owens D. Association between streptococcal infection and obsessive-compulsive disorder，Tourette's syndrome，and tic disorder［J］. Pediatrics，2005，116(1)：56 - 60. DOI：10. 1542/peds. 2004 - 2058.

［9］ Martino D，Schrag A，Anastasiou Z，et al. Association of group A *Streptococcus* exposure and exacerbations of chronic tic disorders：a multinational prospective cohort study［J］. Neurology，2021，96(12)：e1680 - e1693. DOI：10. 1212/WNL. 0000000000011610.

［10］ Gilbert DL，Mink JW，Singer HS. A pediatric neurology perspective on pediatric autoimmune neuropsychiatric disorder associated with streptococcal infection and pediatric acute-Onset neuropsychiatric syndrome［J］. J Pediatr，2018，199：243 - 251. DOI：10. 1016/j. jpeds. 2018. 04. 035.

［11］ Lepri G，Rigante D，Bellando Randone S，et al. Clinical-serological characterization and treatment outcome of a large cohort of Italian children with pediatric autoimmune neuropsychiatric disorder associated with streptococcal infection and pediatric acute neuropsychiatric syndrome[J]. J Child Adolesc Psychopharmacol, 2019, 29(8): 608 – 614. DOI: 10.1089/cap.2018.0151.

[12] Swedo SE, Seidlitz J, Kovacevic M, et al. Clinical presentation of pediatric autoimmune neuropsychiatric disorders associated with streptococcal infections in research and community settings[J]. J Child Adolesc Psychopharmacol, 2015, 25(1): 26 – 30. DOI: 10.1089/cap. 2014.0073.

[13] Pabst C, Subasic K. CE: PANDAS: Pediatric autoimmune neuropsychiatric disorders associated with streptococcal infection[J]. Am J Nurs, 2020, 120(8): 32 – 37. DOI: 10.1097/01.NAJ. 0000694332.85367.d0.

[14] Rea I, Guido CA, Alberto Spalice A. Clinical features in patients with PANDAS/PANS and therapeutic approaches: a retrospective study[J]. Front Neurol, 2021, 12: 741176. DOI: 10. 3389/fneur.2021.741176.

[15] Hutanu A, Reddy LN, Mathew J, et al. Pediatric autoimmune neuropsychiatric disorders associated with group A Streptococci: etiopathology and diagnostic challenges[J]. Cureus, 2022, 14(8): e27729. DOI: 10.7759/cureus.27729.

[16] Allen AJ, Leonard HL, Swedo SE. Case study: a new infection-triggered, autoimmune subtype of pediatric OCD and Tourette's syndrome[J]. J Am Acad Child Adolesc Psychiatry, 1995, 34(3): 307 – 311.

[17] Villabona FT, Hernández G, Mora-Bautista VM. PANS-PANDAS, case report[J]. Rev Colomb Psiquiatr (Engl Ed), 2021: S0034 – 7450(21)00034 – 2. DOI: 10.1016/j.rcp.2020.11.023.

[18] Murphy TK, Gerardi DM, Leckman JF. Pediatric acute-onset neuropsychiatric syndrome[J]. Psychiatr Clin North Am, 2014, 37(3): 353 – 374. DOI: 10.1016/j.psc.2014.06.001.

[19] Singer HS, Gilbert DL, Wolf DS, et al. Moving from PANDAS to CANS[J]. J Pediatr, 2012, 160(5): 725 – 731. DOI: 10.1016/j.jpeds.2011.11.040.

[20] Zibordi F, Zorzi G, Carecchio M, et al. CANS: Childhood acute neuropsychiatric syndromes [J]. Eur J Paediatr Neurol, 2018, 22(2): 316 – 320. DOI: 10.1016/j.ejpn.2018.01.011.

[21] Harris EC, Conelea CA, Shyne MT, et al. Predictors and prospective course of PANS: a pilot study using electronic platforms for data collection[J]. J Child Adolesc Psychopharmacol, 2021, 31 (2): 102 – 108. DOI: 10.1089/cap.2020.0124.

[22] Murphy TK, Patel PD, McGuire JF, et al. Characterization of the pediatric acute-onset neuropsychiatric syndrome phenotype[J]. J Child Adolesc Psychopharmacol, 2015, 25(1): 14 – 25. DOI: 10.1089/cap.2014.0062.

[23] Swedo SE, Frankovich J, Murphy TK. Overview of treatment of pediatric acute-onset neuropsychiatric syndrome[J]. J Child Adolesc Psychopharmacol, 2017, 27(7): 562 – 565. DOI: 10.1089/cap.2017.0042.

[24] Chang K, Frankovich J, Cooperstock M, et al. Clinical evaluation of youth with pediatric acute-onset neuropsychiatric syndrome (PANS): recommendations from the 2013 PANS Consensus Conference[J]. J Child Adolesc Psychopharmacol, 2015, 25(1): 3 – 13. DOI: 10.1089/cap.2014. 0084.

[25] Stein DJ, Costa DLC, Lochner C, et al. Nat Rev Dis Primers. Obsessive-compulsive disorder [J]. Nat Rev Dis Primers, 2019, 5(1): 52. DOI: 10.1038/s41572 – 019 – 0102 – 3.

[26] Højgaard DRMA, Skarphedinsson G, Nissen JB, et al. Pediatric obsessive-compulsive disorder with tic symptoms: clinical presentation and treatment outcome[J]. Eur Child Adolesc Psychiatry,

2017, 26(6): 681 - 689. DOI: 10. 1007/s00787 - 016 - 0936 - 0.

[27] Rasmussen SA, Eisen JL. The epidemiology and clinical features of obsessive compulsive disorder [J]. Psychiatr Clin North Am, 1992, 15: 743 - 758.

[28] Pediatric OCD Treatment Study (POTS) Team. Cognitive-behavior therapy, sertraline, and their combination for children and adolescents with obsessive-compulsive disorder: the Pediatric OCD Treatment Study (POTS) randomized controlled trial[J]. JAMA, 2004, 292(16): 1969 - 1976. DOI: 10. 1001/jama. 292. 16. 1969.

[29] Krebs G, Heyman I. Obsessive-compulsive disorder in children and adolescents[J]. Arch Dis Child, 2015, 100(5): 495 - 499. DOI: 10. 1136/archdischild - 2014 - 306934.

[30] Geller DA, Homayoun S, Johnson G. Developmental considerations in obsessive compulsive disorder: comparing pediatric and adult-onset cases[J]. Front Psychiatry, 2021, 12: 678538. DOI: 10. 3389/fpsyt. 2021. 678538.

[31] van Grootheest DS, Cath DC, Beekman AT, et al. Twin studies on obsessive-compulsive disorder: a review[J]. Twin Res Hum Genet, 2005, 8(5): 450 - 458. DOI: 10. 1375/183242705774310060.

[32] Potter AS, Owens MM, Albaugh M, et al. Obsessive-compulsive disorder in the adolescent brain cognitive development study: impact of changes from DSM-IV to DSM - 5[J]. J Am Acad Child Adolesc Psychiatry, 2021, 60(4): 421 - 424. DOI: 10. 1016/j. jaac. 2020. 07. 904.

[33] Steinberg H, Carius D, Fontenelle LF. Kraepelin's views on obsessive neurosis: a comparison with DSM - 5 criteria for obsessive-compulsive disorder[J]. Braz J Psychiatry, 2017, 39(4): 355 - 364. DOI: 10. 1590/1516 - 4446 - 2016 - 1959.

[34] Sigra S, Hesselmark E, Bejerot S. Treatment of PANDAS and PANS: a systematic review[J]. Neurosci Biobehav Rev, 2018, 86: 51 - 65. DOI: 10. 1016/j. neubiorev. 2018. 01. 001.

[35] Diagnosing Tic Disorders. https://www. cdc. gov/ncbddd/tourette/diagnosis. html.

[36] Andrén P, Jakubovski E, Murphy TL, et al. European clinical guidelines for Tourette syndrome and other tic disorders-version 2. 0. Part II: psychological interventions[J]. Eur Child Adolesc Psychiatry, 2022, 31(3): 403 - 423. DOI: 10. 1007/s00787 - 021 - 01845 - z.

[37] Singer HS. Tics and Tourette Syndrome[J]. Continuum (Minneap Minn), 2019, 25(4): 936 - 958. DOI: 10. 1212/CON. 0000000000000752.

[38] Ueda K, Black KJ. A Comprehensive review of Tic disorders in children[J]. J Clin Med. 2021, 10(11): 2479. DOI: 10. 3390/jcm10112479.

[39] Szejko N, Robinson S, Hartmann A, et al. European clinical guidelines for Tourette syndrome and other tic disorders-version 2. 0. Part I: assessment[J]. Eur Child Adolesc Psychiatry, 2022, 31(3): 383 - 402. DOI: 10. 1007/s00787 - 021 - 01842 - 2.

[40] Cutforth T, DeMille MM, Agalliu I, et al. CNS autoimmune disease after *Streptococcus pyogenes* infections: animal models, cellular mechanisms and genetic factors[J]. Future Neurol, 2016, 11(1): 63 - 76. DOI: 10. 2217/fnl. 16. 4.

[41] 刘智胜,秦炯,王家勤等. 儿童抽动障碍诊断与治疗专家共识(2017 实用版)[J]. 中华实用儿科临床杂志,2017,32(15): 1137 - 1140.

[42] Müller N. Tourette's syndrome: clinical features, pathophysiology, and therapeutic approaches [J]. Dialogues Clin Neurosci, 2007, 9(2): 161 - 171. DOI: 10. 31887/DCNS. 2007. 9. 2/nmueller.

[43] Depietri G, Carli N, Sica A, et al. Therapeutic aspects of Sydenham's Chorea: an update[J]. Acta Biomed, 2022, 92(S4): e2021414. DOI: 10. 23750/abm. v92iS4. 12663.

[44] Marques-Dias MJ, Mercadante MT, Tucker D, et al. Sydenham's chorea[J]. Psychiatr Clin North Am, 1997, 20(4): 809 - 820.

［45］ Punukollu M，Mushet N，Linney M，et al. Neuropsychiatric manifestations of Sydenham's chorea： a systematic review［J］. Dev Med Child Neurol，2016，58（1）：16 - 28. DOI：10. 1111/ dmcn. 12786.

［46］ Orsini A，Foiadelli T，Magistrali M，et al. A nationwide study on Sydenham's chorea： clinical features，treatment and prognostic factors［J］. Eur J Paediatr Neurol，2022，36：1 - 6. DOI：10. 1016/j. ejpn. 2021. 11. 002.

［47］ Snider LA，Sachdev V，MaCkaronis JE，et al. Echocardiographic findings in the PANDAS subgroup［J］. Pediatrics，2004，114（6）：e748 - 751. DOI：10. 1542/peds. 2004 - 0308.

［48］ Teixeira AL，Vasconcelos LP，Nunes MDCP，et al. Sydenham's chorea： from pathophysiology to therapeutics［J］. Expert Rev Neurother，2021，21（8）：913 - 922. DOI：10. 1080/14737175. 2021. 1965883.

［49］ Risavi BL，Iszkula E，Yost B. Sydenham's Chorea［J］. Emerg Med，2019，56（6）：e119 - e121. DOI：10. 1016/j. jemermed. 2019. 02. 012.

［50］ Beaton A，Carapetis J. The 2015 revision of the Jones criteria for the diagnosis of acute rheumatic fever： implications for practice in low-income and middle-income countries［J］. Heart Asia. 2015； 7（2）：7 - 11. DOI：10. 1136/heartasia - 2015 - 010648.

［51］ Eroğlu AG. Update on diagnosis of acute rheumatic fever： 2015 Jones criteria［J］. Turk Pediatri Ars，2016，51（1）：1 - 7. DOI：10. 5152/TurkPediatriArs. 2016. 2397.

［52］ Baizabal-Carvallo JF，Cardoso F. Chorea in children： etiology，diagnostic approach and management ［J］. J Neural Transm （Vienna），2020，127（10）：1323 - 1342. DOI：10. 1007/s00702 - 020 - 02238 - 3.

［53］ Cutforth T，DeMille MM，Agalliu I，et al. CNS autoimmune disease after *Streptococcus pyogenes* infections： animal models，cellular mechanisms and genetic factors［J］. Future Neurol，2016，11 （1）：63 - 76. DOI：10. 2217/fnl. 16. 4.

［54］ Cocuzza S，Maniaci A，La Mantia I，et al. Obsessive-compulsive disorder in PANS/PANDAS in children： in search of a qualified treatment-a systematic review and meta analysis［J］. Children （Basel），2022，9（2）：155. DOI：10. 3390/children9020155.

［55］ Berrios X，Quesney F，Morales A，et al. Are all recurrences of "pure" Sydenham chorea true recurrences of acute rheumatic fever？ ［J］. J Pediatr，1985，107（6）：867 - 872. DOI：10. 1016/ s0022 - 3476（85）80177 - 3.

［56］ Bennett J，Moreland NJ，Oliver J，et al. Understanding group A streptococcal pharyngitis and skin infections as causes of rheumatic fever： protocol for a prospective disease incidence study［J］. BMC Infect Dis，2019，19（1）：633. DOI：10. 1186/s12879 - 019 - 4126 - 9.

［57］ Bar-Yishay M，Yehoshua I，Bilitzky A，et al. Treatment outcomes of acute streptococcal tonsillitis according to antibiotic treatment. A retrospective analysis of 242，366 cases treated in the community［J］. Eur J Gen Pract，2022，28（1）：142 - 149. DOI：10. 1080/13814788. 2022. 2083105.

［58］ Ralph AP，Currie BJ. Therapeutics for rheumatic fever and rheumatic heart disease［J］. Aust Prescr，2022，45（4）：104 - 112. DOI：10. 18773/austprescr. 2022. 034.

［59］ Yu D，Liang Y，Lu Q，et al. Molecular characteristics of *Streptococcus pyogenes* isolated from Chinese children with different diseases［J］. Front Microbiol，2021，12：722225. DOI：10. 3389/ fmicb. 2021. 722225.

［60］ Del Casale A，Sorice S，Padovano A，et al. Psychopharmacological treatment of Obsessive-Compulsive Disorder （OCD）［J］. Curr Neuropharmacol，2019，17（8）：710 - 736. DOI：10. 2174/1570159X16666180813155017.

［61］ Stallard P. Evidence-based practice in cognitive-behavioural therapy[J]. Arch Dis Child，2022，107 (2)：109 - 113. DOI：10. 1136/archdischild - 2020 - 321249.

［62］ Mao L，Hu M，Luo L，et al. The effectiveness of exposure and response prevention combined with pharmacotherapy for obsessive-compulsive disorder：A systematic review and meta-analysis[J]. Front Psychiatry，2022，13：973838. DOI：10. 3389/fpsyt. 2022. 973838.

［63］ Rosa-Alcázar Á，Rosa-Alcázar AI，Olivares-Olivares PJ，et al. Family involvement and treatment for young children with obsessive-compulsive disorder：randomized control study [J]. Int J Clin Health Psychol，2019，19(3)：218 - 227. DOI：10. 1016/j. ijchp. 2019. 06. 001.

［64］ Shalbafan M，Malekpour F，Tadayon Najafabadi B，et al. Fluvoxamine combination therapy with tropisetron for obsessive-compulsive disorder patients：A placebo-controlled，randomized clinical trial[J]. J Psychopharmacol，2019，33(11)：1407 - 1414. DOI：10. 1177/0269881119878177.

［65］ Thienemann M，Murphy T，Leckman J，et al. Clinical management of pediatric acute-onset neuropsychiatric syndrome：part I-psychiatric and behavioral interventions[J]. J Child Adolesc Psychopharmacol，2017，27(7)：566 - 573. DOI：10. 1089/cap. 2016. 0145.

［66］ Tini E，Smigielski L，Romanos M，et al. Therapeutic drug monitoring of sertraline in children and adolescents：A naturalistic study with insights into the clinical response and treatment of obsessive-compulsive disorder[J]. Compr Psychiatry，2022，115：152301. DOI：10. 1016/j. comppsych. 2022. 152301.

［67］ Fineberg NA，Baldwin DS，Drummond LM，et al. Optimal treatment for obsessive compulsive disorder：a randomized controlled feasibility study of the clinical-effectiveness and cost-effectiveness of cognitive-behavioural therapy，selective serotonin reuptake inhibitors and their combination in the management of obsessive compulsive disorder[J]. Int Clin Psychopharmacol，2018，33(6)：334 - 348. DOI：10. 1097/YIC. 0000000000000237.

［68］ Doobay R，Sun L，Shah A，et al. SSRI facilitated crack dancing[J]. Case Rep Neurol Med，2017，2017：4318450. DOI：10. 1155/2017/4318450.

［69］ Roessner V，Eichele H，Stern JS，et al. European clinical guidelines for Tourette syndrome and other tic disorders-version 2. 0. Part III：pharmacological treatment [J]. Eur Child Adolesc Psychiatry，2022，31(3)：425 - 441. DOI：10. 1007/s00787 - 021 - 01899 - z.

［70］ Xu J，Liu RJ，Fahey S，et al. Antibodies from children with PANDAS bind specifically to striatal cholinergic interneurons and alter their activity[J]. Am J Psychiatry，2021，178(1)：48 - 64. DOI：10. 1176/appi. ajp. 2020. 19070698.

［71］ Melamed I，Kobayashi RH，O'Connor M，et al. Evaluation of intravenous immunoglobulin in pediatric acute-onset neuropsychiatric syndrome[J]. J Child Adolesc Psychopharmacol，2021，31 (2)：118 - 128. DOI：10. 1089/cap. 2020. 0100.

［72］ Padmanabhan A，Connelly-Smith L，Aqui N，et al. Guidelines on the use of therapeutic apheresis in clinical practice—evidence-based approach from the writing committee of the American Society for Apheresis：The Eighth Special Issue[J]. J Clin Apher，2019，34(3)：171 - 354. DOI：10. 1002/jca. 21705.

［73］ Brown KD，Farmer C，Freeman GM Jr，et al. Effect of early and prophylactic nonsteroidal anti-inflammatory drugs on flare duration in pediatric acute-onset neuropsychiatric syndrome：an observational study of patients followed by an academic community-based pediatric acute-onset neuropsychiatric syndrome clinic[J]. J Child Adolesc Psychopharmacol，2017，27(7)：619 - 628. DOI：10. 1089/cap. 2016. 0193.

［74］ Brown K，Farmer C，Farhadian B，et al. Pediatric acute-onset neuropsychiatric syndrome response to oral corticosteroid bursts: an observational study of patients in an academic community-based PANS clinic[J]. J Child Adolesc Psychopharmacol, 2017, 27(7): 629 - 639. DOI: 10. 1089/cap. 2016. 0139.

[75] Williams KA, Swedo SE, Farmer CA, et al. Randomized, controlled trial of intravenous immunoglobulin for pediatric autoimmune neuropsychiatric disorders associated with streptococcal infections[J]. J Am Acad Child Adolesc Psychiatry, 2016, 55(10): 860 - 867. e2. DOI: 10. 1016/ j. jaac. 2016. 06. 017.

[76] Hesselmark E, Bejerot S. Patient satisfaction and treatments offered to Swedish patients with suspected pediatric acute-onset neuropsychiatric syndrome and pediatric autoimmune neuropsychiatric disorders associated with streptococcal infections [J]. J Child Adolesc Psychopharmacol, 2019, 29(8): 634 - 641. DOI: 10. 1089/cap. 2018. 0141.

[77] Wilbur C, Bitnun A, Kronenberg S, et al. PANDAS/PANS in childhood: Controversies and evidence[J]. Paediatr Child Health, 2019, 24(2): 85 - 91. DOI: 10. 1093/pch/pxy145.

[78] Demesh D, Virbalas JM, Bent JP. The role of tonsillectomy in the treatment of pediatric autoimmune neuropsychiatric disorders associated with streptococcal infections (PANDAS) [J]. JAMA Otolaryngol Head Neck Surg, 2015, 141(3): 272 - 275. DOI: 10. 1001/jamaoto. 2014. 3407.

[79] Prasad N, Johng S, Powell D, et al. Role of tonsillectomy and adenoidectomy in parental satisfaction of treatments for PANDAS[J]. Am J Otolaryngol, 2021, 42(4): 102963. DOI: 10. 1016/j. amjoto. 2021. 102963.

[80] Rajgor AD, Hakim NA, Ali S, Darr A. Paediatric autoimmune neuropsychiatric disorder associated with group A beta-haemolytic streptococcal infection: an indication for tonsillectomy? a review of the literature[J]. Int J Otolaryngol, 2018, 2018: 2681304. DOI: 10. 1155/2018/ 2681304.

[81] Mitchell RB, Archer SM, Ishman SL, et al. Clinical practice guideline: tonsillectomy in children (Update)-Executive Summary[J]. Otolaryngol Head Neck Surg, 2019, 160(2): 187 - 205. DOI: 10. 1177/0194599818807917.

[82] Szejko N, Worbe Y, Hartmann A, et al. European clinical guidelines for Tourette syndrome and other tic disorders-version 2. 0. Part IV: deep brain stimulation[J]. Eur Child Adolesc Psychiatry, 2022, 31(3): 443 - 461. DOI: 10. 1007/s00787 - 021 - 01881 - 9.

[83] Carmi L, Tendler A, Bystritsky A, et al. Efficacy and safety of deep transcranial magnetic stimulation for obsessive-compulsive disorder: a prospective multicenter randomized double-blind placebo-controlled trial[J]. Am J Psychiatry, 2019, 176(11): 931 - 938. DOI: 10. 1176/appi. ajp. 2019. 18101180.

[84] Gerber MA, Baltimore RS, Eaton CB, et al. Prevention of rheumatic fever and diagnosis and treatment of acute Streptococcal pharyngitis: a scientific statement from the American Heart Association Rheumatic Fever, Endocarditis, and Kawasaki Disease Committee of the Council on Cardiovascular Disease in the Young, the Interdisciplinary Council on Functional Genomics and Translational Biology, and the Interdisciplinary Council on Quality of Care and Outcomes Research: endorsed by the American Academy of Pediatrics[J]. Circulation, 2009, 119(11): 1541 - 1551. DOI: 10. 1161/CIRCULATIONAHA. 109. 191959.

第十九章

A 族链球菌研究存在的
问题和展望

2022 年英国和欧洲其他国家猩红热和侵袭性 A 族链球菌(iGAS)感染的增加引起了广泛的关注。在此，我们就与 GAS 感染有关的未解决的问题分享我们的观点。

GAS，又称化脓性链球菌，是一种非常重要的病原体，位列全球传染病死亡的十大原因之一，每年有超过 517 000 人死于这种细菌感染。GAS 可引起广泛的临床疾病，从温和的疾病(如咽炎和脓疱疮)到威胁生命的侵袭性感染，如败血症、链球菌中毒性休克综合征。此外，GAS 还可以引起感染后的免疫后遗症，如风湿热、风湿性心脏病、急性链球菌感染后肾小球肾炎。因此，由 GAS 引起的疾病与多个医学学科相关，包括儿科、感染科、呼吸科、重症监护室、风湿科、心脏内/外科、肾脏科、神经科、皮肤科，甚至是外科。很少有一种细菌与如此广泛的专业领域相关。

GAS 感染后有些人可能会出现风湿热，有些人则会出现急性链球菌感染后肾小球肾炎。链球菌感染后免疫后遗症的区分机制尚不清楚。德国亥姆霍兹感染研究中心辛格·查特瓦(Singh Chhatwals)教授团队发现风湿性化脓性链球菌分离株结合胶原蛋白的潜力与风湿热患者血清中存在的胶原蛋白反应性自身抗体之间存在联系，这可能构成链球菌后风湿病的基础。某些 GAS 菌株的蛋白质结构可用于快速准确区分一般 GAS 和特殊 GAS，后者可诱发风湿性心脏病和风湿性关节炎，但不会引起链球菌感染后肾小球肾炎。这种区分有助于发现那些极有可能引起风湿性疾病的 GAS 感染。早期充分使用抗菌药物可以预防风湿性疾病。

近几十年来，全世界急性链球菌感染后肾小球肾炎和风湿热的发病率已大幅下降。这种减少可能是由于链球菌感染更容易和更早地获得适当的医疗护理的结果，这似乎与全球存在的过度使用抗菌药物的"预防"作用有关。

对 GAS 的抗菌药物耐药性研究是很重要的。青霉素耐药性是一个严重的问题，在世界范围内普遍存在，几乎所有的革兰阳性细菌都对青霉素有耐药性。幸运的是，目前还未发现自然发生的青霉素耐药 GAS 菌株，而且在几乎所有其他革兰阳性细菌的耐药性水平异常高的时代,GAS 仍然对 β-内酰胺类抗菌药物敏感。GAS 没有产生耐药性的原因尚不清楚。在全球范围内,人们对 GAS 的关注很少,文献中对青霉素的耐药性也有误解。对 β-内酰胺类药物过敏的患者建议使用大环内酯类抗菌药物,但在中国,GAS 对大环内酯类药物和克林霉素的耐药率非常高。因此,在中国,对 β-内酰胺类抗菌药物过敏的人使用此类抗菌药物作为替代疗法可能会带来治疗失败的风险。

对由 GAS 引起的疾病的管理并不统一。猩红热和 GAS 咽炎都是由 GAS 引起的咽喉部感染,但猩红热在英国和中国被列为传染病[或需通报的(Notifiable)疾病],并按此进行管理,但 GAS 咽炎则不是。在一些国家,如英国(部分地区)、日本、加拿大、挪威、中国和美国,要求报告特定的 GAS 疾病,但并非所有的临床疾病。例如,在日本和美国,只有链球菌中毒性休克综合征需要上报;在加拿大和挪威,所有 iGAS 疾病都需要上报;在中国,只有猩红热需要报告。在其他国家,该疾病只在特定地区需要报告。例如,在澳大利亚,各州需要报告的 GAS 疾病类型不同,在一些州,GAS 相关疾病根本不需要报告(表 19-1)。

表 19-1 不同国家和地区的州和地区公共卫生立法中应予通报的 A 族链球菌感染引起的疾病

国家/州/地区	应通报的(Notifiable)A 族链球菌相关情况							
	急性咽扁桃体炎	GAS 皮肤感染	猩红热	侵袭性 GAS 感染	链球菌中毒性休克综合征	急性风湿热	风湿性心脏病	链球菌感染后肾小球肾炎
英国	否	否	是	是	否	否	否	否
挪威	否	否	否	是	否	否	否	否
美国	否	否	否	是♯	是	否	否	否
加拿大	否	否	否	是	否	否	否	否
澳大利亚 澳大利亚首都领域（Australian Capital Territory）	否	否	否	否	否	否	否	否
新南威尔士州（New South Wales）	否	否	否	否	否	是	是*	否
北部地区（Northern Territory）	否	否	否	是	否	是	否	是
昆士兰(Queensland)	否	否	否	是	否	是	否	否
南澳大利亚(South Australia)	否	否	否	否	否	是	是	否
塔斯马尼亚(Tasmania)	否	否	否	否	否	否	否	否
维多利亚(Victoria)	否	否	否	否	否	否	否	否
西澳大利亚(Western Australia)	否	否	是	否	否	是	是	否
日本	否	否	否	否	是	否	否	否

续 表

国家/州/地区		应通报的(Notifiable)A 族链球菌相关情况							
		急性咽扁桃体炎	GAS 皮肤感染	猩红热	侵袭性GAS 感染	链球菌中毒性休克综合征	急性风湿热	风湿性心脏病	链球菌感染后肾小球肾炎
中国	大陆	否	否	是	否	否	否	否	否
	香港	否	否	是	否	否	否	否	否

♯ 美国 CDC 通过 10 个地区的主动细菌核心监测(ABCs)跟踪侵袭性 A 族链球菌感染(https://www.cdc.gov/abcs/methodology/surv-pop.html)。
＊ 在 35 岁以下的人群中应予通报。
注：本表参考自如下文献：
1. Avire NJ，Whiley H，Ross K. A review of *Streptococcus pyogenes*：public health risk factors，prevention and control. Pathogens 2021；10：1 – 17.
2. May PJ，Bowen AC，Carapetis JR. The inequitable burden of group A streptococcal diseases in Indigenous Australians. Med J Aust 2016；205：201 – 203.

　　总之，尽管存在潜在的大流行病原体，如 SARS‐CoV‐2，但应更加关注合并 GAS 或继发性 GAS 感染。临床医生应避免误诊，对于受 GAS 感染的人群要争取尽快诊断和治疗。应关注侵袭性 GAS 疾病的可能增加——临床医生应保持高度谨慎，并提供适当的安全建议，因为早期识别 iGAS 感染的患者并及时启动特定和支持性治疗可以挽救生命。

（禹定乐，卢清华，杨永弘　撰写）

参考文献

［1］Ledford H. Why is strep A surging—and how worried are scientists?［J］. Nature，2022，612(7941)：603. DOI：10.1038/d41586 – 022 – 04403 – y.

［2］Pigeolet M，E Haumont，R Rubinsztajn，et al. Increase in paediatric group A streptococcal infections［J］. Lancet Infect Dis，2023，23(3)：282. DOI：10.1016/s1473 – 3099(23)00050 – 6.

［3］Venkatesan P. Rise in group A streptococcal infections in England［J］. Lancet Resp Med，2023，11：e16. DOI：10.1016/S2213 – 2600(22)00507 – 0.

［4］The Lancet M. Strep A treatment，working for now［J］. Lancet Microbe，2022，4：1. DOI：10.1016/S2666 – 5247(22)00360 – 3.

［5］Carapetis JR，AC Steer，EK Mulholland，et al. The global burden of group A streptococcal diseases［J］. Lancet Infect Dis，2005，5(11)：685 – 694. DOI：10.1016/S1473 – 3099(05)70267 – X.

［6］Dinkla K，M Rohde，WTM Jansen，et al. Rheumatic fever-associated *Streptococcus pyogenes* isolates aggregate collagen［J］. J Clin Invest，2003，111(12)：1905 – 1912. DOI：10.1172/jci17247.

［7］Yu D，Y Zheng，Y Yang. Is there emergence of β‐lactam antibiotic-resistant *Streptococcus pyogenes* in China?［J］. Infect Drug Resist，2020，13：2323 – 2327. DOI：10.2147/IDR. S261975.

［8］Yu D，Y Liang，Y Zheng，et al. Clindamycin-resistant *Streptococcus pyogenes* in Chinese children

〔J〕. Lancet Infect Dis，2021，21(12)：1631 - 1632. DOI：10. 1016/S1473 - 3099(21)00699 - X.

［ 9 ］ Avire NJ，H Whiley，K Ross. A review of *Streptococcus pyogenes*：public health risk factors，prevention and control〔J〕. Pathogens，2021，10(2)：1 - 17. DOI：10. 3390/pathogens10020248.

［10］ May PJ，AC Bowen，JR Carapetis. The inequitable burden of group A streptococcal diseases in Indigenous Australians〔J〕. Med J Aust，2016，205(5)：201 - 203.